Harvey Diamond

Endlich schmerzfrei leben!

Das Drei-Schritte-Programm
für neue Lebensqualität

Natürliche Wege zur Heilung

Mosaik bei
GOLDMANN

V.P. Consultants Inc.
P.O. Box 188
Osprey Florida 34229 USA
www.vpnutrition.com oder www.fitforlifetime.com
E-Mail info@vpnutrition.com

FSC

Mix

Produktgruppe aus vorbildlich
bewirtschafteten Wäldern und
anderen kontrollierten Herkünften

Zert.-Nr. SGS-COC-1940
www.fsc.org
© 1996 Forest Stewardship Council

Verlagsgruppe Random House FSC-DEU-0100
Das für dieses Buch verwendete FSC-zertifizierte Papier *Munken Print*
liefert Arctic Paper Munkedals AB, Schweden.

1. Auflage
Vollständige Taschenbuchausgabe Februar 2009
Wilhelm Goldmann Verlag, München,
in der Verlagsgruppe Random House GmbH
© 2005 by Harvey Diamond
© 2007 für die deutschsprachige Ausgabe by F. A. Herbig
Verlagsbuchhandlung GmbH, München
Alle Rechte vorbehalten
Umschlaggestaltung: Design Team München
Lektorat: Anne Filsinger
Satz: Buch-Werkstatt GmbH, Bad Aibling
Druck und Bindung: GGP Media GmbH, Pößneck
MV · Herstellung: IH
Printed in Germany
ISBN 978-3-442-17020-3

www.mosaik-goldmann.de

Inhalt

Teil I

Das Problem

Einleitung

Chronische Schmerzen sind eine Volkskrankheit

Ein Leben ohne Schmerzen? Nun, falls so etwas überhaupt möglich ist, gibt es jetzt eine verlockende Aussicht. Aber ist es wirklich möglich? Können wir ohne die scheinbar endlose Folge von kleineren und größeren, mehr oder weniger quälenden Beschwerden und Schmerzen leben, die uns anscheinend erbarmungslos von der Wiege bis zur Bahre plagen? Ja, es ist *möglich*, aber nach allem, was wir wissen, nicht besonders wahrscheinlich. Denn wenn man entsprechende Untersuchungsberichte und Statistiken betrachtet, wird nur allzu offensichtlich, dass Schmerzzustände in Amerika eher zunehmen.

Im Jahre 1985 ergab eine von Louis Harris durchgeführte Umfrage, dass Schmerzen eine der am häufigsten genannten gesundheitlichen Beeinträchtigungen in Amerika sind.[1] Was ist seither geschehen? Die jüngste Gallup-Umfrage bestätigt, dass Schmerzen – »die verborgene Epidemie« – das Hauptproblem im öffentlichen Gesundheitswesen der USA darstellen.[2] Die Zahlen sind so überwältigend, dass es schwierig ist, das Dilemma in seinem ganzen Ausmaß zu erfassen. Neun von zehn Erwachsenen (89 Prozent) leiden mehr oder weniger regelmäßig (mindestens einmal im Monat) unter Schmerzzuständen.[3] Aber noch schockierender ist die Tatsache, dass unglaubliche *42 Prozent Tag für Tag* von Schmerzen gequält werden.[4]

Prozentwerte sind eine Sache, aber die wahre Dimension dieses Problems wird einem klar, wenn man die tatsächliche Zahl jener Menschen betrachtet, die unter chronischen Schmerzen leiden: 42 Prozent der erwachsenen Bevölkerung, das sind über 90 Millionen Menschen. Bei einem Drittel dieser Leidgeplagten sind die chronischen Schmerzen so stark, dass sie sich nicht imstande fühlen, ein normales Leben zu führen. In manchen Fällen sind die Schmerzen so gravierend, dass die Betroffenen am liebsten sterben würden![5] Ist es da verwunderlich, dass laut dieser Studie 80 Prozent aller Amerikaner Schmerzen als normale Begleiterscheinung des Alterns betrachten[6] und dass 60 Prozent glauben, mit Schmerzen müsse man wohl oder übel leben?[7] Ein überraschend hoher Prozentsatz (28 Prozent) war der Meinung, sie könnten nichts gegen ihre Schmerzen tun.[8]

Das National Institute of Health (Nationale Gesundheitsbehörde der USA) schätzt, dass Schmerzzustände durch Behandlungen, Verdienstausfälle und weitere Aufwendungen Kosten von über 100 Milliarden Dollar pro Jahr verursachen.[9] Mit dem Argument, chronische Schmerzen seien das vordringlichste und am stärksten vernachlässigte Gesundheitsproblem in den Vereinigten Staaten, brachte der Kongressabgeordnete Mike Rogers im April 2003 den *National Pain Care Policy Act of 2003* (Nationales Programm zur Schmerzbekämpfung) im Repräsentantenhaus ein. Sein Gesetzentwurf sollte das Leiden jener Menschen ins öffentliche Bewusstsein rücken, die Tag für Tag mit hartnäckigen Schmerzen leben, und dazu beitragen, dass mehr Mittel für die Erforschung chronischer Schmerzzustände bereitgestellt werden.

Schmerzen sind nicht unvermeidlich

Und was ist mit Ihnen? Welche Glaubenssätze haben Sie in Bezug auf Schmerzen verinnerlicht? Gehören Sie zu den ungefähr 170 Millionen Menschen, die davon überzeugt sind, dass Schmerzen unvermeidlich sind? Glauben Sie, angesichts der Häufigkeit von Schmerzzuständen, dass es nur eine Frage der Zeit ist, bis irgendwo irgendetwas wehzutun beginnt? Ja, Schmerzzustände *sind* weit verbreitet, aber was ist mit den über 50 Millionen Menschen, die *nicht* regelmäßig unter Schmerzen leiden? Wie gelingt ihnen das Unwahrscheinliche? Es ist offensichtlich möglich, denn so viele Menschen leben *tatsächlich* schmerzfrei. Welche Erklärung gibt es dafür? Liegt es an ihrem Lebensstil? Hängt es mit ihrer Ernährungsweise zusammen, oder damit, dass sie Sport treiben oder auf Alkohol und Nikotin verzichten? Oder sind sie einfach mit einer guten Konstitution gesegnet? Liegt es an ihrer positiven Lebenseinstellung? Ist es einfach Glück? Oder vielleicht ein Zusammenwirken all dieser Faktoren?

Nachdem ich mich über 36 Jahre intensiv mit diesem Thema befasst habe, bin ich heute felsenfest davon überzeugt, dass es im großen Plan des Lebens *nicht* vorgesehen ist, dass der Mensch mit zunehmendem Alter immer häufiger von immer stärker werdenden Schmerzzuständen heimgesucht wird. Ungeachtet der überwältigenden Zahl von Menschen, die regelmäßig mit Schmerzen leben müssen, ist Schmerzfreiheit der normale und natürliche Zustand des menschlichen Körpers.

Obwohl Schmerz unter bestimmten Umständen eine lebenswichtige Funktion hat, die ich später noch genauer erläutern werde, sind chronische Schmerzzustände absolut anormal und unnatürlich.

Falls Sie bereits eines meiner anderen Bücher gelesen haben, wissen Sie, dass der Hauptgrund für meinen Entschluss, mich dem Studium von Gesundheitsfragen zu widmen, eine über 20 Jahre dauernde Leidenszeit war, während der ich täglich von unerträglichen Schmerzen gepeinigt wurde. Nachdem ich gelernt hatte, diese Schmerzen mit natürlichen Methoden zu überwinden und zu verhindern, dass sie zurückkehrten, brachte mich eine unbeabsichtigte Vergiftung mit einer hoch toxischen Chemikalie an den Rand des Todes und führte dazu, dass ich noch einmal jahrelang Tag für Tag unter quälenden Schmerzen litt. Doch ich besiegte den Schmerz ein zweites Mal, ohne eine einzige Tablette zu schlucken. Heute bin ich über sechzig und schmerzfrei. Keine Magenschmerzen, keine Kopfschmerzen, keine Rückenschmerzen, keine Muskelschmerzen, keine Gelenkschmerzen – keine Schmerzen! Und glauben Sie mir, ich bin täglich aufs Neue davon begeistert.

Meine persönlichen Erfahrungen widerlegen die weit verbreitete Ansicht, dass körperliche Schmerzen mit zunehmendem Alter immer unausweichlicher werden. Bei mir ist genau das Gegenteil der Fall. Nicht, weil ich etwas Besonderes oder ein Glückspilz bin oder mich von allen Menschen unterscheide, die jetzt diese Zeilen lesen, sondern weil ich das Glück hatte, auf Informationen zu stoßen, die mir halfen, den Schmerz zu besiegen. Und weil ich vernünftig genug war, diese Informationen praktisch anzuwenden. Das Lesen dieses Buches eröffnet Ihnen dieselbe Möglichkeit. Ich hoffe daher von ganzem Herzen, dass Sie ihm eine faire Chance geben und durch eigene Erfahrung herausfinden, dass die Überwindung von Schmerzen in Ihren eigenen Händen liegt.

Zu behaupten, dass die Bedeutung von Schmerz bis heute missverstanden wird, wäre noch eine ziemliche Untertreibung. Die unerkannte oder ignorierte Wahrheit ist, dass Schmerz einen Zweck und eine Ursache hat und überwunden werden kann. Diese Tatsache scheint der Schulmedizin bisher entgangen zu sein, was bedauerlicherweise zu einer ganzen Reihe von unhaltbaren Behauptungen und unlogischen Spekulationen führte, die fast schon absurd zu nennen sind. Die Folge dieser Fehlinterpretation des Schmerzes ist eine katastrophale Abhängigkeit von Medikamenten als der scheinbar einzigen Lösung – von hoch toxischen Substanzen, die absolut nicht dazu geeignet sind, die Ursachen der Schmerzen zu beheben und nur eingesetzt werden, um die Symptome ein wenig erträglicher zu machen. Diese verhängnisvolle Strategie macht nur allzu deutlich, warum Schmerzzustände in den Vereinigten Staaten nach wie vor ganz oben auf der Liste der gesundheitlichen Beeinträchtigungen stehen. Und es ist keine Besserung in Sicht.

Ich möchte allerdings gleich zu Beginn klarstellen, dass ich nicht behaupte, für alle Schmerzzustände, die den menschlichen Körper heimsuchen können, die richtige Lösung parat zu haben. Die Wahrheit ist, dass es eine Reihe bekannter und unbekannter Faktoren gibt, die dazu beitragen, dass ein Mensch Schmerzen leidet. Würde ich behaupten, dass alle Schmerzgeplagten ungeachtet dieser Faktoren nur den Empfehlungen in diesem Buch zu folgen brauchen, um schmerzfrei zu werden, so wäre das ziemlich naiv und, offen gesagt, auch unehrlich. Ich möchte niemanden irreführen und auch nicht den Eindruck erwecken, dass meine Botschaft bezüglich der Überwindung von Schmerzzuständen der Weisheit letzter Schluss ist.

Fibromyalgie, Lupus, Arthritis und Chronisches Müdigkeitssyndrom

Unter den zahlreichen körperlichen Erkrankungen, die Schmerzen verursachen können, gibt es vier furchtbar schmerzhafte Leiden (von denen Millionen und Abermillionen von Menschen in aller Welt täglich betroffen sind), mit denen ich mich sehr gut auskenne und bei deren Heilung ich bereits vielen Leuten mit großem Erfolg helfen konnte. Diese vier Leiden heißen Fibromyalgie, Lupus, Arthritis und Chronisches Müdigkeitssyndrom (CMS). Ich betone noch einmal, dass ich nicht behaupte, dass jeder, der an einer solchen Krankheit leidet, diese garantiert besiegen wird. Aber ich kann Ihnen aufgrund meiner bisherigen Erfahrungen versichern, dass Millionen von Menschen Heilung – und andere zumindest eine deutliche Linderung ihrer Symptome – erwarten können.

Dieses Buch konzentriert sich auf Fibromyalgie, Lupus, Arthritis und das Chronische Müdigkeitssyndrom (CMS), und die Gründe dafür werden Sie vielleicht überraschen. Ich hätte mich ebenso gut auf vier andere Krankheitsbilder konzentrieren können, denn die Auswahl ist groß: Kopfschmerzen, Bluthochdruck, Asthma, Diabetes, Osteoporose, Reizdarmsyndrom, Hautprobleme, Übergewicht, erhöhter Cholesterinspiegel, Herz-Kreislauf-Erkrankungen und Krebs. Und obwohl diese und die meisten anderen Erkrankungen durch die praktische Umsetzung der in diesem Buch vermittelten Informationen positiv beeinflusst werden können, habe ich aus zwei Gründen diese Krankheitsbilder ausgewählt. Erstens leiden allein in den USA zirka 100 Millionen Menschen unter diesen Erkrankungen, die weiter auf dem Vormarsch sind, und zweitens habe ich aufgrund der Verbindungen, die sie untereinander aufweisen, die Möglichkeit, Ihnen den Hauptzweck dieses Buches zu offenbaren. Vielleicht ist Ihnen aufgefallen, dass bei meiner Aufzählung anderer möglicher Erkrankungen eine ganze Gruppe schmerzhafter und sehr lästiger Leiden fehlt, besonders, wenn man bedenkt, dass sie zu den häufigsten Beschwerden gehören: die Funktionsstörungen des Magen-Darm-Traktes. Sie werden nun auf den folgenden Seiten erfahren, wie Sie sich durch die Verbesserung der Leistung Ihres Verdauungssystems nicht nur von allen Magen- und Darmbeschwerden befreien, sondern auch Ihr allgemeines Wohlbefinden steigern können, ganz gleich mit welchem Gesundheitsproblem Sie zu kämpfen haben. Sie werden hier wahrscheinlich einige Dinge lesen, die alles, was Sie bisher gehört haben, so gründlich über den Haufen werfen, dass Sie vielleicht den Impuls verspüren, das Buch mit einer Bemerkung über meinen Geisteszustand in die Ecke zu werfen. Zweifellos wird es »Experten« geben, die meine Sichtweise verwerfen, aber der Erfolg spricht für sich, und wie »anders« mein Ansatz auch sein mag – es gibt genügend Menschen, denen die Empfehlungen, die Sie nun lesen werden, geholfen haben.

Wir sollten nicht vergessen, dass seit vielen Jahren angesichts der Millionen leidender Menschen und der in die Milliarden gehenden Forschungs- und Behandlungskosten nicht die geringsten Fortschritte im Hinblick auf die Heilung oder Linderung dieser Leiden gemacht wurden. Es sei denn, Sie bezeichnen eine Schiffsladung neuer, teurer Medikamente, die lediglich der Symptombekämpfung dienen, als Fortschritt. *Natürlich* brauchen wir etwas Neues, Revolutionäres, wenn wir Fortschritte erzielen wollen. Und genau das finden Sie auf den folgenden Seiten.

Bei Fibromyalgie, Lupus und Arthritis handelt es sich im Grunde um dieselbe Erkrankung, die sich nur dadurch unterscheiden, dass sie in verschiedenen Körperbereichen auftreten, und das Chronische Müdigkeitssyndrom ist in den meisten Fällen eine Folge dieser Krankheitszustände. Obwohl man am Chronischen Müdigkeitssyndrom leiden kann, ohne Fibromyalgie, Lupus oder Arthritis zu haben, tritt Ersteres extrem häufig in Verbindung mit Letzteren auf.

Wenn also, wie ich behaupte, ein Zusammenhang zwischen Fibromyalgie, Lupus, Arthritis und dem Chronischen Müdigkeitssyndrom besteht, welche Unterscheidungsmerkmale gibt es dann überhaupt? Nicht viele, wie sich zeigt. Es gibt deutlich mehr Gemeinsamkeiten als Unterschiede.

1. Alle vier werden als Autoimmunkrankheiten bezeichnet.
2. Alle vier führen zu einer extremem Schwächung des Körpers.
3. Alle vier haben mit Entzündungsprozessen im Körper zu tun. (Das ist ein großer Zankapfel, weil Fibromyalgie nicht als ein durch Entzündungsprozesse ausgelöster Zustand be-

trachtet wird. Es ist aber definitiv ein solcher, wie Sie noch sehen werden.)

4. Alle vier werden von der Schulmedizin als Erkrankungen betrachtet, deren Entstehung mysteriös und unbekannt ist.

5. Alle vier werden medikamentös behandelt, um die Symptome zu lindern.

6. Alle vier haben genau die gleiche Ursache.

7. Alle vier sind auf exakt dieselbe Weise heilbar.

Die oben genannten sieben Punkte werden in den folgenden Kapiteln noch ausführlicher behandelt. Dieses Buch ist in zwei Teile gegliedert. Teil I beschäftigt sich mit dem Problem und der weit umfangreichere Teil II mit der Lösung.

Zunächst möchte ich Ihnen aber sagen, dass Ihre Leidenszeit schon bald ein Ende haben kann. Ich verstehe, wenn Sie darauf jetzt etwa Folgendes erwidern: »Ihr Wort in Gottes Ohr; wenn es bloß wahr wäre.« Ich behaupte nicht, dass Ihr Leiden sofort auf ganz einfache Weise geheilt wird, denn die Millionen Menschen, die mit den Symptomen von Fibromyalgie, Lupus, Arthritis und CMS fertig werden müssen, sind wie ich, und wahrscheinlich auch Sie, mit vielen Frustrationen vertraut, mit denen man Tag für Tag konfrontiert wird.

An erster Stelle der Frustrationen stehen zweifellos die Schmerzen. Niemand hat gerne Schmerzen, außer vielleicht ein paar abartig veranlagte Masochisten. Schmerzen, die hin und wieder kommen und gehen, können unser Leben bereits schwer beeinträchtigen, aber die mit Fibromyalgie, Lupus, Arthritis und dem CMS einhergehenden Schmerzen sind oft so quälend und hartnäckig, dass sie den Betroffenen jegliche Lebensfreude rauben und selbst einfachste Aktivitäten zu einer riesigen Kraftanstrengung werden lassen.

Zu den unablässigen Schmerzen kommt eine weitere Frustration hinzu: Dass uns die Ärzte erklären, die Ursachen von Fibromyalgie, Lupus, Arthritis und des CMS nicht zu kennen und uns als einzige Behandlungsmöglichkeit eine Medikation empfehlen, um so unsere Symptome zu reduzieren. Das ist doch kein Leben, wenn man gesagt bekommt, dass es keine Hoffnung gibt und dass man bestenfalls ein Medikament finden wird, welches die Symptome lindert, ohne uns weiteren Schaden zuzufügen. Ich versichere Ihnen, dass Sie nicht auf diese Weise leben müssen, und ich habe dieses Buch geschrieben, um Ihnen das zu beweisen.

Nachdem Sie all das durchgemacht haben, was Sie zweifellos quälen muss, wenn Sie in diesem Buch nach einer Lösung für Ihr Problem suchen, verstehe ich vollkommen, dass Sie zunächst skeptisch reagieren und kaum glauben können, dass jemand wie ich, der auf eigene Faust außerhalb des gigantischen schulmedizinischen Betriebs arbeitet, Antworten gefunden hat, die den Ärzten bisher entgangen sind. So wie ich mich kenne, wäre ich an Ihrer Stelle auch ziemlich skeptisch. Ich bitte Sie nur darum, sich alles, was ich zu sagen habe, unvoreingenommen anzuhören und der Sache eine faire Chance zu geben. Sie werden es nicht bereuen.

Die Natürliche Gesundheitslehre

Da dies die Einleitung ist, sollte ich mich kurz vorstellen und Ihnen erklären, wieso ich mit solcher Gewissheit behaupten kann, dass die in diesem Buch enthaltenen Informationen Ihnen helfen können. Ich kann Ihnen versichern, dass sie nicht »von heute auf morgen« zustande gekommen sind. Ganz bestimmt nicht.

Ich habe vor 61 Jahren das Licht dieser Welt erblickt und vor 36 Jahren begonnen, die Voraussetzungen für einen optimalen Gesundheitszustand zu studieren und zu lehren. Es berührt mich zutiefst, und ich bin außerordentlich dankbar, dass ich durch meine Bücher dazu beitragen konnte, das Leben und die Gesundheit von Millionen Menschen in aller Welt zu verbessern. Die *Fit for Life – Fit fürs Leben*-Bücher wurden über 12 Millionen Mal verkauft, in 33 Sprachen übersetzt und in mehr als 80 Ländern gelesen.

Als ich mit meiner Arbeit begann, wollte ich nicht alle Leiden dieser Welt heilen. Im Gegenteil, ich begann mich aus rein egoistischen Motiven mit Gesundheitsfragen zu beschäftigen. Ich war verzweifelt auf der Suche nach irgendetwas, das mir helfen konnte, eine ganze Reihe gesundheitlicher Probleme zu überwinden, vor allem aber meine extremen Magenschmerzen, die 20 Jahre lang erfolglos mit Medikamenten behandelt wurden. Außerdem musste ich hilflos zusehen, wie mein Vater an Magenkrebs (und seiner Behandlung) starb, nachdem er jahrelang unter einigen derselben Beschwerden gelitten hatte wie ich.

Im Jahre 1970, also mit 25 Jahren, beschloss ich, mich dem Studium von Gesundheitsthemen zu widmen, um selbst wieder gesund zu werden. Ich entschied mich rasch gegen eine konventionelle medizinische Laufbahn, weil der gesamte, jährlich 1,6 Billionen Dollar verschlingende[10] schulmedizinische Apparat offenkundig und explizit dem Zweck dient, Menschen *erst dann* zu behandeln, wenn sie krank sind. Sie gehen ja nicht zum Arzt, wenn Sie sich wohlfühlen, oder? Das wichtigste Studienfach eines Medizinstudenten ist »Krankheitslehre«, das Studium der Krankheiten. Kennen Sie zufällig das Wort für das Studium der Gesundheit? *Es gibt keins!*

Zum Glück stieß ich auf ein nahezu unbekanntes Studienfach namens »Natürliche Gesundheitslehre« (amerikanisch: *»Natural Hygiene«*). Obwohl es auf eine über 200-jährige, gut dokumentierte Geschichte zurückblicken kann, hatten die meisten Leute, die ich kannte, mich selbst eingeschlossen, noch nie davon gehört. Im Gegensatz zur Schulmedizin basiert dieser Wissenszweig auf dem Studium der Voraussetzungen für eine gute Gesundheit. Und es geht dabei nicht nur darum, wieder gesund zu werden, sondern auch um die Frage, was man tun muss, um gesund zu bleiben. Mit anderen Worten, es geht um das, was man tut, wenn man gesund ist, um dafür zu sorgen, dass das auch so bleibt.

Das Fundament der »Natürlichen Gesundheit« ist die Erkenntnis, dass der Körper ein sich selbst heilender und sich selbst erhaltender Organismus ist. Er ist unglaublich intelligent und absolut in der Lage, sich von *jeder* Krankheit zu heilen, wie kompliziert sie auch erscheinen mag, wenn – und das ist ein dickes, fettes »Wenn« – *wenn* man ihm Gelegenheit dazu gibt. An diesem Naturheilverfahren faszinierte mich, dass es so unkompliziert, klar und logisch ist. Im Gegensatz zur Schulmedizin, die mit einem Achselzucken erklärt, dass sie keine Antworten hat, beantwortet die »Natürliche Gesundheitslehre« alle Fragen rund um Gesundheit und Krankheit leicht verständlich und einleuchtend und offenbart eine Wahrheit, die jeder in seinem Leben ganz einfach überprüfen kann, indem er ihre Prinzipien in die Praxis umsetzt. Und genau das tat ich. Nach vielen Jahren mit Medikamenten und Aussagen, die absolut kein Licht auf die Ursache meiner quälenden Schmerzen warfen, fühlte ich mich so befreit, endlich eine plausible, verständliche Erklärung zu bekommen und dazu einige vernünftige Empfehlungen, die mir Linderung versprachen.

Als ich nach diesen Prinzipien zu leben begann, geschahen Dinge, die mir wie ein Wunder erschienen. So verschwanden nicht nur die chronischen Schmerzen, unter denen ich 20 Jahre lang *Tag für Tag* gelitten hatte für immer, auch mein ständiger Energiemangel, durch den ich mich wie ein Faultier fühlte, das sich durch Treibsand quält, wich einem erstaunlichen energetischen Hoch, das einige meiner Freunde geradezu lästig fanden. Ich entdeckte eine neue Begeisterung für das Leben, von der ich nicht einmal mehr zu träumen gewagt hatte.

Zu diesem Zeitpunkt fiel meine Entscheidung, das Studium und die Vermittlung der Grundlagen der »Natürlichen Gesundheitslehre« zu meiner Lebensaufgabe zu machen. Damals (Anfang der 1970er-Jahre) gab es nur eine einzige Schule in den Vereinigten Staaten, die eine vollständige Ausbildung anbot. Obwohl es keine staatlich anerkannte Schule war (kein Wunder, die Schulmedizin erkannte sie nicht an), war der Lehrplan sehr umfangreich und vielseitig. Ich verschlang ihn geradezu. Innerhalb der folgenden beiden Jahre absolvierte ich das gesamte Studium und erwarb mein Diplom in

Ernährungswissenschaften. Danach führte ich privat meine Studien fort und las alle Bücher und Schriften über die »Natürliche Gesundheitslehre«, derer ich habhaft werden konnte – und das war eine beträchtliche Anzahl.

Dann wurde es Zeit, die guten Nachrichten mit dem Rest der Welt zu teilen. Eine zusätzliche und sehr willkommene Nebenwirkung der Anwendung der oben beschriebenen Prinzipien war ein Gewichtsverlust von etwa 45 Pfund. Bis dahin hatte ich jahrelang erfolglos darum gekämpft, diese unerwünschten Pfunde loszuwerden. So entschloss ich mich, ein Buch zu schreiben, das Menschen helfen sollte, auf der Basis dieser natürlichen Prinzipien abzunehmen.

Das erste *Fit For Life*-Buch erschien im Jahre 1985[11] und war sofort eine Sensation. Mit rekordverdächtiger Geschwindigkeit stieg es an die Spitze der Bestsellerlisten. Und blieb dort. Vierzig Wochen in Folge war es die Nummer eins der *New-York-Times*-Bestsellerliste – ein beispielloser Rekord, den es noch heute hält. Aufgrund seiner unkomplizierten, zeitlosen und wirkungsvollen Empfehlungen werden auch heute noch – 21 Jahre später – weltweit 100 000 Exemplare jährlich verkauft.

Der phänomenale Erfolg dieses Buches war der Auslöser für mein Interesse und meine Beschäftigung mit den Zusammenhängen zwischen Fibromyalgie, Lupus, Arthritis, dem CMS und natürlich den Funktionsstörungen des Magen-Darm-Traktes. Bis Mitte der 1990er-Jahre erreichten mich über 500 000 Briefe von Menschen, die mir mitteilten, welche Erfolge sie durch das Lesen von *Fit For Life – Fit fürs Leben* erzielt hatten – von der Beseitigung kleiner Alltagsbeschwerden bis hin zur Heilung von Krebs. Einige der Berichte waren so rührend, dass sie mir die Tränen in die Augen trieben. Nichts hätte die Wirksamkeit der »Natürlichen Gesundheitslehre« besser belegen können als diese Briefe.

Immer öfter berichtete man mir von Erfolgen in Bezug auf Fibromyalgie, Lupus, Arthritis, CMS und Verdauungsstörungen. Über Letzteres wusste ich damals schon recht gut Bescheid, denn das erste und deutlichste Resultat der Anwendung dieser Prinzipien ist ein dramatischer Anstieg des Energiepegels. Und da die Leute häufiger von dem einen oder anderen Aspekt ihrer neu gewonnenen Energie berichteten als von irgendeiner anderen Wirkung, waren mir körperliche Zustände, die auf einen chronischen Energiemangel zurückzuführen sind, nur allzu vertraut. Bis heute wird dieser Aspekt in den Leserbriefen am häufigsten erwähnt.

Obwohl ich mich mit Arthritis recht gut auskannte, wusste ich nur wenig über Fibromyalgie und Lupus. Aber da mir immer mehr Menschen mitteilten, sie hätten endlich etwas entdeckt, das ihnen tatsächlich half, wollte ich mehr über diese Krankheiten lernen. Ich war erschüttert, als ich erfuhr, wie viele Menschen weltweit an Fibromyalgie und Lupus leiden. Nicht im Geringsten überraschte mich dagegen die Tatsache, dass das Chronische Müdigkeitssyndrom die häufigste Begleiterscheinung von Fibromyalgie und Lupus ist. Einige Schätzungen weisen daraufhin, dass die Diagnosen »Fibromyalgie« und »Chronisches Müdigkeitssyndrom« austauschbar sind.[12] Beim Lesen dieses Buches wird Ihnen klar werden, dass Fibromyalgie, Lupus und Arthritis zu einem Energiemangel führen und dass dieser Energiemangel ein Verschwinden der

Symptome verhindert. Und bei all diesen Erkrankungen wird das Krankheitsgeschehen von einer ineffizienten, gestörten Verdauung verursacht und beeinflusst. In jedem meiner insgesamt acht Bücher bilden die Prinzipien der »Natürlichen Gesundheitslehre« die Grundlage jener Informationen, die ich meinen Lesern vermitteln möchte. Das vorliegende Buch ist eine Synthese aus allem – dem Besten –, was ich je gelernt habe und erläutert speziell die Entstehungsursachen und Möglichkeiten der Überwindung chronischer Schmerzerkrankungen. Es bietet Ihnen eine sinnvolle und praktikable Erfolgsstrategie an und keine Experimente mit gefährlichen Medikamenten oder irgendeinem Wundermittel, keine Methoden, die dem gesunden Menschenverstand zuwiderlaufen, sondern einen leicht verständlichen und klaren Behandlungsplan, der Rücksicht auf das sensible Gleichgewicht des lebendigen Organismus nimmt und in Einklang mit jener Intelligenz ist, die alle Aktivitäten des Körpers steuert.

In unserem Universum ist eine Intelligenz am Werk, deren Wirken sich überall offenbart. Und diese Intelligenz, die unser Verstehen bei weitem übersteigt, *weiß, was sie tut!* Sie war fähig, ein wunderbar geordnetes Planetensystem im Weltraum zu schaffen. Ein Blick auf die Fülle und Schönheit der Natur genügt, um uns in Erstaunen über diese unbeschreibliche Intelligenz zu versetzen, die all das lenkt. Angesichts ihrer Herrlichkeit bleibt uns nur ehrfürchtiges Staunen. Und diese beispiellose Intelligenz ist auch jetzt, in diesem Augenblick, in Ihrem Körper am Werk!

Die Menschen kennen viele verschiedene Namen für jene Intelligenz, von der ich hier spreche. Manche nennen sie

Gott, andere nennen sie Mutter Natur, wieder andere sprechen von dem großen Schöpfer oder der Lebenskraft. Ich kann all diese Namen akzeptieren und verwende auch alle, aber ich bevorzuge das Wort *Gott,* weil es für mich allumfassend ist. Doch das ist nur meine persönliche Meinung. Aber ich sage, dass ich, wann immer ich das Wort Gott gebrauche, diese Höchste Intelligenz meine, von der ich gerade gesprochen habe. Welche besonderen, einzigartigen und persönlichen Gefühle Sie in Bezug auf Gott auch hegen – das ist es, was ich meine.

Nachdem ich das klargestellt habe, möchte ich Ihnen sagen, dass Gott uns niemals in diese Welt werfen würde, anfällig für alle möglichen Krankheiten, ohne uns mit allem zu versorgen, was wir brauchen, um diese zu überwinden. Niemals! Alles, was Sie brauchen, um ein schmerzfreies Leben auf hohem Energieniveau zu führen, steht Ihnen zur Verfügung. Sie müssen es nur entdecken und nutzen. Ich möchte Ihnen ein ganz neues Gefühl der Achtung und Bewunderung für Ihren Körper und jene Kräfte vermitteln, die über sein Wohlergehen wachen. Wir leben in einem Universum, in dem alles auf Ursache und Wirkung beruht. Was Ihnen widerfährt, passiert nicht einfach so. Es mag scheinen, als seien unglückliche Umstände für Schmerzen und Krankheiten verantwortlich, aber das ist nicht der Fall. Schmerzen und chronischer Energiemangel sind die direkte Folge von Dingen, die Sie Ihrem Körper angetan haben, aber besser unterlassen hätten, oder von Dingen, die Sie nicht für Ihren Körper getan haben, aber besser getan hätten.

Gesundheit ist der normale Zustand Ihres Körpers. Krankheit ist anormal und unnatürlich. Der lebendige Organismus strebt *immer* und unter *allen* Umständen einen optimalen Gesundheitszustand an. Sie können sich mit der Intelligenz des Universums verbinden und ihre starken Heilkräfte freisetzen, um sich ein Leben zu ermöglichen, in dem ein hohes Energieniveau und Wohlbefinden der Normalfall sind. Das ganze Geheimnis besteht darin, dem Körper »nicht im Weg zu stehen« und ihm zu erlauben, sich selbst von allen Beschwerden zu heilen, und er kann und *wird* das mit höchster Effizienz tun. Weil wir unglücklicherweise aber nie gelernt haben, wie man das macht, hemmen wir unwissentlich nur allzu oft die natürliche Fähigkeit unseres Körpers, sich selbst wieder »in Ordnung zu bringen«.

Mit diesem Buch wird sich all das für Sie ändern. Es wird Sie auf eine Entdeckungsreise mitnehmen, und Sie werden erfahren, wie Ihr Körper funktioniert und wie stark jeder Aspekt Ihres Wohlbefindens davon abhängt, wie Sie ihn behandeln.

Zunächst einmal möchte ich Sie bitten, wirklich alles aus Ihrem Gedächtnis zu streichen, was Sie je über Schmerzen gehört haben. Bitte lesen Sie die folgenden Kapitel völlig unvoreingenommen. Lassen Sie sich von Ihrem gesunden Menschenverstand, Ihrer Vernunft, Ihrer Logik und Ihrem natürlichen Instinkt leiten. Schauen Sie, ob Sie das, was Sie hier lesen, als richtig und wahr empfinden und ob Sie das Gefühl haben, auf etwas gestoßen zu sein, das Ihnen helfen könnte.

Im Laufe der Zeit sind viele Menschen zu der Überzeugung gelangt, dass es schwierig sei, ein hohes Energieniveau oder einen schmerzfreien Zustand des Wohlbefindens zu erreichen. Manche glauben, es sei Glücksache oder hänge von

»guten Genen« ab. In Wirklichkeit aber bestimmt unser eigenes Tun, ob wir gesund oder krank und schmerzgeplagt durchs Leben gehen. Wir haben immer die Wahl. Und die Summe der Entscheidungen, die wir treffen, bestimmt, wie sich unser Leben entfaltet. Sie werden nun Schritt für Schritt erfahren, was Schmerz ist – wodurch er verursacht wird, welchem Zweck er dient, wie man ihn zum Verschwinden bringt und wie man verhindert, dass er zurückkehrt. Am Ende des Buches werden Sie wissen, was Fibromyalgie, Lupus, Arthritis, CMS und andere Schmerzerkrankungen sind und was Sie tun müssen, um diese Krankheiten zu verhüten oder zu überwinden. Und darüber hinaus werden Sie wissen, dass das Erreichen dieses Zieles ganz und gar in Ihren Händen liegt.

Kapitel 1
Es gibt immer Hoffnung

Die Grenzen der Schulmedizin

Man kann sagen, dass Gesundheit ganz oben auf der Wunschliste der meisten Menschen steht. Sogar noch vor Reichtum. Denn was nützt schließlich eine Menge Geld, wenn man zu krank ist, um es zu genießen? Und wenn man sich mit Geld Gesundheit kaufen könnte, gäbe es keine kranken Reichen.

Es ist eine Sache, an einem schmerzhaften Leiden zu erkranken, das diagnostiziert, erklärt und mit einer spezifischen, erprobten Therapie behandelt wird, die die Erkrankung beseitigt. Kranksein macht nie Spaß, ob es sich nun um kleinere oder größere Beschwerden handelt. Aber man hat zumindest das Gefühl zu wissen, was einen krank machte und was erforderlich war, um wieder gesund zu werden. Man achtet fortan darauf, alles zu meiden, was zur Entstehung der Krankheit führte und geht wieder zum Alltag über.

Ganz anders sieht es aus, wenn die Dinge nicht so eindeutig sind. An einem schmerzhaften Leiden zu erkranken und gesagt zu bekommen, dass »niemand die Ursache kennt« und dass man nichts anderes tun könne, als die Symptome mit einer Reihe von Medikamenten zu unterdrücken, ist äußerst deprimierend und kann einem Menschen alle Hoffnung rauben. Es ist, mit anderen Worten, ein richtiger »Hammer«.

Ich bin immer wieder höchst erstaunt und amüsiert, wenn Mitglieder der medizinischen Zunft im Brustton der Überzeugung behaupten, dass niemand die Ursache einer bestimmten Erkrankung kenne, nur weil *sie* sie nicht kennen. Das ist arrogant. Und außerdem ist es einfach nicht wahr. Nur weil *sie* es nicht wissen, heißt das noch lange nicht, dass es *niemand* weiß. Aber weil die Schulmedizin überall auf der Welt das vorherrschende medizinische System ist, gehen die Menschen normalerweise davon aus, dass diese Leute wissen, wovon sie reden – auch wenn das gar nicht stimmt.

Möglicherweise ist bei Ihnen nun der Eindruck entstanden, ich würde nach einer Gelegenheit suchen, der Schulmedizin eins auszuwischen, aber darum geht es hier nicht. Tatsache ist, dass es im Gesundheitswesen zahlreiche verschiedene Richtungen gibt. Es gibt die Schulmedizin, die Chiropraktik, die Osteopathie, die »Natürliche Gesundheitslehre«, die Homöopathie, die Akupunktur, die Akupressur, die Hydrotherapie, die Kinesiologie, die Craniosakraltherapie, die Reflexzonentherapie und andere. Ich erlaube mir hier kein Urteil darüber, welcher dieser Therapieansätze Beachtung verdient und welcher nicht. Es ist eine Tatsache, dass sie alle existieren, dass alle Therapeuten voll und ganz von ihrem Ansatz überzeugt sind, dass alle etwas Wertvolles anzubieten haben und dass alle auf Behandlungserfolge verweisen können.

Unser Wissen, ob in den Heilkünsten oder auf anderen Gebieten, ist, verglichen mit dem, was wir nicht wissen, lächerlich gering. All unser Wissen zusammengenommen ist in etwa vergleichbar mit einem einzigen Sandkörnchen an einem endlosen Strand, welcher das repräsentiert, was wir noch zu lernen haben. Stellen Sie sich vor, wie langweilig das Leben wäre, wenn wir alles, was es zu wissen gibt, bereits wüssten.

Wir würden nie wieder etwas Neues entdecken. Diese Lebensreise ist ja nicht zuletzt deshalb so interessant, weil wir nicht wissen, wann wir auf ein aufregendes neues Detail im großen Unbekannten stoßen.

Ist es, so betrachtet, dann nicht der absolute Gipfel der Absurdität, wenn die Mitglieder einer bestimmten Berufsgruppe, sei es auf dem Gebiet der Medizin, der Astronomie, der Politik oder der Bildung erklären, sie seien im Besitz des gesamten Wissens auf ihrem Gebiet, und wenn sie keine Antwort wüssten, dann wüsste auch sonst niemand eine? Nun, genauso stellt sich die Situation im heutigen Medizinbetrieb dar.

Zu Beginn des 20. Jahrhunderts sahen einige ungeheuer reiche und mächtige Männer – die Rockefellers und die Carnegies – voraus, welche astronomischen Gewinne in der pharmazeutischen Industrie zu erzielen sein würden. Unter ihrem habgierigen Regiment erhielten Universitäten, die bereit waren, medikamentöse Therapien zu befürworten, großzügige finanzielle Unterstützung und überlebten, während Hochschulen, die sich auf andere, nichtmedikamentöse Therapieformen konzentrieren wollten, keine Unterstützung erhielten und schließen mussten.[13] So wurde die pharmazeutisch orientierte Schulmedizin zum vorherrschenden Zweig im Gesundheitswesen und beherrscht dieses bis heute. Das geht so weit, dass Schulmediziner über die Gültigkeit und den Wert aller anderen Richtungen urteilen – sogar über die, die sie nie studiert haben.

Stellen Sie sich das einmal in irgendeinem anderen Bereich vor, beispielsweise im juristischen. Würden Sie sich, wenn Sie bei einem Arbeitsunfall verletzt worden wären und prozessieren wollten, an einen Anwalt wenden, der auf Immobilienrecht oder Wirtschaftsrecht spezialisiert ist? Oder würden Sie Hilfe bei einem Scheidungsanwalt suchen? Nein, Sie würden einen Anwalt für Arbeitsrecht aufsuchen. Und selbst wenn Sie sich an einen Wirtschafts- oder Scheidungsanwalt wenden würden, würde Ihnen dieser wahrscheinlich einen Spezialisten für Arbeitsrecht und Schadensersatzforderungen empfehlen.

Ein Schulmediziner, der zugibt, dass er nicht erklären kann, warum ein Patient krank ist und diesen dann zu einem Therapeuten einer anderen Richtung schickt, ist so selten wie ein Charlton-Heston-Poster, auf dem die Abschaffung des freien Waffenverkaufs gefordert wird. Im Normalfall wird der Arzt einfach behaupten, dass die Ursache des Problems unbekannt sei und dann ein paar Tabletten gegen die Symptome verschreiben. Damit will ich nicht sagen, dass man keinen Schulmediziner aufsuchen sollte. Ich will darauf hinaus, dass Ärzte, genau wie die in anderen Bereichen praktizierenden Fachleute, auf bestimmte Gebiete spezialisiert sind. Schulmediziner sind für Folgendes ausgebildet und leisten hier hervorragende Arbeit: Diagnose, Verletzungen, Notfälle und chirurgische Eingriffe. Sie sind aber *nicht* dafür ausgebildet, langwierige, chronische Leiden zu erklären und zu beseitigen, und sie sind darin auch *nicht wirklich bewandert*.

Bei einem komplizierten Beinbruch, einer klaffenden Wunde, einem kranken Organ, das entfernt werden muss, oder einem Herzinfarkt würde ich Ihnen natürlich nicht empfehlen, einen Naturheilkundler aufzusuchen. Ich würde Ihnen raten, sich so schnell wie möglich in die Hände eines Schulmediziners zu begeben. Aber wenn Sie gerne wüssten, wie Sie sich ernähren müssen, um Ihren Gesundheitszustand zu verbessern oder um abzunehmen oder ohne giftige Medikamente schmerzfrei zu werden oder *warum* Sie an bestimmten Gesundheitsproblemen leiden – unter denen Fibromyalgie, Lupus, Arthritis, CMS oder Verdauungsstörungen nicht gerade die geringfügigsten sind –, würde ich Ihnen definitiv raten, Hilfe bei einem Therapeuten der Naturheilkunde zu suchen, der diese Dinge studiert hat. So könnten Sie etwas über die *Hintergründe* Ihrer Beschwerden erfahren und sie wirklich loswerden, anstatt nur die Symptome zu bekämpfen, während die *Ursache* des Problems verborgen und unbeachtet bleibt.

Die richtige Ernährung ist der Schlüssel zur Gesundheit

Um diese Diskussion über die Frage, wer über was Bescheid weiß, zu beenden, möchte ich gerne noch einen letzten »Informationshappen« mit Ihnen teilen, der für mich der überzeugendste ist. Wie ich bereits erwähnte, basiert die »Natürliche Gesundheitslehre« auf dem Wissen, dass der lebendige Organismus in höchstem Maße fähig ist, sich selbst von jedem Gesundheitsproblem, ob groß oder klein, zu heilen, wenn man ihm nur Gelegenheit dazu gibt. Das Studium der »Natürlichen Gesundheitslehre« ist untrennbar mit dem Studium der Ernährungswissenschaft verbunden. Nahrung ist die unverzichtbare Grundlage des Lebens. Man kann vielleicht darüber streiten, *was* man essen sollte, aber wir sind uns alle einig, dass man essen *muss*. Wenn Sie aufhören zu essen, sterben Sie. Punktum. Das mag zwei Monate oder länger dauern, aber es führt kein Weg an der Tatsache vorbei, dass wir essen müssen, um am Leben zu bleiben.

Die beiden lebenswichtigen und unverzichtbaren Elemente, die uns die Nahrung liefern muss, sind Nährstoffe zum Aufbau, zur Reparatur und zur Erhaltung aller Körperzellen sowie eine Energiequelle, die es dem Körper ermöglicht, seine zahlreichen Aktivitäten aufrechtzuerhalten. Wir Menschen sind »Essmaschinen«. Jeder von uns nimmt im Laufe seines Lebens im Durchschnitt 70 Tonnen Nahrung zu sich. Meine Güte! 70 Tonnen! Manche von uns »Nahrungsabhängigen« versuchen, diese Menge noch zu steigern, aber das ist eine andere Geschichte.

Wie lange Sie leben werden, wie gesund Sie sind, wie viel Energie Sie haben, wie viele Schmerzen Sie ertragen müssen, wie effektiv Ihre Organe funktionieren – *all* das hängt fast ausschließlich von der Qualität Ihrer Nahrung und davon ab, *wie gut diese Nahrung von Ihrem Körper verdaut und assimiliert wird.*

Ob Sie sich darüber im Klaren sind oder nicht: Es gibt keine einzige Krankheit, von der Erkältung bis zum Krebs, die nicht bis zu einem gewissen Grad darauf zurückgeführt werden kann, wie gut die Nahrung von Ihrem Körper verdaut und aufgenommen wurde. Hier fängt alles an – im Magen. Deshalb ist es so wichtig, den Zusammenhang zwischen Ernährung und Gesundheit oder Krankheit zu verstehen, um Fibromyalgie, Lupus, Arthritis und CMS verstehen und überwinden zu können. Und deshalb verschwinden Magen- und Darmprobleme auch als Erste, wenn die Empfehlungen dieses Buches befolgt werden.

Für die Leute, die Ihnen erzählen, die Ursachen von Fibromyalgie, Lupus, Arthritis und CMS seien unbekannt, hat das Studium der Ernährungswissenschaften noch nie eine wichtige Rolle gespielt. Im Gegenteil. Noch bis in die 1970er- und 1980er-Jahre machten sich Schulmediziner lustig über Menschen, die sich dem Studium einer gesunden Ernährung als Mittel zur Verhütung von Krankheiten widmeten. Das hatte in ihren Augen nichts mit »wahrer Medizin« zu tun.

Ich erinnere mich an einen Vorfall bei der Larry King Show, als ein Arzt den Sender CNN tatsächlich als verantwortungslos bezeichnete, weil ein Interview mit einer Person ausgestrahlt worden war, die darauf hingewiesen hatte, dass Krebs durch die richtige Ernährungsweise verhütet und sogar geheilt werden könnte. Nach Meinung des Schulmediziners war es absurd, auch nur anzudeuten, Ernährung könne irgendetwas mit Krebs zu tun haben. Heute ist das eine allgemein bekannte und erwiesene Tatsache. Mitte der 1990er-Jahre führte die Schulmedizin dann bis zu 40 Prozent aller Krebserkrankungen auf eine falsche Lebensweise – wie beispielsweise ungesunde Ernährung – zurück.[14] Manche Schätzungen lagen sogar noch höher und brachten bis zu 80 Prozent der Darm-, Brust- und Prostatakrebsfälle mit Ernährungsgewohnheiten in Verbindung.[15]

So berichtete das *New England Journal of Medicine* im April 2003 über die umfangreichste Untersuchung, die jemals in diesem Bereich durchgeführt wurde. Diese Studie, bei der 900 000 Menschen über einen Zeitraum von 16 Jahren beobachtet wurden, ergab, dass mindestens 90 000 Krebsfälle pro Jahr allein durch Gewichtsreduktion vermeidbar gewesen wären.[16]

Finden Sie es, angesichts der unwiderlegbaren Tatsache, dass unsere Nahrung und unsere Ernährungsgewohnheiten eine enorm wichtige Rolle für die Gesunderhaltung unseres Körpers spielen, nicht auch seltsam, dass etwa *75 Prozent* der medizinischen Hochschulen in den USA von ihren Studenten noch nicht einmal die Teilnahme an einem einzigen Seminar zu diesem Thema verlangen?[17] Nicht eine einzige Stunde! Das bedeutet, dass man das medizinische Staatsexamen ablegen kann, ohne jemals ein Wort über Nahrung und Ernährung gehört zu haben. Finden Sie das vernünftig?

Stellen Sie sich vor, Sie wollten lernen, wie man mit einem Boot die Welt umsegelt. Sie melden sich in einer renommierten Segelschule an und lernen eine Menge über Taue, Winden, verschiedene Formen von Segeln, über die Theorie des Segeins und darüber, wie man ein Boot wendet und sich unter dem Mast wegduckt. Das Einzige, was im Kurs nicht gelehrt wird, ist Navigation. Mit anderen Worten, Sie wären nach dem Kurs zwar in der Lage, Ihr Boot zu wenden, und wüssten, welche Segel Sie setzen müssten, aber wenn Sie aufs offene Meer hinaus kämen, hätten Sie keine Ahnung, wo Sie sich befinden. Wie lange würden Sie wohl überleben? »Aber das ist ja lächerlich«, denken Sie vielleicht. Nun, es ist kein bisschen lächerlicher, als Leute zu Ärzten auszubilden, ohne ihnen ein Grundlagenwissen über Ernährung zu vermitteln.

Vielleicht denken Sie, ich würde diese Sache überbewerten. Nein, das tue ich ganz bestimmt nicht, und dafür gibt es zwei Gründe: Erstens ist es eine Tatsache, dass die Worte eines Arztes für die meisten Menschen das Evangelium sind. Wenn Ärzte also sagen: »Niemand kennt die Ursache« von Fibromyalgie, Lupus, Arthritis und CMS, glauben es die Patienten und verlieren die Hoffnung, auch wenn sich diese Ärzte noch nie mit den Fakten beschäftigt haben, die es anderen Menschen ermöglichen, zu erklären, was die Leute, die es »nicht wissen« nicht erklären können. Ich studiere seit 36 Jahren die Auswirkungen unserer Nahrung und Ernährungsweise auf den Körper, und dennoch war ich schon in Fernseh-Talkshows zu Gast, in denen irgendein Arzt gebeten wurde, den Wert meiner Arbeit zu beurteilen, obwohl er sich noch nicht einmal 36 Minuten lang mit diesem Thema beschäftigt hatte. Ist das Ihrer Ansicht nach fair und vernünftig?

Der eindeutige Beweis für die Macht der Schulmedizin und ihren ungeheuren Einfluss auf unser Leben sind die Warnhinweise, die in allen von Nichtmedizinern geschriebenen Gesundheitsbüchern abgedruckt werden *müssen*. Aus dieser Notiz muss stets klar hervorgehen, dass die in dem jeweiligen Buch gegebenen Ratschläge *keinesfalls* die Konsultation eines Arztes ersetzen und dass der Leser oder die Leserin einen Arzt aufsuchen muss, bevor er/sie irgendetwas in seinem/ihrem Leben verändert. Wenn man ein Buch über Ernährung, das von einem Autor geschrieben wurde, der dieses Fach seit über dreißig Jahren studiert, einem Arzt zur Bewertung vorlegen muss, der sich nie mit diesem Thema befasst hat, dann ist das etwa so, als würde man darauf bestehen, dass ein Künstler sein Bild zuerst einem Blinden zur Beurteilung vorlegt, bevor er es verkaufen darf!

Ich verwende so viel Zeit auf dieses Thema, weil es dabei um Dinge geht, die Sie wissen müssen, um sich aus dem eisernen Griff des Schmerzes zu befreien. Ob Ihnen das gelingt, hängt vor allem davon ab, ob Sie wirklich verstehen, was ich über die Bedeutung Ihrer Ernährung, aber auch über die Fähigkeit Ihres Körpers, die Nahrung effizient zu verdauen, zu assimilieren und zu nutzen, gesagt habe.

Wenn Sie nun hören, dass der Weg zur Überwindung chronischer Schmerzen über eine Veränderung der Ernährungsgewohnheiten führt, denken Sie vielleicht: »Oje, hoffentlich ist das nicht so eine schreckliche Diät, bei der ich nur noch Sprossen und geraspelte Möhren essen darf.« Ich kann Sie beruhigen – so ist es nicht. Es geht hier nicht darum, Kalorien zu zählen, Portionen abzumessen oder sich zu kasteien. Und es wird Sie freuen, zu hören, dass keine Nahrungsgruppe weggelassen wird. Der Unterschied besteht einfach in dem, was Sie essen, wann Sie es essen und wie Sie Ihre Mahlzeiten kombinieren.

Die von mir empfohlenen Änderungen Ihrer Ernährungsgewohnheiten sind so einfach, dass es manchen Leuten schwerfällt, zu akzeptieren, dass keine komplizierteren Maßnahmen notwendig sind, um so gravierende Erkrankungen wie Fibromyalgie, Lupus, Arthritis und CMS zu heilen.

Sie haben den enormen Vorteil, dass Ihnen der mächtigste Verbündete bereits zur Seite steht: Ihr eigener Körper. Derselbe Körper, der Ihnen bisher so viel Schmerz bereitet hat, wird Sie vor weiterem Leiden bewahren. Der Körper ist der Heiler! Es geht im Prinzip nur darum, diese unübertroffenen Heilkräfte, die dem lebendigen Organismus von Natur aus innewohnen, zu aktivieren und zu lenken. Alles, was Sie wissen müssen, um das zu erreichen, werden Sie beim Lesen dieses Buches erfahren, und dieses Wissen wird Sie in die

Lage versetzen, für den Rest Ihres Lebens selbst die Kontrolle über Ihren Gesundheitszustand und Ihr Wohlbefinden zu übernehmen.

Für den Augenblick möchte ich, dass Sie sich zuversichtlich anstatt hoffnungslos fühlen, dass Sie sich ermutigt fühlen und Ihre Zukunftsaussichten positiv einschätzen. Haben Sie Vertrauen und seien Sie gewiss, dass das, was Sie brauchen, um sich besser zu fühlen, wirklich existiert und dass Sie es jetzt entdecken werden.

Kapitel 2
Wolken vor der Sonne

Das »Zauberwort«

Hätte man Ihnen von klein auf gesagt, dass Bäume »Felsen« genannt werden und Pferde »Kaninchen«, dann würden Sie es gewiss nicht seltsam finden, wenn jemand sagte: »Komm, lass uns die Kaninchen satteln, in den Wald reiten und eine Weile im Schatten der Ahornfelsen sitzen.« Weil Sie nie andere Bezeichnungen für diese Dinge gehört hätten, gäbe es auch keinen Grund, das seltsam zu finden.

Das ist vielleicht nicht der beste Vergleich, aber was man Ihnen über Fibromyalgie, Lupus, Arthritis, CMS und andere Schmerzursachen sowie die Möglichkeiten, etwas dagegen zu tun, gesagt hat, ist etwa so korrekt, als würde man Pferde als Kaninchen und Bäume als Felsen bezeichnen.

Bevor ich fortfahre, möchte ich Sie auf ein kleines Zauberwort hinweisen, auf das jene Leute, die die Ursachen dieser Erkrankungen »nicht kennen« angewiesen sind wie ein Vogel auf seine Flügel. Ich nenne es »Zauberwort«, weil es den Eindruck erweckt, man würde in einem bestimmten Bereich Fortschritte erzielen und eine bestimmte Sache besser verstehen, als es tatsächlich der Fall ist. Gleichzeitig kann man sich damit jeglicher Verantwortung entziehen, sollte sich das Gesagte als falsch erweisen. Das betreffende Wort ist ein integraler Bestandteil des Vokabulars von Leuten, die nicht wissen, wovon sie reden, aber gerne den Eindruck vermitteln, sie wüssten es. Ohne dieses Wörtchen wären sie gezwungen, entweder zu schweigen oder tatsächlich zuzugeben, dass sie es »nicht wissen«.

Wie lautet also dieses kleine und so bedeutsame Wort? *Könnte.* K-ö-n-n-t-e – das ist es. Es könnte dies oder jenes sein. Oder es könnte etwas anderes sein oder überhaupt nichts. Sie können sagen, dass alles so sein *könnte,* aber wenn Sie das tun, kann man zu dem Schluss gelangen, dass auch das Gegenteil richtig sein könnte. Das Wort *könnte* (und seine Synonyme wie *vielleicht, eventuell, möglicherweise)* wird von Ärzten und der Pharmaindustrie häufiger gebraucht als irgendein anderes Wort.

Falls Sie der Meinung sein sollten, ich würde übertreiben, muss ich Ihnen sagen, dass Sie sich irren. Jeder benutzt das Wort *könnte* – ich selbst eingeschlossen: »Sie könnten sich überlegen, mit einem Trainingsprogramm zu beginnen.« Aber man kann es auch benutzen, um etwas Schädliches oder sogar potenziell Tödliches zu empfehlen: »Dieses Medikament könnte gegen Ihren hohen Blutdruck helfen.« Pharmazeutische Medikamente sind *immer* potenziell schädlich für den Körper, denn alle haben Nebenwirkungen. Man kann nie im Voraus wissen, wem sie helfen und wem sie schaden werden. Deshalb werden Sie Ihren Arzt auch niemals sagen hören, dass die Einnahme eines bestimmten Medikaments zu einem bestimmten Resultat führen *wird,* sondern dass sie dazu führen *könnte.*

Ich sammle Artikel. Seit dreißig Jahren schneide ich Zeitungs- und Zeitschriftenartikel aus. Ich benutze sie gerne als Anschauungsmaterial, denn im Gegensatz zu wissenschaftlichen Dokumentationen sind sie leicht zugänglich und verständlich. Viele Menschen lesen täglich Zeitungen oder Zeitschriften, während sie selten die Gelegenheit oder den Wunsch haben, wissenschaftliche Publikationen zu lesen.

Ich sammelte auch regelmäßig Artikel mit dem Wort »könnte«. Jedes Mal, wenn ich irgendwo eine Überschrift entdeckte, die sich auf medizinische Themen bezog und das Wort *»könnte«* enthielt, schnitt ich den Artikel aus, markierte das Wort *»könnte«* mit gelbem Markierstift und legte ihn in einem separaten Karton ab. Irgendwann musste ich damit aufhören, weil es so viele waren. Später warf ich die meisten weg, aber einen Karton voll bewahrte ich auf. Während ich dieses Kapitel schrieb, griff ich willkürlich ein paar Artikel aus diesem Karton heraus. Hier die Überschriften:

- Antibiotika könnten helfen das Herzrisiko zu senken;[18]
- Medikament könnte der Schlüssel zur Krebsbehandlung sein;[19]
- Krebsmedikament könnte die Rate der Herzkrankheiten senken;[20]
- Bluttest könnte zur Früherkennung von Krebserkrankungen beitragen;[21]
- Gentherapie könnte bei der Bekämpfung von Herzkrankheiten helfen;[22]
- Rinderzellen könnten zur Schmerzbekämpfung beitragen.[23]

Diese Aufzählung könnte ich beliebig fortsetzen. Ich habe festgestellt, dass viele Menschen dazu neigen, nur die Überschriften von Zeitungsartikeln zu lesen. Oder sie lesen die

Überschrift und die ersten Abschnitte, sodass sie auf den ersten Blick zu der Überzeugung gelangen, dass große Fortschritte gemacht werden oder dass die Forscher zumindest auf dem richtigen Weg sind. Aber in fast allen Fällen findet man irgendwo unterhalb der großgedruckten Titel die unvermeidlichen Einschränkungen. Die lauten dann etwa so: »Forscher warnen vor verfrühten Hoffnungen, dass es (das Medikament, das helfen *könnte)* bald auf den Markt kommt.« »Es *könnte* noch zehn Jahre dauern, bis das Produkt tatsächlich erhältlich ist.« »Die Tests wurden an Mäusen durchgeführt und sind *möglicherweise* nicht auf den Menschen übertragbar.«

Viele Spekulationen und Vermutungen – mehr nicht! Und die absonderlichsten Spekulationen sind im Bereich des Möglichen, solange das Wörtchen *könnte* vorangestellt wird. Das alles soll Sie in Sicherheit wiegen. Ich könnte Ihnen erzählen, dass meine Katze lernen *könnte,* den Abwasch zu erledigen – das stimmt, sie *könnte* es lernen –, aber wie ich meine Katze kenne, habe ich doch so meine Zweifel. Aber sie könnte!

Wenn Sie einmal darauf achten, wie oft das Wörtchen *könnte* auch in den Nachrichtensendungen im Radio und Fernsehen verwendet wird, werden Sie feststellen, dass es kaum eine Information zum Thema Gesundheit gibt, in der nicht das Wort »könnte« verwendet wird. Ich habe dieses Thema nur angeschnitten, um Ihnen zu demonstrieren, dass alles, was man Ihnen über Fibromyalgie, Lupus, Arthritis und CMS sowie über die Ursachen und Behandlungsmöglichkeiten dieser Erkrankungen gesagt hat, größtenteils auf dem Wort *könnte* beruht.

Fibromyalgie

Werfen wir doch einen kurzen Blick auf die Aussagen, die Sie bisher in Bezug auf Fibromyalgie, Lupus, Arthritis und CMS zu hören bekamen, um sie dann mit der realen Version zu vergleichen. Die klinische Bezeichnung für Fibromyalgie lautet Primäres Fibromyalgiesyndrom (PFS) oder Myofasziales Schmerzsyndrom (MSS). Beachten Sie zunächst, dass Fibromyalgie als Syndrom klassifiziert wird. Das Wort *Syndrom* wird im Allgemeinen gebraucht, um eine Gruppe von Symptomen zu beschreiben, für die es keine Erklärung gibt. Das ist in der Tat eine gute Umschreibung für Fibromyalgie und genau die Leute, die seine Ursache »nicht kennen«, klassifizieren es so.

Der Begriff »Fibromyalgie« setzt sich aus zwei Wörtern zusammen. *Fibro* verweist auf den Zusammenhang mit den *Bindegewebsfasern* und *Myalgie* bezieht sich auf die Muskelschmerzen. Es ist erstaunlich, wie wenige Menschen sich darüber im Klaren sind, welche wichtige Rolle das Bindegewebe in unserem Körper spielt. Mir fällt keine einzige Aktivität im menschlichen Organismus ein, bei der nicht irgendeine Art von Bindegewebe eine Rolle spielt. Manche Bindegewebe sind extrem dünn und fast so durchsichtig wie Cellophanpapier, während andere dicker und fester sind. Das Bindegewebe bildet eine Art »Gerüst« für alle anderen Körpergewebe. Bindegewebe ist erstaunlich elastisch und belastbar, denn es hält alle Körperteile zusammen, stützt Organe, dient dem Transport von Nährstoffen in die Zellen, formt und stützt die Muskulatur und das Skelett. Knochen sind eine Art mineralisiertes Bindegewebe und sogar das Blut wird als eine Form von Bindege-

webe betrachtet. Alle Blutgefäße sind in Bindegewebe eingebettet und überall im Körper bindet, unterstützt, formt, repariert und versorgt Bindegewebe andere Gewebe und Zellen.
Und es ist außerdem ein integraler Bestandteil der Muskeln.

Wenn Sie sich den Querschnitt eines Muskels anschauen,
sehen Sie Faserstränge, die ein bisschen an Spaghetti erinnern und einzeln von Bindegewebe umhüllt sind. In Bün-
deln zusammengefasst sind diese Muskelstränge wiederum
von Bindegewebe umgeben, und der ganze Muskel ist ebenfalls in Bindegewebe eingebettet. Bindegewebe durchzieht
und umhüllt also den gesamten Muskel. Die Muskelfasern
enden, das Bindegewebe jedoch nicht. Das innere und äußere Bindegewebe des Muskels verbindet sich zu einer Sehne,
die sich wiederum mit dem Knochen verbindet. Die Muskeln
sind also nicht direkt, sondern durch die aus Bindegewebe
bestehenden *Sehnen* mit den Knochen verbunden. Die *Bänder,* deren Bindegewebe eine andere Beschaffenheit aufweist,
verbinden Muskeln mit anderen Muskeln und Knochen mit
Knochen und sorgen außerdem dafür, dass die Organe an
ihrem Platz bleiben. Überall im Körper dient das Bindegewebe also dazu, alles mit allem anderen zu verbinden, daher
der Name »Bindegewebe«. Fibromyalgie ist also eine Erkrankung, bei der die Muskeln und das Bindegewebe der Muskeln
betroffen sind.

Die Symptome des als Fibromyalgie bezeichneten Leidens
sind vielfältig und äußern sich überall, wo Muskeln sind. Besonders typisch sind Schmerzen, Abgeschlagenheit sowie eine
Überempfindlichkeit an bestimmten Stellen, die als »Tender
Points« (Schmerzpunkte) bezeichnet werden. In extremen

Fällen treten bei der geringsten Bewegung starke Schmerzen auf, die viele Aktivitäten unmöglich machen. Bereits eine Umarmung, ein Niesen oder die Erschütterung durch ein Schlagloch beim Autofahren können äußerst schmerzhaft sein. Mit diesen Schmerzen gehen gewöhnlich Schlafstörungen, vergrößerte, berührungsempfindliche Lymphdrüsen, chronische Müdigkeit, Stress, Unruhezustände und Reizbarkeit einher. So macht das Leben bestimmt keinen Spaß.

Fragen wir nach der Ursache der Fibromyalgie, so wissen wir bereits, dass die konventionelle Medizin diese Krankheit als Mysterium betrachtet, dessen Ursprung »niemand kennt«. Um angesichts eines so gravierenden Leidens nicht völlig hilflos zu erscheinen, haben die Schulmediziner auch immer wieder den altbekannten Sündenbock – das Virus – ins Spiel gebracht. Ja, es »könnte« eine Virusinfektion sein. Oder es »könnte« eine verschleppte bakterielle Infektion sein. Die meisten Menschen wissen über Viren oder andere Mikroorganismen eigentlich nur das, was ihnen jene Leute darüber gesagt haben, die keine Antworten auf ihre Fragen haben. Immer, wenn Mediziner nicht weiter wissen, greifen sie auf die Möglichkeit zurück, dass ein Virus oder irgendein unbekannter Krankheitserreger am Werk sein »könnte«. Wer könnte das Gegenteil beweisen? Und ja – es könnte eben auch sein, dass es *kein* Virus ist.

Andere Spekulationen über Faktoren, welche das Leiden auslösen oder verschlimmern *könnten,* bringen es in Verbindung mit Stress, Anspannung, innerer Unruhe und Depressionen, aber auch dabei handelt es sich eben nur um Vermutungen. Von *einem* Faktor weiß man allerdings mit Sicherheit, dass er die Symptome von Fibromyalgie verstärkt: Wenn Ihnen Ihr Arzt sagt, dass Sie sich »das alles nur einbilden«.

Obwohl Fibromyalgie in der medizinischen Literatur bereits Anfang des 19. Jahrhunderts erstmals beschrieben und von der *American Medical Association* im Jahre 1987 offiziell als eine der Ursachen für Invalidität anerkannt wurde, gibt es immer noch Ärzte, die sich weigern, die Existenz dieses Leidens überhaupt zur Kenntnis zu nehmen. Stellen Sie sich vor, Sie litten Tag und Nacht praktisch ununterbrochen unter höllischen Schmerzen, und Ihr Arzt hätte nichts Besseres zu tun, als Ihnen zu erklären, dass das wahrscheinlich irgendeine psychische Störung sei, um Sie dann mit einem Rezept für ein Antidepressivum nach Hause zu schicken. Ja, das würde *mich* mit Sicherheit unter Stress setzen und Angstzustände oder Depressionen auslösen.

Die typische Fibromyalgiebehandlung gleicht einer Fahrt durch ein gefährliches Minenfeld von Vermutungen und »Versuch und Irrtum«. Natürlich gibt es verschiedene Behandlungsansätze wie Körperarbeit, sanfte Massage, Biofeedback, Akupunktur und Akupressur, lokale Hitzeanwendungen, Dehnübungen und so weiter, aber die routinemäßig angewandte Therapie besteht immer noch in der Verabreichung einer schwindelerregenden Menge von Medikamenten. Ein Blick auf die Liste mit Dutzenden verschiedener, starker und manchmal verheerender Arzneimittel ist entmutigend und erschreckend. Es werden Medikamente gegen Schlafstörungen, zur Muskelentspannung, zur Schmerzbekämpfung in den unterschiedlichen Körperteilen, gegen Müdigkeit, Migräne, Reizdarm, Verdauungsbeschwerden, Angstzustände,

Depressionen und Entzündungen verschrieben (obwohl Fibromyalgie nicht als entzündliche Erkrankung gilt).

Sie sollten sich über zwei wichtige Aspekte dieser Universalmedikation im Klaren sein. Erstens können einige dieser Medikamente aufgrund ihrer Toxizität (Giftigkeit) katastrophale Nebenwirkungen haben. Überfliegt man die Liste möglicher Auswirkungen, beschleicht einen nicht selten ein Gefühl des Grauens. Sie sind zu zahlreich, um sie alle aufzuzählen. Alle Organsysteme können in Mitleidenschaft gezogen werden, einschließlich des Herzens, der Nieren, der Leber und der Haut. Es können Kopfschmerzen, Magenschmerzen, Übelkeit, Erbrechen, Durchfälle, Verdauungsbeschwerden, Veränderungen des Blutbildes und Immunreaktionen auftreten. Die Liste ist endlos, und in manchen Fällen sind die Nebenwirkungen sogar tödlich!

Manchmal ruft ein Medikament, das gegen ein bestimmtes Symptom verschrieben wird, als Nebenwirkung eines der anderen Symptome hervor, die man eigentlich lindern will. Außerdem vergiften diese Medikamente den Körper zusätzlich und erschweren damit die Überwindung des ursprünglichen Problems – der Fibromyalgie. Einige Medikamente wie Lidocain® und Procain® werden direkt in besonders schmerzhafte Bereiche gespritzt. Man probiert einfach aus, ob man den Patienten damit helfen kann, denn wissen tut man es nicht.

Der zweite, nicht weniger beunruhigende Aspekt ist, dass keines dieser Medikamente etwas zur Heilung der Fibromyalgie beiträgt. Absolut nichts! Diese Medikamente dienen einzig und allein dem Zweck, die Symptome so weit zu unterdrücken, dass der Patient noch einigermaßen seinen Alltag bewältigen kann. Da es weder eine Möglichkeit gibt, im Voraus zu sagen, welche Medikamente dem Einzelnen helfen oder schaden werden, noch eine Methode, mit der man bestimmen könnte, welche Auswirkungen die gleichzeitige Verabreichung haben wird, findet der gesamte Auswahlprozess der richtigen Medikamente nach dem Prinzip »Versuch und Irrtum« statt. »Dieses Medikament *könnte* helfen; *versuchen* wir es. Wenn nicht, *versuchen* wir es mit einem anderen, das dann *vielleicht* hilft. Wir können es auch mit einer Kombination von Medikamenten *versuchen* und schauen, ob sie wirkt.«

Dahinter steckt die Vorstellung, dass man irgendwann über eine Gruppe von Medikamenten stolpern wird, mit der man sich genau entlang jener Grenzlinie bewegt, bei der die Symptome reduziert werden, ohne den Patienten weiter zu schädigen oder gar zu töten. Eine letzte Botschaft der Hoffnungslosigkeit und ein weiteres Eingeständnis der Hilflosigkeit der Ärzte ist die Empfehlung, die Medikamente für unbegrenzte Zeit einzunehmen. Mit anderen Worten: für den Rest des Lebens, bei ständiger Überwachung der Nebenwirkungen. Das ist aus der Sicht der Ärzteschaft der gegenwärtige Stand der Dinge in Bezug auf die Behandlung und das Verstehen des Leidens, das wir Fibromyalgie nennen.

Lupus

Die beiden Formen von Lupus werden als *diskoider* Lupus und *systemischer* Lupus klassifiziert. Diskoider Lupus bleibt auf die Haut beschränkt. In diesem Buch befassen wir uns allerdings mit dem weit häufiger auftretenden systemischen Lupus, weil er große Ähnlichkeit mit dem Krankheitsbild der Fibromyalgie aufweist. Das bedeutet nicht, dass die folgenden Informationen nicht auch für die Linderung des diskoiden Lupus hilfreich sind, aber wenn ich in diesem Buch den Begriff *Lupus* verwende, beziehe ich mich immer auf die systemische Form.

Lupus ist eine Erkrankung des ... Bindegewebes! Ich stelle durchweg einen Zusammenhang zwischen Fibromyalgie und Lupus her, weil es sich im Grunde um ein und dieselbe Krankheit handelt. Natürlich gibt es Leute, die behaupten, es handele sich um zwei unterschiedliche Leiden und für einige Teilaspekte trifft das auch zu. Lupus wird im Gegensatz zur Fibromyalgie als entzündliche Erkrankung eingestuft. Bei der Fibromyalgie ist hauptsächlich das Bindegewebe innerhalb der Muskeln betroffen, während beim Lupus vorwiegend die Bänder, Sehnen und das Bindegewebe um die Organe in Mitleidenschaft gezogen ist. Aber im weitesten Sinne handelt es sich um dieselbe Erkrankung. In beiden Fällen ist das Bindegewebe betroffen.

Alles, was Sie auf den vorhergehenden Seiten über Fibromyalgie gelesen haben, trifft auch auf Lupus zu. Bei beiden Erkrankungen sind die Ursachen scheinbar unbekannt. Beide *könnten* durch ein Virus verursacht sein. Beide sind extrem schmerzhaft. Bei beiden treten ähnliche Symptome wie starke Schmerzen, extreme Müdigkeit, Abgeschlagenheit, geschwollene, berührungsempfindliche Lymphdrüsen auf, und beide führen zu Depressionen, Unruhezuständen, Stresssymptomen, Schlafstörungen und Verdauungsproblemen. Und es versteht sich natürlich von selbst, dass man beide mit einer Fülle von Medikamenten behandelt, die auf dieselbe Art nach dem Zufallsprinzip verordnet werden. Es handelt sich im Grunde um das gleiche Problem, das sich einfach nur in verschiedenen Bereichen des Körpers manifestiert. Sicher ist es kein Zufall, dass bei 55 Prozent der Patienten mit der Diagnose Lupus auch eine Fibromyalgie festgestellt wird.[24]

Immer wenn die Bezeichnung für eine Krankheit auf »-itis« endet, bedeutet das, dass es sich um eine entzündliche Erkrankung handelt. »Appendizitis« ist eine Entzündung des Blinddarms, »Dermatitis« eine Entzündung der Haut, »Enteritis« eine Entzündung des Verdauungstraktes und »Colitis« bezeichnet eine Entzündung des Dickdarmes. Eine Person kann an einer Entzündung des Dünndarmes leiden, aber wenn sich diese nur einen Zentimeter in den Dickdarm, das Colon, ausbreitet, erhält sie einen anderen Namen und heißt dann »Colitis«. Es sind jedoch keine unterschiedlichen Erkrankungen, sondern die Auswirkungen desselben Problems. Genauso verhält es sich mit Fibromyalgie und Lupus. Bei beiden ist das Bindegewebe betroffen. Gehen die Schmerzen vom Bindegewebe eines Muskels aus, könnte man also von »Fibromyalgie« sprechen, und wenn der Schmerz vom Bindegewebe der mit diesem Muskel verbundenen Sehnen oder Bänder ausgeht, könnte man die Erkrankung »Lupus« nennen. Mir geht es in diesem Buch aber darum, zu erläutern, wie man Erkrankungen des Bindegewebes überall im Körper heilen kann. Und dazu gehören mit Sicherheit Fibromyalgie und Lupus.

Arthritis

Nun zur Arthritis, der häufigsten Ursache für Invalidität in den USA.[25] Der Begriff »Arthritis« bedeutet *Gelenkentzündung*, und es handelt sich dabei um eine äußerst schmerzhafte Erkrankung, die jeden dritten Erwachsenen oder ungefähr 70 Millionen Menschen allein in den USA heimsucht![26] Manche Leser werden sich vielleicht fragen, wieso in einem Buch über die Linderung und Heilung von Bindegewebserkrankungen auch Arthritis vorkommt. Das ist leicht zu erklären: Arthritis ist eine Erkrankung des Bindegewebes! Machen Sie sich keine Gedanken, wenn das für Sie etwas ganz Neues ist – so geht es den meisten Menschen.

Das menschliche Skelett ist ein kompliziertes Gebilde aus kleineren und größeren Knochen, das man in der Tat als Wunder der Schöpfung bezeichnen kann, denn es stützt den gesamten Körper, verleiht ihm seine Form, ermöglicht ihm den aufrechten Gang und erlaubt ihm, sich in jede gewünschte Richtung zu bewegen. Das Skelett besteht aus 206 Knochen und jeder einzelne (außer dem Zungenbein) ist mit irgendeinem anderen Knochen verbunden. Die Stellen, an denen die Knochen miteinander verbunden sind, bezeichnen wir als *Gelenke*. Ohne diese Gelenke wäre unser Skelett steif und unbeweglich.

Der menschliche Körper hat Hunderte von Gelenken und es gibt *über 100* diagnostizierbare Erkrankungen aus dem arthritischen Formenkreis, die das Leiden jener 70 Millionen Menschen ausmachen, die sich Tag für Tag mit Gelenkschmerzen plagen müssen. Unter diesen 100 Gelenkerkrankungen treten zwei Formen – die *Osteoarthritis* und die *Rheumatoide Arthritis* – am häufigsten auf.

Das bei der Osteoarthritis betroffene Bindegewebe heißt *Knorpel* und ist ein dickes, festes, gummiartiges Gewebe, das dazu dient, das Skelett zu stützen und abzufedern. Es wirkt wie ein Stoßdämpfer zwischen den Knochen. Dieses glatte, geschmeidige Gewebe sorgt dafür, dass die Knochen sich leicht und reibungslos bewegen, wenn sie miteinander in Kontakt kommen. Überall, wo zwei Knochen in einem Gelenk aufeinandertreffen, sorgen die Gelenkknorpel dafür, dass sie aneinander vorbeigleiten und bilden so eine nahezu reibungsfreie und abnutzungsresistente Oberfläche für die Gelenkbewegungen.

Die Osteoarthritis oder degenerative Gelenkerkrankung, die gewöhnlich als »Verschleißerscheinung« bezeichnet wird, ist die am häufigsten auftretende Form der Arthritis. Sie entsteht, wenn der Gelenkknorpel durch Abnutzung allmählich zerstört wird. Als Folge dieser Abnutzung reiben die Knochen aneinander, was zu schmerzhaften Schwellungen und schließlich zu einer Bewegungseinschränkung des Gelenkes führt. Aufgrund der ständigen Reibung wird das Wachstum von neuem Knochengewebe angeregt, den so genannten Knochenzacken oder *Spornen* (Osteophyten), die sich an den Gelenkrändern bilden. Kleine Knochen- oder Knorpelstückchen können abbrechen und sich in den Gelenkbereich schieben, was die Schmerzen und die Schädigung weiter verschlimmert. Im Laufe der Zeit können diese Knochensporne dazu führen, dass die Gelenkteile miteinander verschmelzen. Dadurch kommt es zu erheblichen Bewegungseinschränkungen und den knotigen Verformungen, die man manchmal an den Händen von Arthritispatienten sieht.

Wenn ein Gebäude durch Feuer zerstört wird, stellt sich bei den anschließenden Untersuchungen oft heraus, dass eine fehlerhafte Verdrahtung von elektrischen Leitungen die Brandursache war. Wären diese Leitungen korrekt angeschlossen worden, hätte das Feuer vermieden werden können. So ähnlich verhält es sich mit der Osteoarthritis als Folge der rheumatoiden Arthritis. Obwohl eine Osteoarthritis auch andere Ursachen haben kann (beispielsweise Verletzungen), ist diese Erkrankung in den meisten Fällen eine Folge der rheumatoiden Arthritis. Es wäre sogar korrekt, zu behaupten, dass die Osteoarthritis meistens das Endstadium der rheumatoiden Arthritis darstellt.

Das bei der rheumatoiden Arthritis betroffene Bindegewebe wird als *Synovium* oder Gelenkhaut (Synovialhaut) bezeichnet. Obwohl extrem dünn, ist sie erstaunlich widerstandsfähig. Sie umhüllt, schützt und nährt die Gelenke und den Knorpel. Sie erfüllt diese Aufgabe, indem sie bestimmt, was in die Gelenkhöhle gelangen darf. Außerdem bildet sie die *Gelenkflüssigkeit (Synovia),* eine klare, klebrige Substanz, die das Gelenk nährt und schmiert.

Wenn sich die Gelenkhaut entzündet, auf andere Weise geschädigt wird oder verkümmert, fangen die Probleme an, denn das Gelenk und der Knorpel sind in diesen Fällen völlig ungeschützt. Es ist dann nur noch eine Frage der Zeit, bis sich zunächst der Knorpel und dann der Knochen abnutzen. Auf diese Weise wird aus einer rheumatoiden Arthritis eine Osteoarthritis. Das erklärt natürlich auch, wieso die Besserungs- oder Heilungsrate bei Patienten mit rheumatoider Arthritis diejenige bei Osteoarthritis-Patienten bei weitem übersteigt, wenn die in diesem Buch gegebenen Empfehlungen befolgt werden.

Solange die Gelenkhaut noch vorhanden ist, kann sie, auch wenn sie entzündet oder anderweitig geschädigt ist, mithilfe geeigneter Maßnahmen repariert werden. Wurde der Knorpel jedoch durch den Verlust der schützenden Gelenkhaut bereits irreparabel geschädigt oder völlig aufgelöst, sind die Heilungschancen für Osteoarthritis-Patienten sehr gering.

Chronisches Müdigkeitssyndrom

Auf die Frage, wie nun das Chronische Müdigkeitssyndrom in diese Gleichung passt, gibt es eine überraschende Antwort. Rufen wir uns zunächst noch einmal die in der Schulmedizin vorherrschende Meinung ins Gedächtnis. Wie bei Fibromyalgie, Lupus und Arthritis ist auch hier die Ursache angeblich unbekannt. Wie bei Fibromyalgie, Lupus und Arthritis wird *vermutet,* dass das Chronische Müdigkeitssyndrom *vielleicht, möglicherweise, eventuell* durch ein Virus ausgelöst werden *könnte.* Und hier kommt die Überraschung. Die Symptome ähneln denen von Fibromyalgie, Lupus und Arthritis. Obwohl Müdigkeit und Abgeschlagenheit auch zu den Symptomen von Fibromyalgie, Lupus und Arthritis gehören, ist das Hauptsymptom bei CMS eine überwältigende Müdigkeit, während das Hauptsymptom bei Fibromyalgie, Lupus und Arthritis der Schmerz ist. Doch das CMS ist ebenfalls mit Schmerzen (Kopf- und Gelenkschmerzen) verbunden. Wie bei Fibromyalgie und Lupus treten beim CMS Muskelschwäche, geschwollene, berührungsempfindliche Lymphdrüsen, Schlafstörungen, Reizbarkeit und Depressionen auf. Und zu guter Letzt besteht die Behandlung – Sie haben es sicher bereits vermutet – in der experimentellen Verordnung von Medikamenten, von denen eines oder mehrere, wie man hofft, die Symptome lindern *könnte*.

Die Ähnlichkeiten zwischen dem Chronischen Müdigkeitssyndrom und Fibromyalgie sind so frappierend, dass manche Ärzte davon ausgehen, dass es sich um ein und dieselbe Krankheit handelt. Viele Menschen, bei denen ein CMS diagnostiziert wird, leiden tatsächlich auch an Fibromyalgie. Beim Lesen der folgenden Kapitel wird Ihnen immer klarer werden, wie das CMS Fibromyalgie, Lupus und Arthritis beeinflusst und umgekehrt von diesen Zuständen beeinflusst wird.

Angenommen, eine von chronischen Schmerzen geplagte Person würde einen Arzt aufsuchen und die Diagnose wäre nicht so einfach zu stellen wie bei Arthritis, dann würde mit großer Wahrscheinlichkeit »Fibromyalgie«, »Lupus« oder »Chronisches Müdigkeitssyndrom« diagnostiziert, denn diese Leiden sind zu allgemeinen Synonymen für Schmerz- und Schwächezustände des Körpers geworden, die keine unmittelbar erkennbare Ursache haben.

Autoimmunerkrankungen – Fakten und Fiktion

An dieser Stelle muss ich notgedrungen noch auf die absurdeste Vorstellung über Fibromyalgie, Lupus, Arthritis und CMS eingehen, die mir je begegnet ist. Ich finde es erstaunlich, dass ich überhaupt meine Zeit damit verschwenden muss, aber sie bildet seltsamerweise nun einmal den Kern des diesbezüglichen schulmedizinischen Glaubenssystems und findet bei den meisten Ärzten uneingeschränkte Zustimmung. Ich spreche von der Tatsache, dass Fibromyalgie, Lupus, Arthritis und CMS als *Autoimmunerkrankungen* betrachtet werden.

Eine Autoimmunerkrankung ist angeblich ein Zustand, bei dem das Immunsystem verrückt spielt und den Körper krank macht, indem es irrtümlicherweise die körpereigenen gesunden Zellen, Organe oder Gewebe angreift. Man geht davon aus, dass das Immunsystem des Körpers fehlgesteuert wird und die Organe attackiert, die es eigentlich schützen sollte. Diese Vorstellung basiert auf der Theorie, dass das Immunsystem seine Fähigkeit verliert, bestimmte Gewebe oder Organe im Körper als »Selbst« zu erkennen und sie wie Fremdkörper behandelt und angreift. Eine Gruppe von über 80 ernsthaften chronischen Erkrankungen, bei denen fast jedes Organsystem des Körpers betroffen ist, werden als Autoimmunerkrankungen betrachtet. Das ist übelste medizinische *Sciencefiction.* Manchmal fühle ich mich, als müsste ich ernsthaft beweisen, dass es keine Zahnfee gibt oder dass der Mond nicht aus Schimmelkäse besteht.

Es geht – einfach ausgedrückt – etwa um Folgendes: Alles im Körper, was eigentlich nicht hineingehört, nicht seinem Wohlergehen dient oder schädlich für ihn ist, wird *Antigen* genannt. Das Immunsystem bildet *Antikörper,* um Antigene so schnell und effizient wie möglich aufzuspüren, zu vernichten und zu entfernen. Solche Antikörper sind beispielsweise die *weißen Blutkörperchen* (Leukozyten), die als *Lymphozyten* Antigene unschädlich machen. Und sie wissen, was sie tun!

Man erzählt uns nun (und erwartet, dass wir es glauben), diese potenten und hoch spezialisierten Antikörper würden an den Schwachstellen des Körpers auftauchen und dann durch »irgendetwas« dazu gebracht, »auszuflippen« und die Körperzellen anzugreifen, die sie eigentlich schützen sollen. Was nun dieses »Etwas« sein könnte, das in der Lage wäre, einen solchen furchtbaren Prozess in Gang zu setzen, muss erst noch herausgefunden werden, aber an erster Stelle der Liste der »dringend Tatverdächtigen« steht niemand anders als unser Freund … das Virus! Andere »mögliche« Auslöser sind Bakterien, Pilze, Keime und/oder genetische, umweltbedingte oder hormonelle Einflüsse.

Die Antikörper werden also angeblich irgendwie überlistet, was sie veranlasst, gesunde Körperzellen anzugreifen und Entzündungen zu verursachen, die sich dann zum vollen Krankheitsbild entwickeln. Wurde bei einer dieser Erkrankungen *jemals* ein Virus, ein Bakterium oder irgendein anderer mikroskopischer, bösartiger Erreger lokalisiert, isoliert, »dingfest gemacht« oder *gesehen?* Nein, noch nie! Kein einziges Mal. Seit Jahrzehnten jagt man nun vollkommen erfolglos irgendeinem Phantom hinterher, einem Erreger mit bösen Absichten, den man für unsere Probleme verantwortlich machen könnte. Obwohl man nie etwas fand, gelangte man zu dem Schluss, dass *irgendetwas* da sein müsse, weil die Antikörper ja andernfalls überhaupt nicht auftauchen würden. Ich will Ihnen diese Frage kurz mit der realen Version beantworten.

In einem vergeblichen Versuch, das Gesicht zu wahren oder sich die Peinlichkeit zu ersparen, erklären zu müssen, wieso über 100 Millionen Menschen unter chronischen Schmerzen leiden, ohne jemals eine vernünftige Antwort auf ihre Frage nach der Ursache zu bekommen, ersannen die Mitglieder der schulmedizinischen Zunft – ohne auch nur den geringsten Beweis zu haben – dieses absurde und bizarre Märchen. Es ist *reine* Spekulation, kann unmöglich bewiesen werden, wurde nie bewiesen und wird auch nie bewiesen werden, weil dieser »Phantomerreger« überhaupt nicht existiert.

Die unermessliche Intelligenz, die dieses ganze Universum und alles darin, einschließlich der Aktivitäten des menschlichen Körpers, so wunderbar steuert – mit einer Präzision, die unser Verstehen bei weitem übersteigt –, ist unbeschreiblich weise und mächtig. Sie vermag Dinge, die alles übertreffen, was wir uns vorstellen können und ist weder zu dumm, schwach und unfähig, sich selbst zu schützen, noch so leicht zu überlisten, wie die Autoimmuntheoretiker uns glauben machen wollen.

Stellen Sie sich vor, Sie erhielten unterwegs die Nachricht, Ihre Wohnung sei von Einbrechern heimgesucht und ausgeraubt worden. Sie eilen nach Hause, aber die Eindringlinge sind bei Ihrer Ankunft bereits über alle Berge, aber Ihre Kinder sind da und begutachten den Schaden. Glauben Sie, »irgendetwas« könnte Sie nun derart verwirren, dass Sie Ihre *eigenen* Kinder nicht erkennen und einen tödlichen Angriff auf sie starten? Genau das ist die Aussage der Autoimmuntheorie.

All die Spekulationen, Theorien, Vermutungen und Erfindungen, die den größten Teil dessen ausmachten, was man Ihnen bisher über Fibromyalgie, Lupus, Arthritis und das CMS erzählte, beeinträchtigten Ihre Fähigkeit, klar zu sehen oder auch nur im Geringsten zu verstehen, was diese Zustände tatsächlich sind und was sie hervorruft, geschweige denn, wie man intelligent mit ihnen umgeht.

Ich kann Ihnen aus persönlicher Erfahrung sagen, was es bedeutet, wenn der eigene Körper außer Kontrolle gerät, wenn man den allmählichen physischen Verfall mit eigenen Augen beobachten muss und absolut niemanden trifft, der einem auch nur ansatzweise erklären könnte, was da vor sich geht. Das überwältigende Gefühl der Hilflosigkeit und Frustration bestimmt irgendwann das ganze Leben bis zu dem Punkt, wo man kaum noch an etwas anderes denken kann. Ich stelle mir nicht nur vor, wie es ist, so etwas Furchtbares durchzumachen, sondern habe all das selbst erlebt, und es war die größte Herausforderung meines Lebens.

In einem der folgenden Kapitel werde ich Ihnen noch mehr über diese Herausforderung erzählen, aber zunächst möchte ich Ihnen sagen, dass Sie ab jetzt eindeutige und klare Informationen über chronische Schmerzzustände bekommen werden – darüber, was diese Zustände sind, was sie auslöst, warum sie überhaupt entstehen, wie man sie überwindet und was man tun muss, um ein erneutes Auftreten zu verhindern. Sie werden in diesem Buch keine unhaltbaren Theorien, keine unbeweisbaren, wilden Spekulationen und keinen unverständlichen medizinischen Jargon finden. Sie bekommen unkomplizierte, vernünftige und logische Informationen, die einen Sinn ergeben und leicht zu verstehen und umzusetzen sind, damit Sie wieder die Kontrolle über Ihr Wohlbefinden übernehmen können. Ihr Gesundheitszustand wird nicht mehr von unbekannten, mysteriösen Umständen bestimmt. Sie allein bestimmen von nun an, wie es Ihnen geht.

Kapitel 3
Sauberkeit kommt gleich nach Göttlichkeit

Innerliche Reinigung

Es ist ziemlich offensichtlich, was uns der oft gehörte Spruch »Sauberkeit kommt gleich nach Göttlichkeit« vermitteln soll. Unser gesunder Menschenverstand sagt uns, dass sauber besser als schmutzig ist. Wir essen von sauberem Geschirr, nicht von schmutzigem. Wir waschen regelmäßig unsere Kleidungsstücke, weil wir nicht in schmutzigen Kleidern herumlaufen wollen. Wir füllen regelmäßig sauberes Öl in den Motor unseres Wagens, weil er mit verschmutztem nicht gut funktionieren würde. Und wir sorgen stets dafür, dass unser Körper sauber und gepflegt ist.

All das ist weit entfernt vom Inhalt eines Artikels, der im Jahre 1850 unter der Überschrift »Der missbräuchliche Umgang mit dem Baden« im *Boston Medical and Surgical Journal* erschienen war: »Unserer Ansicht nach wird mit einem wöchentlichen Vollbad sowohl das Bedürfnis nach Luxus als auch nach Sauberkeit ausreichend befriedigt. Häufigeres Baden betrachten wir als schädlich.«[28] Ist das nicht völlig »daneben«? Ich frage mich, wie viele Menschen sich überlegen würden, nur noch einmal pro Woche zu baden oder zu duschen, wenn sie diesen Artikel heute zu lesen bekämen.

Ich könnte meinen Vortrag über die Vorzüge der Sauberkeit noch endlos fortsetzen. Tatsache ist, dass sich alles besser anfühlt, besser aussieht und besser funktioniert, wenn es sauber ist. Und genau an diesem Punkt beginnt Ihre Entdeckungsreise, die zum Verstehen der Ursachen chronischer Schmerzen führt.

Drei grundlegende Voraussetzungen *müssen* erfüllt sein, damit ein Organismus als lebendig gelten und weiterleben kann, ob es sich bei diesem Organismus nun um einen Einzeller wie eine Amöbe oder ein komplexes Gebilde wie den menschlichen Körper handelt:

1. Die Fähigkeit, Nahrung aufzunehmen.
2. Die Fähigkeit, eine Art von Stoffwechsel aufrechtzuerhalten.
3. Die Fähigkeit, Abfallprodukte (Giftstoffe) auszuscheiden.

Dass ein Organismus lebendig ist, zeigt sich auch noch in anderen Dingen, beispielsweise in der Fähigkeit, Energie zu erzeugen, sich auf irgendeine Art fortzubewegen und sich fortzupflanzen, aber die drei oben genannten Aktivitäten sind die primären Prozesse des Lebens. Wird auch nur einer blockiert oder unterdrückt, ist der lebendige Organismus bedroht und seine Gesundheit wird beeinträchtigt. Käme eine dieser drei Aktivitäten völlig zum Erliegen, würde sofort der Tod eintreten.

Ich möchte Ihre Aufmerksamkeit nun auf die unter Punkt 3 genannte Fähigkeit zur Ausscheidung von Abfallprodukten (Toxinen) lenken, weil sie der Schlüssel zum Verstehen von chronischen Schmerzzuständen ist. Ich erwähnte bereits die große Bedeutung von Sauberkeit, und die Fähigkeit Ihres Körpers zur Ausscheidung von Abfallprodukten bestimmt, wie sauber Ihr *Körperinneres* ist. Ein Körper, der von Abfallstoffen gereinigt und innerlich rein *gehalten* wird, funktioniert zweifellos besser und ist gesünder als einer, bei dem das nicht der Fall ist. Und deshalb wäre es sicher nicht falsch zu behaupten, dass sich dieses ganze Buch letztendlich um die Frage dreht, welche Faktoren die Ausscheidung von Abfallprodukten hindern oder fördern. Vielleicht verstehen Sie zunächst nicht, welche Rolle dieses Thema im Hinblick auf Fibromyalgie, Lupus, Arthritis oder CMS spielt und welche Verbindung zwischen diesen Erkrankungen und der Ausscheidung von Abfallprodukten besteht, aber Sie werden diese Zusammenhänge schon bald klar erkennen.

Ist Ihnen auch schon einmal aufgefallen, dass es bei den meisten Gesprächen über Gesundheit um die Frage geht, was in den Körper *hineingelangen* und nur selten um das, was *herauskommen* sollte? Die Art und Qualität der Lebensmittel, des Wassers, der Nährstoffe, der Nahrungsergänzungsmittel: über all das wird diskutiert. Ich möchte Ihnen hier und jetzt sagen, dass Sie, wenn Sie anfangen, sich auf das zu konzentrieren, was aus Ihrem Körper herauskommen sollte, auf dem besten Weg zu jenem schmerzfreien *Wohlbefinden* sind, welches der natürliche und normale Zustand Ihres Körpers ist.

Wunderwerk Körper

Bevor ich nun ins Detail gehe, muss ich noch einmal denjenigen gebührend würdigen, den ich bereits als Ihren größten Verbündeten beim Kampf gegen die Schmerzen bezeichnet habe: Ihren Körper. Wenn ich ein Buch schreibe, ein Seminar leite oder ein persönliches Gespräch führe, tue ich *stets* mein Bestes, in meinen Lesern, Seminarteilnehmern oder Gesprächspartnern ein Gefühl der Achtung vor ihrem Körper zu wecken, das sie bis dahin vielleicht nie hatten. Aber wie gut es mir auch gelingen mag, die beispiellose, wunderbare Funktionsweise des Körpers zu beschreiben – immer habe ich das Gefühl, diesem Wunderwerk nicht gerecht zu werden. Es ist, als würde man versuchen, das Unbeschreibliche zu beschreiben.

Selbst wenn ich etwas so Erstaunliches wie einen unserer Sinne, beispielsweise das Hören oder das Sehen, bis ins kleinste Detail erläutere, kann ich mit meinen Worten nie wirklich das Wunder vermitteln, das sich durch den menschlichen Körper Tag und Nacht offenbart. Dass dieser Körper in jedem Augenblick nicht nur Millionen oder Milliarden, sondern tatsächlich Billionen von höchst komplexen Prozessen mit einer Genauigkeit durchführt, die jeden Computer in den Schatten stellt, ist zu unfassbar, um auch nur zu versuchen, es zu verstehen.

Ich bin überzeugt, dass niemand in der Lage ist, die wahre Leistungsfähigkeit und Präzision des menschlichen Körpers in Worte zu fassen. Es ist, als wollte man versuchen, Gott zu beschreiben. Ich lese sehr gerne Bücher über Gott. Es macht mir Freude zu erfahren, was Gott für andere Menschen bedeutet. Bei der Lektüre solcher Bücher stoße ich immer wieder auf dieses eine Wort, das man anderswo nur selten liest: *unfassbar.* Das Wörterbuch definiert es so: »Etwas, das nicht in Worte gefasst werden kann«. Da der menschliche Körper im Allgemeinen als Gottes Meisterstück betrachtet wird, ist mir schon klar, wieso ich immer das Gefühl habe, seine Großartigkeit nicht angemessen beschreiben zu können.

Dieser große Respekt vor dem Körper und das Vertrauen in seine unübertroffene Fähigkeit, sich selbst zu schützen und zu heilen, sind genau der Bereich, in dem die Schulmedizin und die »Natürliche Gesundheitslehre« völlig entgegengesetzte Standpunkte einnehmen. Aus schulmedizinischer Sicht ist der Körper ein hilfloses, unglückliches Ding, das jederzeit den gnadenlosen, ununterbrochenen Angriffen feindlicher und schädlicher Viren, Keime, Bakterien und anderer zerstörerischer Feinde zum Opfer fallen kann.

Im Gegensatz dazu betrachtet die »Natürliche Gesundheitslehre« den menschlichen Körper als kraftvollen, dynamischen Organismus, der absolut in der Lage ist, sich zu schützen und dauerhaft gesund zu bleiben. Solange der Körper gut gepflegt wird und eine Nahrung erhält, die ihn mit allen Nährstoffen sowie der Energie versorgt, die er benötigt, um alle lebenswichtigen Funktionen optimal aufrechtzuerhalten, haben Krankheiten keine Chance.

Offen gesagt: Wäre die unbekannte Welt der Mikroben tatsächlich so tödlich und in dem Maße für unsere Krankheiten verantwortlich, wie die Ärzteschaft uns glauben machen will, dann wäre die Menschheit schon längst ausgestorben. Der Versuch, all diese Bazillen und Keime für unsere Probleme verantwortlich zu machen, ist nichts als ein Ablenkungsmanöver, das jene Leute entlasten soll, die nicht in der Lage sind, die Entstehung von Krankheiten anders zu erklären. Aber es gibt dabei zu viele Ungereimtheiten. Die auffälligste ist die Frage, wieso in Anbetracht der *überall* in ungeheuren Mengen vorhandenen Viren und Keime manche Menschen erkranken und andere unter den gleichen Bedingungen gesund bleiben. Diese Ungereimtheit war lange Zeit ein wunder Punkt für diejenigen, die stets den »Krankheitserregern« die Schuld geben, wenn keine andere vernünftige Diagnose gestellt werden kann.

Die Standarderklärung dafür berührt genau den Kern dessen, was ich Ihnen über die Entstehung und Überwindung der mit Fibromyalgie, Lupus, Arthritis und CMS verbundenen chronischen Schmerzen und anderer Schmerzursachen vermitteln möchte. Diese Erklärung beruht auf einem einzigen Wort: *Anfälligkeit.* Wer ist anfällig, wer nicht? Natürlich gibt es Faktoren, aufgrund derer manche Menschen eine höhere Anfälligkeit zeigen als andere. Das *Merck Manual,* die Bibel der Schulmediziner, listet etwa 5000 Krankheiten auf, die den menschlichen Körper befallen können. Als mögliche Ursache von Fibromyalgie wird angegeben, dass »ein Virus oder ein Bakterium das Syndrom bei einem entsprechend prädisponierten Wirt auslösen *könnte*«[29]. Aber die Faktoren, die möglicherweise dazu beitragen, dass eine Person prädisponiert (anfällig) und eine andere resistent ist, werden nirgendwo erwähnt.

Ich habe mich lange genug mit der Theorie der Anfälligkeit befasst, um Ihnen sagen zu können, dass das Ganze immer auf den Zustand dessen hinaus läuft, was wir als »inneres Milieu« oder »inneres Terrain« bezeichnen. Und raten Sie einmal, worauf sich das bezieht. *Auf Sauberkeit!* Ist der Körper innerlich so verunreinigt und mit Giftstoffen belastet, dass er zum perfekten Nährboden für Erkrankungen und Schmerzen wird oder wurde das Innere des Körpers genügend von Abfallprodukten gereinigt, sodass Krankheiten gar keine Chance haben? Das ist die Bedeutung von »Anfälligkeit«. Davon hängt es ab, wer prädisponiert ist. Und alles, was Sie dafür tun, dass *Ihr* »inneres Terrain« rein ist und somit optimal funktioniert, minimiert Ihr Risiko, jemals ein Krankheitsbild wie Fibromyalgie, Lupus, Arthritis oder CMS zu entwickeln.

Die Entstehung von Abfallprodukten im Körper

Wie ich bereits erwähnte, muss der Körper nicht nur Nahrung aufnehmen und verstoffwechseln, sondern auch Abfallprodukte ausscheiden. Was für Abfallstoffe sind das und woher kommen sie? Die Entstehung bestimmter Abfallprodukte, auch *Toxine* genannt, ist in jedem lebendigen Organismus ein völlig normaler, natürlicher Vorgang. Es ist nichts Schlechtes, sondern gehört zum großen Plan des Lebens. Eine bestimmte Menge dieser Toxine ist ständig im Köper vorhanden, ganz gleich, wie gesund ein Mensch lebt, wie gut er sich ernährt und seinen Körper pflegt.

Bei Ihrem Auto werden die Abfallprodukte durch den Auspuff entsorgt, und das Motoröl wird im Laufe der Zeit durch Rückstände und Schlacken verunreinigt. Deshalb ist ab und zu ein Ölwechsel nötig. Beim menschlichen Körper ist es ähnlich: Die Rückstände und Verunreinigungen sind hier die Toxine. Ein Problem entsteht nur dann, wenn mehr Toxine produziert als ausgeschieden werden. Diese unerwünschte und zerstörerische Situation kann eintreten, wenn der Körper nicht genügend Energie zur Verfügung hat, um die Toxine auszuschwemmen oder wenn das für die Entsorgung der Toxine zuständige System so überlastet ist, dass es nicht mehr effektiv funktionieren kann. Liegt beides vor – ein Energiemangel *und* ein überlasteter, ineffektiver Ausleitungsmechanismus –, sind Schmerzen und andere körperliche Beschwerden praktisch unvermeidlich. Die Frage ist nur, in welchem Körperbereich sich das Problem manifestiert.

Diese auf natürlichem Wege entstehenden Abfallprodukte stammen aus zwei Quellen. Eine ist das Absterben von Körperzellen. Der menschliche Körper besteht aus ungefähr 100 Billionen Zellen. Pro *Minute* werden etwa 200 Millionen alte Körperzellen durch neue ersetzt.[30] Die Rückstände dieser verbrauchten Zellen sind toxisch und würden zu einer tödlichen Vergiftung des gesamten Organismus führen, wenn sie nicht beseitigt würden.

Die zweite Quelle von Abfallprodukten ist unser Stoffwechsel, das heißt der unverwertbare Rest unserer Nahrung. Dadurch wird eine viel größere Menge an Rückständen produziert als durch die verbrauchten Körperzellen, und da jeder von uns im Laufe seines Lebens ungefähr 70 Tonnen Nahrungsmittel zu sich nimmt, fällt natürlich einiges an. Diese Rückstände sind ebenfalls toxisch und müssen aus dem Körper entfernt werden. Wenn ich von den durch natürliche Stoffwechselprozesse entstehenden Rückständen spreche, meine ich nicht nur das, was im Darmtrakt zurückbleibt, nachdem der Körper der Nahrung die benötigten Nährstoffe entzogen hat. Das Ganze ist viel umfassender. Ihr Körper besteht aus den oben erwähnten 100 Billionen Zellen. Ihr Herz, Ihre Knochen, Ihr Blut, Ihr *Bindegewebe* – alles besteht aus einzelnen Zellen. Und jede dieser Körperzellen ist eine Miniatur-Aufbereitungsanlage, die Treibstoff aufnimmt, Zehntausende von Arbeitsprozessen durchführt und Rückstände produziert.

Jede kleinste Zelle Ihres Körpers produziert eine gewisse Menge Abfall, der gesammelt und entsorgt werden muss.

Abgestorbene Zellen und Stoffwechselrückstände erzeugen also unablässig Toxine – giftigen Abfall, der regelmäßig und effizient aus dem Körper entfernt werden *muss*.

Was ich jetzt sage, wird für viele Leser und Leserinnen höchst provokativ klingen, aber ich mache diese Aussage nicht leichtfertig. Sie ist das Ergebnis meiner 36-jährigen Forschungsarbeit sowie meiner persönlichen Erfahrungen auf diesem Gebiet und gibt im Grunde die Antwort auf die Frage, warum die »Natürliche Gesundheitslehre« so effektive Methoden zur Verbesserung des allgemeinen Gesundheitszustandes anbietet. Die meisten Krankheiten, deren Ursachen nach Ansicht der Schulmedizin unbekannt sind, sind eine direkte Folge von im Körper eingelagerten Toxinen, die den Organismus von innen her verunreinigen und vergiften. Die weitaus meisten Schmerzzustände und Erkrankungen, die den Menschen heimsuchen können, sind also auf diesen inneren Vergiftungsprozess zurückzuführen. Verstehen Sie mich nicht falsch. Ich behaupte nicht, dass *alle* körperlichen Beschwerden durch nicht ausgeschiedene Abfallprodukte entstehen. Schließlich kann man sich auch mit bestimmten Substanzen vergiften, jahrelang rauchen, Asbestfasern einatmen oder mit Umweltgiften in Kontakt kommen, die sich verheerend auf die inneren Organe und die Haut auswirken. Ich weiß, dass verschiedene Faktoren ins Spiel kommen und auf eine Weise zu Erkrankungen beitragen können, die *niemand* ganz nachvollziehen kann. Aber anders als die vorherrschende Lehrmeinung, die davon ausgeht, dass die meisten Ursachen für einen schlechten Gesundheitszustand unbekannt sind, bin ich überzeugt, dass die *meisten* Erkrankungen – die mit Schmerzen und einem schlechten Allgemeinzustand einhergehen – durch Toxine verursacht werden, die sich im Laufe der Jahre im Körper ansammeln.

Toxine als Krankheitsursache

Den Entschluss, dieses Buch zu schreiben, habe ich vor allem deshalb gefasst, weil Fibromyalgie, Lupus, Arthritis und CMS Paradebeispiele für meine Aussagen sind. Ich benutze diese vier angeblich unterschiedlichen Erkrankungen seit Jahren als klassisches Beispiel für das, was passieren kann, wenn man einen Lebensstil pflegt, der die Ansammlung von Abfallprodukten im Körper begünstigt, und ich weise darauf hin, wie sich im Gegensatz dazu eine Lebensweise auswirkt, bei der der Körper aktiv und bewusst in seinem Bemühen unterstützt wird, sich von diesen Giftstoffen zu befreien.

Ich habe immer großen Gefallen an Analogien gefunden, weil man mit ihnen Sachverhalte so anschaulich darstellen kann. In einem meiner früheren Bücher zu diesem Thema habe ich eine meiner Meinung nach perfekte Analogie gefunden. Unglücklicherweise wurde sie Ende 2004 in Asien traurige Realität.

Stellen Sie sich einen Küstenort am Fuße eines Berges vor. Viele Häuser stehen am Strand, einige im Hinterland und manche am Fuße des Berges. Wenn nun weit von der Küste entfernt, tief im Ozean ein Beben ausbricht, verursacht es eine Flutwelle, die unseren kleinen Küstenort überrollt. Das Wasser zerstört eine bestimmte Anzahl von Häusern, aber durch das Beben stürzen auch Felsbrocken auf einige andere Häuser. Abgerissene Stromkabel verursachen Brände, die weitere Häuser zerstören. Es werden also Häuser durch Wasser, durch herabstürzende Felsbrocken und durch Feuer zerstört. Feuer und Wasser sind so verschieden voneinander, wie es zwei Dinge nur sein können. Und Felsbrocken sind wieder etwas ganz anderes. Die Häuser werden durch drei verschiedene Auslöser zerstört. Aber alle drei haben dieselbe *Ursache!* Hätte das Erdbeben nicht stattgefunden, hätte es keine Flutwelle, keine herabstürzenden Felsbrocken und keine Brände gegeben.

Ich will damit sagen, dass Fibromyalgie, Lupus, Arthritis und CMS (sowie zahlreiche andere Leiden) dieselbe Ursache haben – nämlich im Körper angesammelte Giftstoffe oder Toxine. Sie mögen wie unterschiedliche Probleme *erscheinen,* so wie die Zerstörung der Häuser in der oben erwähnten Analogie für jemanden, der nichts von dem Seebeben wusste.

Werden Abfallprodukte nicht regelmäßig ausgeschieden, geschieht im Körper Folgendes. Erinnern Sie sich, dass ich an anderer Stelle darauf hinwies, dass toxische Rückstände entweder aufgrund eines Energiemangels oder einer Überlastung des für die Entsorgung zuständigen Systems nicht ausgeschieden werden? Als Folge davon werden die Toxine im Körpergewebe eingelagert, um irgendwann in der Zukunft, wenn genügend Energie vorhanden ist und das Ausscheidungssystem effektiv *funktioniert,* abtransportiert zu werden. Mit der Ansammlung dieser Giftstoffe beginnt das ganze Problem. Welches Krankheitsbild sich entwickelt und welchen Namen man ihm gibt, hängt davon ab, in *welchem* Bereich des Körpers die Toxine eingelagert werden.

Ein Dutzend Leute, die *genau denselben* Lebensstil pflegen und dieselben negativen Angewohnheiten haben, bekommen nicht unbedingt dieselben Probleme. Jeder hat seine besondere Schwachstelle. Es ist zwar möglich, dass mehrere der zwölf Personen dasselbe Beschwerdebild entwickeln, aber es ist nicht sehr wahrscheinlich. Wenn wir aber von Millionen Menschen sprechen, werden wir immer häufiger auf dasselbe Problem stoßen. Das ist das Wunder und das Mysterium des menschlichen Körpers: von bestimmten genetischen Faktoren einmal abgesehen kann *niemand* genau wissen, wie jeder individuelle Körper auf die Einlagerung von Giftstoffen reagieren wird. Bei einem Menschen sammeln sich die Rückstände vielleicht in der Bauchspeicheldrüse an und verursachen einen Diabetes. Bei einem anderen lagern sie sich an den Arterienwänden ab und führen zu einer Herzkrankheit. Bei einem Dritten ist ein anderes Organ betroffen und wird in seiner Funktion beeinträchtigt. Bei einem Vierten sammeln sie sich vielleicht in den Darmwänden an und verursachen Reizdarm, Dickdarmentzündung oder Morbus Crohn. Und bei wieder anderen *lagern sie sich vielleicht im Bindegewebe ab und verursachen Fibromyalgie, Lupus oder Arthritis.*

Ich konnte beobachten, dass bei Fibromyalgie-, Lupus-, Arthritis- und CMS-Patienten die Schmerzen abnahmen und die Energie zunahm, wenn sie bereit waren, bei ihrer Ernährung die Änderungen vorzunehmen, die notwendig sind, um diese Krankheitsprozesse umzukehren. Und deshalb beschäftigt sich dieses Buch im Grunde mit nichts anderem als mit der Frage, wie man eingelagerte Toxine aus dem Körper entfernen kann und wie man sich ernähren kann, um so wenig Giftstoffe wie möglich zu produzieren.

Natürliche Heilungsprozesse

Sie wissen sicher, wie es sich anfühlt, mit einem frisch gewaschenen Auto aus der Waschanlage zu fahren. Sie haben plötzlich das Gefühl, dass Ihr Wagen besser läuft. Es spielt keine Rolle, ob die Stoßstange eine Delle hat oder der Lack ein wenig stumpf ist. Es fühlt sich einfach gut an, mit einem frisch gewaschenen Auto zu fahren. Sie wissen bestimmt, was ich meine, nicht wahr? Aber glauben Sie, dass ein Auto allein dadurch, dass es gewaschen wurde, besser fahren *kann*?. Wir kennen alle die Antwort, und sie lautet: Auf keinen Fall! Sie können ein Auto waschen, polieren, wachsen oder ihm sogar eine neue Lackierung, neue Reifen oder neue Polster verpassen – wenn Sie die »Innereien« des Wagens nicht genauso regelmäßig pflegen, hat auch die aufwändigste äußere Verschönerung oder Reinigung nicht den geringsten Einfluss darauf, wie der Motor läuft.

Ich bin sicher, dass die meisten Menschen ihren Körper äußerlich regelmäßig pflegen. Sie duschen oder baden täglich, waschen ihre Haare, schneiden die Nägel und putzen sich die Zähne. Es ist kaum vorstellbar, dass jemand tage-, wochen- oder *jahrelang* auf diese hygienischen Maßnahmen verzichtet. Aber wissen Sie, wie viele Menschen sich *jahrzehntelang* nicht im Geringsten darum kümmern, ob ihr Körper *innerlich* sauber ist? Schließlich hält uns ja unser »Inneres« am Leben. Das Äußere ist nur zum Anschauen.

Die meisten Leute würden bei der Aussicht, mit einer Gruppe von Freunden in schmutziger Kleidung, mit fettigem, zerzaustem Haar, Essensresten zwischen den Zähnen und üblem Körpergeruch eine Party zu besuchen, angewidert die Nase rümpfen. Aber dieselben Leute, die sich bei dieser Vorstellung schütteln, haben nicht die geringste Ahnung, was sie tun könnten, um sicherzustellen, dass das Innere ihres Körpers in den Genuss einer ebenso peniblen »Wartung« kommt wie ihr Äußeres.

Nicht, dass das, wovon ich spreche, schwierig oder aufwändig oder teuer wäre. Sie müssen kein teures, widerlich schmeckendes Gebräu zu sich nehmen, um den Körper innerlich zu reinigen und Giftstoffe zu entfernen. Nein, der lebendige Organismus tut das von selbst instinktiv und ununterbrochen, um einen optimalen Gesundheitszustand aufrechtzuerhalten. Tatsache ist, dass der Körper diese Aufgabe nur dann *nicht* erfüllt, wenn er auf irgendeine Weise daran gehindert wird. Und genau das ist es, liebe Leser, was Millionen von Menschen unwissentlich tun. Niemand hat sie je darauf hingewiesen, wie man dem Körper *»aus dem Weg geht«*, damit er tun kann, was er tun möchte.

Ihr Körper muss weder gezwungen, genötigt noch irgendwie veranlasst werden, diese lebensfördernde Maßnahme durchzuführen – man muss ihm nur Gelegenheit dazu geben. Es geschieht ganz automatisch. Sie müssen Ihre Augen nicht zum Blinzeln zwingen. Sie müssen Ihre Lunge nicht zwingen, einzuatmen, nachdem Sie ausgeatmet haben. Sie müssen Ihren Magen nicht zwingen, Verdauungssäfte zu produzieren, wenn die Nahrung ankommt.

Ein Schnitt in den Finger ist ein gutes Beispiel für das, was ich Ihnen hier zu vermitteln versuche. Obwohl das, was passiert, nachdem Sie sich in den Finger geschnitten haben, höchst bemerkenswert ist, ist es für uns völlig selbstverständlich. Wie Sie wissen, bedeutet ein Schnitt in den Finger nicht, dass Sie nun verbluten, sondern dass der Körper die Verletzung reparieren wird. Und dazu muss er weder gezwungen noch genötigt werden – er tut es ganz von selbst, um sich zu schützen. Ihr Beitrag besteht lediglich darin, die Wunde sauber zu halten und in Ruhe zu lassen. Um alles andere kümmert sich die höchste Intelligenz, die ich in diesem Buch immer wieder preise.

Zunächst weiß der Körper, wie er das Blut verdicken muss, damit die Blutung zum Stillstand kommt. Dann produziert er eine harte Kruste (Schorf), die die Wunde bedeckt und schützt, während die darunterliegende Haut repariert wird. Wenn die harte Kruste abfällt, bleibt oft noch nicht einmal eine Narbe zurück. *Alle Achtung!* Das ist wirklich beeindruckend. Der Körper tut all das völlig autonom, ganz gleich was sonst noch passiert oder was er sonst noch zu tun hat.

Während Ihr Körper sechs Liter Blut durch 144 000 Meter Blutgefäße pumpt, Ihr Gleichgewicht und Ihre Körpertemperatur aufrechterhält, Nahrung in Blut, Knochen, Haut, Zähne, Haare und Organe umwandelt, während er also seine unzähligen alltäglichen Aufgaben erledigt, tut er dennoch unverzüglich alles, was nötig ist, wenn das Messer die Haut ritzt. Und es spielt auch keine Rolle, wie müde Sie gerade sind. Wenn Sie am Ende eines langen Tages todmüde nach Hause kommen und sich in den Finger schneiden, fängt Ihr Körper mit derselben Dringlichkeit und Effizienz an zu arbeiten wie in völlig ausgeruhtem Zustand.

Sie sollten wissen, dass Ihr Körper sich mit derselben Dringlichkeit und Effizienz von Abfallprodukten befreien möchte – und das 24 Stunden am Tag, denn die Gesundheit, ja das *Leben* des Organismus stehen auf dem Spiel. Verlieren Sie nie Ihr Vertrauen in das, was ich die »Dynamik des lebendigen Organismus« nenne: das natürliche, instinktive Streben nach dem optimalen Gesundheitszustand. Weniger ist nicht akzeptabel.

Das Versäumnis der Schulmedizin, die Selbstheilungskräfte des Körpers anzuerkennen und zu unterstützen, wird eines Tages als einer der gröbsten Fehler in die Geschichte der Medizin eingehen. Es ist genauso widersinnig wie die Aussage, dass das Rauchen »von bis zu 24 Zigaretten täglich ein harmloses Vergnügen ist und dass ein Päckchen pro Tag Lungenkrebs vorbeugen kann«[31]. Medikamente *unterdrücken* die natürlichen Heilungsprozesse des Körpers; sie *verhindern* nicht nur die Heilung, die ohne den Eingriff in diese Prozesse stattgefunden hätte, sondern tragen noch zu einer Verschlimmerung des ursprünglichen Problems bei.

Wenn Sie wissen, dass Ihr Körper ununterbrochen Toxine produziert, weil dies physiologisch notwendig ist, und dass der lebendige, intelligente Organismus ebenso ununterbrochen danach trachtet, diese Stoffe auszuscheiden, um zu überleben – können Sie sich dann vorstellen, dass der Große Schöpfer allen Lebens *vergessen* hat, Ihren Körper mit einem Mechanismus auszustatten, der diese lebenswichtige Funktion der Abfallentsorgung übernimmt? Sie können darauf vertrauen, dass die unermessliche Intelligenz, die alles, was existiert, erschaffen hat und lenkt, etwas so Lebenswichtiges *nicht* vergessen hat. Auf keinen Fall!

Wenn Sie also ganz sicher wüssten, dass in Ihrem Körper ein spezielles System existiert, dessen Zweck allein darin besteht, Toxine zu entfernen, um Ihre Chance auf ein langes, schmerzfreies Leben deutlich zu erhöhen – würden Sie dann nicht auch gerne wissen, was das für ein System ist und was Sie tun können, um es zu stärken und zu unterstützen? Ein solches System existiert tatsächlich in Ihrem Körper, und auf den folgenden Seiten werde ich es Ihnen beschreiben.

Kapitel 4
Rubine im Sand

Das Lymphsystem ist der »Müllschlucker« des Körpers

Nehmen Sie sich einen Augenblick Zeit und stellen Sie sich vor, Sie gingen an der Küste einer einsamen Insel spazieren. Sie sind allein, und irgendwann setzen Sie sich in den Sand, um die Schönheit des Himmels und des Meeres auf sich wirken zu lassen. Während Sie dort sitzen, die Sonne genießen und den Wellen lauschen, lehnen Sie sich zurück und Ihre Finger ertasten etwas Kühles und Hartes unter dem Sand. Sie ziehen es hervor und haben plötzlich einen Rubin in der Hand, der in der Sonne glitzert. Ihre Hände tasten weiter und entdecken immer mehr kostbare Edelsteine – Diamanten, Rubine, Smaragde, Saphire – lauter wunderschöne Steine, und alle gehören Ihnen. Sie würden sich bestimmt glücklich schätzen, einen solchen Schatz entdeckt zu haben, nicht wahr?

Ich möchte Ihnen nun gerne helfen, einen Schatz zu entdecken, der viel wertvoller ist als eine Kiste voller Edelsteine. Es ist kein materieller Schatz, aber einer, der Ihnen zu optimaler physischer Gesundheit verhelfen kann. Fragt man Menschen, für was sie sich entscheiden würden, wenn sie zwischen Reichtum und einem dauerhaft guten Gesundheitszustand wählen müssten, wählt die überwiegende Mehrheit Letzteres. Interessanterweise besitzen Sie den Schatz, von dem ich spreche, bereits – jeder von uns besitzt ihn. Aber leider haben die meisten Leute keine Ahnung davon.

Wir haben inzwischen gelernt, dass die Nahrungsaufnahme, der Stoffwechsel und die Ausscheidung von Abfallprodukten die drei primären Lebensprozesse sind. Ich hoffe, dass ich Ihnen im vorhergehenden Kapitel vermitteln konnte, wie ungeheuer wichtig es ist, Toxine aus dem Körper zu entfernen, bevor sie Schmerzen oder Schäden verursachen oder sogar zum Tode führen.

Der menschliche Körper ist mit verschiedenen Organen, Drüsen, Flüssigkeiten und Systemen ausgestattet, die alle eine ganz besondere Aufgabe erfüllen. Diese Systeme sind hoch spezialisiert. So sorgt beispielsweise das Herz-Kreislauf-System dafür, dass das mit Sauerstoff gesättigte Blut im Körper zirkuliert, und der Verdauungstrakt kümmert sich ausschließlich um die Verdauung der Nahrung. Wir haben ein Muskel- und Skelettsystem, ein Nervensystem, ein Fortpflanzungssystem und andere Organsysteme, von denen jedes seine eigene, spezifische Aufgabe zu erfüllen hat. Sie alle arbeiten synergistisch zusammen, um die Funktionen des lebendigen Organismus aufrechtzuerhalten.

Der Schatz, von dem ich Ihnen erzählen möchte, ist das, was man auch als den »Müllschlucker« des Körpers bezeichnet. Diese Bezeichnung wird man zwar in keinem medizinischen Lehrbuch finden, aber sie bringt die Sache auf den Punkt. In medizinischen Lehrbüchern wird das System, von dem ich hier spreche, *Lymphatisches System* oder kurz Lymphsystem genannt. Das Lymphsystem ist ein höchst erstaunliches Netzwerk aus Drüsen, Knoten, Knötchen, Gefäßen und Flüssigkeiten, und seine einzige Aufgabe besteht darin, dafür zu sorgen, dass Sie gesund *und* schmerzfrei bleiben.

Im Laufe der vergangenen zwanzig Jahre und vor allem seit der Begriff *AIDS* zu einem festen Bestandteil unseres Vokabulars wurde, hörten wir mit fast monotoner Regelmäßigkeit die Mahnung, alles in unserer Macht Stehende zu tun, um unser Immunsystem zu stärken. Dieser Rat bedeutet im Grunde, dass wir unser Lymphsystem stärken müssen, denn das *Lymphsystem ist »das Herz und die Seele« des Immunsystems.* Fast jeder von uns hat schon einmal von Leukozyten, Lymphozyten oder weißen Blutkörperchen gehört und weiß, dass es sich hierbei um die Schutztruppe des Körpers handelt. Diese Blutkörperchen liegen sozusagen ständig auf der Lauer, um alles, was eine Bedrohung der Gesundheit darstellen könnte, aufzuspüren und zu neutralisieren.

Welche Ziele wir in Bezug auf unsere Gesundheit auch verfolgen, es gibt kaum etwas Wichtigeres, als für ein optimal funktionierendes Lymphsystem zu sorgen. Es ist schließlich auch dafür zuständig, die Abfallprodukte aus jeder einzelnen unserer 100 Billionen Zellen sowie die Milliarden abgestorbenen Körperzellen zu sammeln und zur Ausscheidung aus dem Körper vorzubereiten.

Das Lymphsystem ist ein unvorstellbar komplexes und weitverzweigtes Gebilde. Zusätzlich zu den unzähligen Lymphknoten, von denen einige recht groß, andere winzig sind, gehören dazu auch die Thymusdrüse, der Milchbrustgang, die Milz, das Knochenmark, die Mandeln, der Blinddarm und viele Kilometer Lymphbahnen, die *dreimal so viel Lymphflüssigkeit enthalten wie Blut in unserem Körper zirkuliert.*[32] Allein

Letzteres sollte als Beweis für die lebenswichtige Bedeutung des Lymphsystems genügen. Dieses ganze System filtert und reinigt ununterbrochen den Blutstrom, säubert alle Gewebe und Organe von Abfallstoffen, während die regelmäßig produzierten Fresszellen (Lymphozyten etc.) alle schädlichen Eindringlinge im Körper aufspüren und unschädlich machen. Immer, wenn Sie etwas über den Abwehrmechanismus oder das Immunsystem des menschlichen Körpers hören, ist vom Lymphsystem die Rede, ohne das unser Leben schnell enden würde.

Wenn Sie eine Nahaufnahme des Körperinneren sehen könnten, würden Sie ein Gebilde erkennen, das an engmaschige Spinnweben erinnert und *alles* bedeckt und umhüllt. Das ist das Lymphsystem. Würde man mit einer Nadel in irgendeine beliebige Stelle im Innern des Körpers stechen, würde man immer auch das Lymphsystem treffen. Das Lymphsystem nimmt die Abfallstoffe unserer 100 Billionen Körperzellen sofort auf, zerlegt sie in ihre Bestandteile und transportiert sie zu einem der vier Ausscheidungsorgane: dem Darm, der Blase, der Lunge und der Haut.

Wissen Sie, was das Erstaunlichste in Bezug auf unser Lymphsystem ist? Es ist die Tatsache, dass die meisten Menschen nicht die geringste Ahnung haben, welche lebenswichtige Rolle es für unsere Gesundheit spielt. Von ihm hängt es letztendlich ab, wie lange und wie gut wir leben. Gute Gesundheit und die damit verbundene Lebensqualität stehen auf der Wunschliste der Menschen ganz oben. Vor allem das Lymphsystem hilft uns dabei, dieses Ziel zu erreichen, aber die Leute wissen praktisch nichts über seine Beschaffenheit und Funktion. Welche Ironie! Sollten Sie an meinen Worten zweifeln, fragen Sie doch einfach einmal verschiedene Menschen aus Ihrem Bekanntenkreis, ob sie wissen, wozu sie ein Lymphsystem haben. Es ist schon fast witzig, wie die Leute dann die Augen verdrehen und Grimassen schneiden, während sie nach einer Antwort suchen – so als hätten Sie sie gebeten, das Wort »Chrysantheme« rückwärts zu buchstabieren. Manche werden auf eine Seite ihres Halses deuten und sagen: »Ja, sitzt es nicht hier?« Und das ist der Teil ihres Körpers, von dem es abhängt, wie lange sie leben und wie gesund sie bleiben! Es ist wirklich selten, dass jemand auf die Frage nach seinem Lymphsystem antwortet: »Ja, das ist der ›Müllschlucker‹ des Körpers, der dafür sorgt, dass wir uns wohlfühlen«.

Ich möchte nicht den Eindruck erwecken, ein Teil des Lymphsystems sei wichtiger als ein anderer. Das gesamte System mit all seinen Einzelkomponenten funktioniert als geschlossene Einheit, um den lebendigen Organismus gesund zu erhalten.

Die Bedeutung der Mandeln für das Immunsystem

Nun möchte ich Ihre Aufmerksamkeit auf einen der beeindruckenderen Aspekte des Lymphsystems lenken. Er ist das klassische Beispiel für das totale und traurige Missverständnis in Bezug auf die dynamischen Vorgänge im Körper im Allgemeinen und das Lymphsystem im Besonderen. Neben den unzähligen Lymphknötchen, die so klein sind, dass man sie nicht einmal sehen kann, gibt es viele recht große, die man am Hals, unter den Armen und in der Leistengegend ertasten kann. Darüber hinaus sind andere relativ große Lymphknoten überall im Körper verteilt. Ich möchte Ihnen jetzt etwas über die größten Lymphknoten erzählen, den einzigen Teil dieses wunderbaren Lymphsystems, den man von außen sehen kann: die Mandeln! Natürlich können viele Leute, wenn nicht gar die meisten (mich eingeschlossen) ihre Mandeln nicht sehen, weil sie herausgeschnitten und in den Müll geworfen wurden.

Ich könnte dieses ganze Kapitel dazu benutzen, um zu beschreiben, was für ein Wunder der Schöpfung die Mandeln sind und welche unverzichtbare Rolle sie im Lymphsystem spielen und hätte doch noch nicht alles über ihren unschätzbaren Wert gesagt. Es gibt eigentlich mehrere Mandeln. Die, an die man normalerweise denkt, wenn von »den Mandeln« die Rede ist, befinden sich beidseitig im hinteren Teil des Halses. Eine weitere Mandel sitzt im Bereich oberhalb des Rachens und hinter der Nase, sie wird auch als Rachenmandel bezeichnet. Darüber hinaus befinden sich Mandeln an den Öffnungen der beiden Gänge, die zu den Ohren führen, unter der Zunge und eine Mandel im Kehlkopf. Alle diese Mandeln sind durch Lymphgefäße miteinander verbunden und bilden gemeinsam einen Schutzwall um die Öffnungen der oralen und nasalen Höhlen, der diese effektiv vor Bakterien und anderen potenziell schädlichen Eindringlingen schützt.

Wird das Lymphsystem so mit Abfallprodukten überschwemmt, dass es nicht mehr ausreichend für deren Abtransport sorgen kann, schwellen die Mandeln an und beginnen zu schmerzen. *Das ist beabsichtigt* und geschieht nicht zufällig. Auf diese Weise warnt uns unser Körper und teilt uns mit,

dass irgendetwas nicht in Ordnung ist. Die Mandeln könnten strategisch gar nicht besser platziert sein, um diese Aufgabe zu erfüllen.

Was will uns der Körper – angesichts der Tatsache, dass die
meisten Abfallstoffe durch den Nahrungsstoffwechsel anfal-
len – wohl mitteilen, wenn der Hals fast zuschwillt und bei
jedem Schlucken schmerzt? Der Hinweis könnte kaum deut-
licher sein, es sei denn, unsere Lippen würden plötzlich zu-
sammenwachsen und uns die Nahrungsaufnahme unmöglich machen. Die unmissverständliche Botschaft lautet, dass
wir entweder die Nahrungsaufnahme einstellen oder vorübergehend andere Nahrung zu uns nehmen sollen, um dem
Lymphsystem Gelegenheit zu geben, mit seiner Arbeit nach-
zukommen. Und genau das würde passieren, wenn wir ihm
diese Chance böten. Würden wir in dieser Situation unsere
Nahrungsaufnahme einschränken, Wasser und Säfte trinken
und nur ganz leichte Kost zu uns nehmen, würde der Toxinlevel sinken und die Mandeln würden rasch wieder zu ihrem gesunden, schmerzfreien Zustand zurückkehren. Aber was tun
wir stattdessen? Wir lassen uns die Mandeln herausreißen und
essen einen Becher Eiskrem, um das Ereignis zu feiern.

Bis vor nicht allzu langer Zeit wurden die Mandeln von
Schulmedizinern als lästiges, unwichtiges Anhängsel betrachtet. Können Sie sich das vorstellen? Ahnen Sie, welche un-
geheure Ignoranz vorhanden sein muss, um auf die Idee zu
kommen, der Große Schöpfer, Gott, die Intelligenz des Universums oder wie Sie es auch nennen wollen, hätte rein zufällig oder aus Gemeinheit ein paar Mandeln in Ihrem Hals
platziert? Und dass diese bei der ersten Gelegenheit herausge-

rissen werden sollten? Das ist eigentlich zu absurd, um überhaupt einen Gedanken daran zu verschwenden, und dennoch war das im Hinblick auf die Mandeln die übliche Vorgehensweise, seit es Instrumente gibt, mit denen man sie entfernen kann.

Was würden Sie von folgendem Szenario halten: Ein Mensch, der eine Menge kostbaren Schmuck und andere wertvolle Dinge besitzt, lässt sich eine besonders raffinierte und teure Alarmanlage installieren. Eines Nachts, während dieser Mensch schläft, dringt ein Einbrecher ins Haus ein und löst den Alarm aus. Der Hausbesitzer, der sich von dem Lärm gestört fühlt, steht auf und reißt die Alarmanlage aus der Wand, damit er ungestört weiterschlafen kann, während der Einbrecher sich mit dem Diebesgut davonschleicht. Ergibt das einen Sinn?

Die Mandeln sind Teil der Alarmanlage des Körpers. Sie warnen uns vor der drohenden Gefahr, wenn wir nicht die notwendigen Schritte unternehmen, um sie abzuwenden. Ist es also sinnvoll, die Mandeln (die Alarmanlage) herauszureißen, anstatt gut für den Körper zu sorgen und ihm Gelegenheit zu geben, die Situation in Ordnung zu bringen? Und trotzdem werden die Mandeln herausgeschnitten, weil sie tun, wozu sie da sind. Das ist genauso irrsinnig.

Die Mandeln sind aber nicht der einzige wichtige Teil unseres körperlichen Abwehrsystems, der mit Ignoranz und Geringschätzung behandelt wird. Und zwar absolut zu Unrecht, wie ich hinzufügen möchte. Denken wir an den Blinddarm. Auch er wird von der Schulmedizin als nutzloses, störendes Anhängsel betrachtet. Und das ist genauso falsch. Ich kenne einige Leute, die nach einer Operation, welche über-haupt nichts mit dem Blinddarm zu tun hatte, aus der Nar-kose aufwachten und mitgeteilt bekamen, man hätte ihnen, da man »gerade dabei war«, auch gleich den Blinddarm ent-fernt. Und weil man gerade dabei war, würde es auch nichts extra kosten.

Wie die Mandeln ist auch der Blinddarm strategisch perfekt platziert. Er sitzt genau an der Stelle, wo sich der Dünndarm in den Dickdarm entleert, also direkt an der Öffnung des Dickdarms und nicht irgendwo anders im Darmtrakt oder im Körper, weil er eine Substanz absondert, die verkrustete fäkale Rückstände von den Darmwänden entfernt und zersetzt.

Benutzen Sie einfach Ihren gesunden Menschenverstand. Scheint es nicht viel logischer und vernünftiger, anzunehmen, dass die Mandeln und der Blinddarm integrale Bestandteile des intelligenten, großartigen und erstaunlichen menschli-chen Organismus sind? Dass *alle* Körperteile wichtig und un-verzichtbar sind, weil sie sonst gar nicht da wären? Dass die Dynamik des Organismus voraussetzt, dass jeder Teil seinen besonderen, wichtigen Beitrag leistet und dass alle Teile in vollkommener Harmonie zusammenarbeiten? Wie oft haben Sie schon jemanden sagen hören: »Der Mensch ist die ›Kro-ne der Schöpfung‹«? Ich zweifle ernsthaft daran, dass Got-tes wunderbarste Schöpfung mit überflüssigen »Extrateilen« ausgestattet ist. Dieselben Leute, die völlig gedankenlos die-se wertvollen Organe entfernen, erklären uns dann, dass die Ursachen von Fibromyalgie, Lupus, Arthritis und CMS »gänz-lich unbekannt« seien.

Wahrscheinlich denken jetzt einige von Ihnen, denen irgendwann die Mandeln oder der Blinddarm oder *beides* entfernt wurde: »Um Gottes willen, das war's dann wohl«. Ich will nicht behaupten, dass es keinen Unterschied macht, ob Sie diese Organe noch haben oder nicht. Nach allem, was Sie gerade gelesen haben, ist Ihnen bestimmt klar, dass Sie *mit ihnen* besser dran sind als ohne sie. Dennoch kann ich Ihnen versichern, dass Sie trotz dieser Schwächung Ihres Immunsystems durch die richtige Pflege und Behandlung Ihres Lymphsystems Ihre Schmerzen überwinden können. Ich kenne Menschen, denen das auch unter diesen Bedingungen gelang. Es bedeutet einfach, dass Ihnen nun weniger Werkzeuge zur Verfügung stehen und dass Sie deshalb die Richtlinien, die ich Ihnen im Folgenden gebe, besonders sorgfältig befolgen sollten, denn sie dienen dazu, das Lymphsystem zu reinigen und zu stärken.

Sie wissen jetzt, dass sich Ihr Lymphsystem unermüdlich darum bemüht, Giftstoffe aus »allen Ecken und Winkeln« Ihres Körpers zu entfernen – und auf diese Weise unablässig daran arbeitet, Sie bei bester Gesundheit zu halten. Kein Urlaub, keine Feiertage, keine Pausen. Es strebt immer und unter allen Umständen den optimalen Gesundheitszustand an. Das *muss* es tun – dafür ist es schließlich da.

So wie der Körper eine Schnittwunde am Finger heilt, ist er bestrebt, Toxine aus dem Körper zu entfernen. Und er gibt nicht auf, bevor der »Job« erledigt ist. Sollten Sie sich bei einem Sturz 20 Verletzungen zuziehen, würde Ihr Körper sich gleichzeitig um alle kümmern. Er würde nicht sagen: »Also ich werde jetzt 15 von diesen Verletzungen heilen, aber ich bin zu beschäftigt und kann mich nicht um alle kümmern.«

Niemals. *Alle* Verletzungen werden geheilt. Und obwohl wir das Lymphsystem bei seinem Versuch, Toxine zu entfernen, vielleicht durch schlechte Ernährungsgewohnheiten oder eine ungesunde Lebensweise unwissentlich behindern, stellt es niemals seine Bemühungen, den Körper zu reinigen, ein. Es tut stets sein Bestes und wartet geduldig darauf, dass wir die Dinge aus dem Weg räumen, die seinem Bemühen entgegenstehen.

Drei Ausscheidungswege

Der menschliche Körper greift auf viele verschiedene Möglichkeiten zurück, während er tut, was er tun muss. Sie wären mit Sicherheit beeindruckt, wenn Sie auf einem Video das gesamte Netzwerk des Lymphsystems in Aktion sehen könnten. Abfallprodukte aus allen Körperbereichen werden aufgenommen, zersetzt und den Ausscheidungsorganen Darmtrakt, Blase, Lunge und Haut zugeführt. Überall in diesem Labyrinth aus Drüsen, Knoten und Knötchen befinden sich größere Drüsen, deren Aufgabe darin besteht, Abfallprodukte zu sammeln und zu speichern. Deshalb schwellen sie manchmal an und sind berührungsempfindlich. Sie sind dann voller Toxine, die dort zurückgehalten werden, damit sie keine lebenswichtigen Organe schädigen können.

Erinnern Sie sich noch an meine Aufzählung der Symptome von Fibromyalgie, Lupus, Arthritis und CMS am Anfang des Buches? Typisch für alle vier Erkrankungen sind geschwollene, berührungsempfindliche Drüsen. Das ist kein Zufall. Manchmal, wenn die Arbeitsbelastung zu hoch ist und mehr Abfall produziert wird, als abtransportiert werden kann, bildet sich eine Art Beutel, der die Toxine aufnimmt, bis das Lymphsystem mit der Arbeit nachkommt. Diese Beutel werden als Tumore bezeichnet. Für die meisten Menschen ist ein Tumor gleichbedeutend mit Krebs, aber das ist nicht richtig. Sie wären überrascht, wenn Sie wüssten, wie viele Tumore im Körper entstehen und nach einiger Zeit wieder verschwinden, ohne dass wir es überhaupt bemerken.

Tumore füllen und leeren sich genauso, wie Sie in Ihrer Küche den Abfalleimer füllen und leeren. Wenn er voll ist, tragen Sie die Abfälle zur Mülltonne, wo sie regelmäßig von einem Müllauto abtransportiert werden. Wenn das Müllauto vollgeladen ist, fährt es zur Müllhalde und startet zur nächsten Runde. So wie Abfalleimer und Müllautos gefüllt und geleert werden, werden auch Tumore gefüllt und geleert. Viele Menschen, die an irgendeiner Stelle ihres Körpers einen Knoten ertasten, geraten in Panik, weil sie glauben, es handele sich um Krebs, aber zwölf von dreizehn solcher Knoten sind gutartig.[33] Diese vom Körper selbst gebildeten Beutel sind nur eines von mehreren außergewöhnlichen Hilfsmitteln, derer sich das Lymphsystem bedient, um Toxine daran zu hindern, an anderer Stelle im Körper Schaden anzurichten.

Eine andere Methode, mit deren Hilfe sich der Körper von einem Übermaß an Giftstoffen befreit, wenn die normalen Ausscheidungswege überlastet sind, besteht darin, mehr Toxine als üblich über die Haut auszuscheiden. Die Haut ist ja nicht nur das größte Organ des Körpers, sondern auch ein Ausscheidungsorgan. Die vier Millionen Poren der Haut werden regelmäßig zur Ausscheidung von Giftstoffen aus dem Körper genutzt. Viele Hautprobleme, wie der bereits erwähnte Lupus (diskoide Form), Entzündungen, Schuppenflechte, Ekzeme, Herpes Zoster (Gürtelrose), offene Wunden, Ausschläge und Pickel und die damit einhergehenden Begleiterscheinungen wie Juckreiz, Abschuppung und Rötung sind die Folge einer Überlastung des Organismus mit Giftstoffen, welche über die Haut abgestoßen werden. Und das bedeutet, dass die Schritte, die Sie zur Überwindung der mit Fibromyalgie, Lupus, Arthritis und CMS verbundenen Schmerzen und anderer Beschwerden unternehmen werden, gleichzeitig zu einem verbesserten Hautbild führen.

Eine weitere Methode der Ausscheidung von im Übermaß vorhandenen Abfallprodukten können wir während einer »Erkältung« beobachten. Steigt der Toxinlevel im Körper so weit an, dass die Giftstoffe eine ernsthafte Bedrohung darstellen, greift der Organismus auf eine Erkältung zurück, um durch Husten, Niesen und Ausspeien von Schleim den Toxinpegel drastisch zu senken. Ein interessanter Aspekt ist der Umstand, dass die Mandeln zu Beginn einer Erkältung schmerzhaft anschwellen und während der gesamten Dauer der Erkältung in diesem Zustand bleiben. Danach kehren sie wieder in ihren normalen Zustand zurück.

Bei manchen Menschen nutzt der Körper alle drei besonderen Ausscheidungswege (Tumore, Haut, Erkältungen), bei anderen keinen und bei wieder anderen nur einen oder zwei. Wie ich bereits sagte, ist jeder Körper in dieser Hinsicht einzigartig, und es ist unmöglich, vorherzusagen, wessen Körper sich wie verhalten wird. Eines ist jedoch sicher: Werden im Körper mehr Toxine produziert als eliminiert, führt das unweigerlich zu Problemen. Es *muss* zu Problemen führen.

Schmerz als Warnung des Körpers

Sie wissen bereits, dass ich gerne Analogien verwende. Mit dem folgenden Bild möchte ich Ihnen veranschaulichen, was geschieht, wenn mehr Toxine produziert als entfernt werden. Stellen Sie sich einen Mann allein in einem kleinen Segelboot auf dem Meer vor. Im Rumpf des Bootes entsteht ein Leck und es kommt ziemlich viel Wasser an Bord. Unserem einsamen Segler bleibt nichts anderes übrig, als das Wasser herauszuschöpfen, um das Boot vor dem Kentern zu bewahren. Doch was geschieht, wenn mehr Wasser durch das Leck eindringt, als er ausschöpfen kann? Das ist leicht zu beantworten. Das Boot wird natürlich sinken!

Das Lymphsystem schöpft Tag und Nacht ununterbrochen Giftstoffe aus Ihrem Körper. Solange sie genauso schnell entfernt wie produziert werden, ist alles in Ordnung. Doch sobald sich das Gleichgewicht verschiebt und *weniger* entfernt als produziert werden, haben wir unmittelbar und auch langfristig ein Problem. Es ist völlig unvorstellbar, dass ein so wunderbar konzipiertes System wie das Lymphsystem keinen eingebauten Warnmechanismus dafür haben sollte.

Natürlich existiert ein solches Warnsystem. Auch nur anzudeuten, dass es anders sein könnte, hieße ja, dem Großen Schöpfer zu unterstellen, er habe vergessen oder aus Kurzsichtigkeit versäumt, den höchst intelligent konstruierten menschlichen Körper mit einem System auszustatten, durch das dieser sich selbst schützen kann und das über Krankheit oder Gesundheit, Leben und Tod entscheidet. Das glaube ich nicht.

Ich erwähnte bereits, dass die Mandeln die erste Verteidigungslinie darstellen, dass sie schmerzhaft anschwellen, wenn die toxische Belastung die Kapazität des Lymphsystems übersteigt. Aber die Mandeln sind nur ein Teil des gesamten Systems. Sie erinnern sich sicher an den Vergleich mit dem Ölwechsel. Letzteren müssen wir bei unserem Auto regelmäßig durchführen, damit der Motor nicht durch verschmutztes Öl Schaden erleidet. Autos sind mit einem perfekten Warnsystem ausgestattet: Am Armaturenbrett beginnt ein kleines rotes Lämpchen zu blinken und hört nicht auf, bis der jeweilige Fehler behoben ist. Es wäre natürlich großartig, könnten wir morgens beim Blick in den Spiegel ein rotes Warnlämpchen auf unserer Stirn blinken sehen, das uns daran erinnerte, dass die Kapazität unseres Lymphsystems erschöpft ist. Aber so ist es leider nicht.

Weil es so ungeheuer wichtig ist, dass wir so früh wie möglich gewarnt werden, wenn unser Lymphsystem überlastet ist und zur Senkung der toxischen Belastung gereinigt werden muss, setzt der Körper sein zuverlässigstes Instrument ein, um unsere Aufmerksamkeit zu erregen. Können Sie sich denken, worum es sich handelt? Dieses eine Instrument, das uns unmissverständlich darauf hinweist, dass der Körper Hilfe braucht? Es ist der *Schmerz!* Sein einziger Sinn und Zweck besteht darin, Ihre Aufmerksamkeit zu erregen. Gelingt ihm das? Erregen Schmerzen Ihre Aufmerksamkeit? Sind Schmerzen etwas, das Sie leicht ignorieren können, oder können Sie sie *nicht* ignorieren? Das ist der ganze Plan!

Schmerz ist kein zufälliges Ereignis, das aus unerklärlichen Gründen kommt und geht. Im gesamten Universum geschieht nichts zufällig. Jedes Blatt, das vom Baum fällt, tut dies aufgrund der Gesetzmäßigkeit von Ursache und Wir-

kung. Manchmal ist die Ursache des Schmerzes offensichtlich. Wenn Sie sich den großen Zeh anstoßen oder mit dem
Hammer auf den Finger hauen, fragen Sie sich nicht, warum Sie Schmerzen haben. Aber die Schmerzen, deren Ursachen nicht so offensichtlich sind, geben nicht nur Anlass zu
allen möglichen Vermutungen, sondern führen auch zu einer Frustration, die unsere Bereitschaft erhöht, *zu versuchen,*
sie mit Medikamenten zu betäuben, die mehr schaden als
nützen.

Für Leute wie mich, die es sich zur Aufgabe gemacht haben, die wahren Hintergründe von Schmerz und Krankheit
zu erforschen, sind die Ursachen von Krankheitsbildern
wie Fibromyalgie, Lupus, Arthritis, CMS und zahlreicher
anderer Leiden so klar und eindeutig wie die Ursache des
Schmerzes bei einem Hammerschlag auf den Finger. Um es
so einfach wie möglich auszudrücken: *Die Symptome von Fibromyalgie, Lupus, Arthritis und* CMS sind die direkte Folge
einer ungenügenden Ausscheidung von Toxinen. Diese lagern sich im Bindegewebe ab und verursachen Schmerzen.
Das Lymphsystem war nicht in der Lage, die Toxine angemessen zu beseitigen, weil es durch eine zu große Menge
völlig überlastet ist.

Die einzige Möglichkeit des Körpers, Sie auf die Schwierigkeiten hinzuweisen, in denen sich Ihr Lymphsystem be-
findet, besteht darin, Ihnen Schmerzen zu bereiten – in der
Hoffnung, dass Sie die Sache in Ordnung bringen. *Schmerzen dienen immer einem Zweck.* Wie schwer es Ihnen auch fallen mag, das zu akzeptieren: Schmerz hat eine positive Seite, die so weit geht, dass er ein freundlicher Botschafter ist,

der Sie auf die Situation aufmerksam macht und Sie warnt. Ich weiß, dass es nicht einfach ist, den Schmerz als Freund zu betrachten, wenn man täglich unter ihm leidet, aber das ändert nichts an der Tatsache, dass Ihre Schmerzen Sie vor noch größeren Schmerzen und weiterem Leiden zu warnen versuchen. Wenn Sie aus Versehen auf eine heiße Herdplatte fassen, ziehen Sie Ihre Hand sofort zurück. Der Schmerz bringt Sie dazu, sich zu schützen, indem Sie die Hand nicht auf dem Herd lassen. Das ist ein eindeutiges Beispiel für die positive Rolle des Schmerzes. Die mit Fibromyalgie, Lupus, Arthritis und CMS verbundenen Schmerzen und viele andere schmerzhafte und lästige Beschwerden dauern nur so lange an, wie die Ursache fortbesteht.

Eines möchte ich hier klarstellen. Chronische Schmerzen, wie sie mit Fibromyalgie, Lupus, Arthritis und dem CMS einhergehen, kommen nicht über Nacht. Es ist ein langer Prozess. Man muss die Bedürfnisse des Lymphsystems schon sehr lange, oft Jahre, ignorieren, bis es zu so hartnäckigen, dauerhaften Schmerzen kommt. Aber während dieser langen Zeitspanne sendet der intelligente, lebendige Organismus ständig Botschaften in Form geringerer Beschwerden. Damit will er Sie darauf aufmerksam machen, dass, wenn nichts unternommen wird, weit ernsthaftere Konsequenzen folgen werden – nämlich eine chronische Entzündung.

Innere »Reizzustände«

Der Körper reagiert nicht sofort mit einem Entzündungszustand, wenn die Toxinbelastung im Gewebe steigt. Zunächst gibt es viele Warnzeichen, die Ihre Aufmerksamkeit auf die Situation lenken und Sie zum Handeln veranlassen sollen. Diese Symptome fallen unter die Kategorie »Reizzustand«. Die Symptome eines Reizzustandes sind weder gravierend noch besonders schmerzhaft, aber sie sind lästig, und so will Ihr Körper auf sich aufmerksam machen. Nur wenn diese Symptome ignoriert werden und nichts unternommen wird, um die Ursache zu beseitigen, entwickelt sich der Reizzustand allmählich zu einer Entzündung. Solche Reizzustände können sich durch die verschiedensten Symptome bemerkbar machen und jahrelang andauern, bevor ein echter Entzündungszustand einsetzt. Falls Sie unter einer Entzündung leiden, sind Ihnen mit Sicherheit viele dieser Symptome vertraut.

Juckreiz ist beispielsweise ein sehr häufiges Warnzeichen, das auf eine Reizung aufgrund einer zunehmenden Toxinbelastung hinweist. Wie bereits erwähnt, ist die Haut nicht nur unser größtes Organ, sondern auch ein Ausscheidungsorgan. Der Körper nutzt die Millionen von Hautporen, um von Kopf bis Fuß Toxine aus dem Körper hinauszubefördern. Wenn irgendein Bereich Ihrer Haut zu jucken beginnt, ist das ein klassisches Symptom für die Ausscheidung von Toxinen, denn sobald diese die Hautoberfläche erreichen, reagiert die Haut gereizt. Lethargie und Appetitlosigkeit sind weitere Symptome eines Reizzustandes. Manche Menschen leiden zu verschiedenen Tageszeiten ohne ersichtlichen Grund unter Unwohlsein oder Übelkeit. Ein weiteres Symptom ist ein hartnäckiges Kribbeln in der Nase. Auch innere Unruhe, unbestimmtes Unbehagen oder übermäßige Reizbarkeit, die Sie schnell und scheinbar grundlos »aus der Haut fahren lässt«, sind solche Symptome. Wenn Sie feststellen, dass Sie schnell aufbrausen oder genervt sind, obwohl das eigentlich nicht Ihre Art ist, ist das ein Anzeichen für einen Reizzustand.

Andere Warnsignale sind Nervosität, Depressionen, ständige innere Anspannung und Besorgtheit, besonders, wenn diese Zustände eigentlich untypisch für Sie sind. Vielleicht leiden Sie häufiger unter Kopfschmerzen oder leichten Schmerzen in anderen Körperbereichen. Einschlafschwierigkeiten oder ein Mangel an erholsamem Schlaf sind ebenfalls typisch für einen Reizzustand. Weitere klassische Warnzeichen sind Zungenbelag, schlechter Mundgeruch, strenger Körpergeruch und blasses, kränkliches Aussehen (besonders mit dunklen Augenringen). Vielleicht denken Sie jetzt: »Nanu, gibt es auch irgendetwas, das kein Warnsignal ist?« Und das trifft es ungefähr. Wie ich bereits sagte, sollen diese Warnzeichen Sie nicht mit unerträglichen Schmerzen quälen, sondern dazu bewegen, die angemessenen Maßnahmen zu ergreifen, damit der Entzündungszustand gar nicht erst eintreten muss.

Das ist eine ganz entscheidende Phase. Was Sie an diesem Scheideweg tun, entscheidet, ob der Reizzustand verschwindet oder sich zum Vollbild einer Entzündung mit permanenten Schmerzen entwickelt. Werden die richtigen, korrigierenden Schritte unternommen, um das Lymphsystem so zu entlasten, dass es den Körper von den schädigenden Toxinen befreien kann, verschwinden die Symptome des Reizzustandes, weil sie ihren Zweck erfüllt haben. Und wenn man den Betroffenen beizeiten beigebracht hätte, wie sie sich in dieser Situation verhalten müssen, wäre das Problem damit gelöst. Leider mangelte es bisher an dieser Aufklärung, sodass die automatische Reaktion auf die Symptome eines Reizzustandes darin besteht, die Symptome zu unterdrücken oder es zumindest zu versuchen. Man rennt in die Apotheke und besorgt sich ein paar rezeptfreie Medikamente. Hat man sich erst einmal für diesen Weg entschieden, ist die Entwicklung vorhersagbar und unvermeidlich. Diese Medikamente lindern die Symptome vielleicht ein wenig, aber wenn man nicht jene Gewohnheiten ändert, die das Problem überhaupt erst verursachten, ist es nur eine Frage der Zeit, bis der Reizzustand in einen Entzündungszustand mit »richtigen« Schmerzen übergeht. Von da an geht es nur noch bergab. Das ursprüngliche Problem verschlimmert sich zunehmend und mehr Schmerzen bedeuten mehr und stärkere, verschreibungspflichtige Medikamente. Es ist eine Sackgasse.

Sehen Sie es doch einmal so: Babys schreien nicht, um uns zu ärgern, sondern weil sie etwas *brauchen*. Sie haben entweder Hunger oder volle Windeln oder möchten gehalten werden. Und sobald sie bekommen, was sie brauchen, hören sie auf zu schreien, weil das Schreien seinen Zweck erfüllt hat. Wer würde schon ein schreiendes Baby ignorieren oder, noch schlimmer, gewaltsam versuchen, es zum Schweigen zu bringen, indem er ihm den Mund zuhält? Es wird weiter schreien – aber noch lauter. Genauso verhält es sich mit Schmerzen und Medikamenten.

Medikamente bekämpfen nur Symptome

Nimmt man nun Medikamente, um die Schmerzen loszuwerden, ist es, als würde man einem schreienden Baby den Mund zuhalten. Denken Sie daran: Medikamente heilen *nichts* und bringen *nichts* in Ordnung – dazu sind sie nicht da. Sie dienen einzig und allein dem Zweck, Schmerzen erträglicher zu machen. Da Medikamente aber nicht die *Ursache* der Schmerzen beseitigen, werden die Schmerzen immer schlimmer, was dann noch mehr Medikamente erforderlich macht! Und genau in diesem Teufelskreis von Schmerzen und Medikamenten, mehr Schmerzen und noch mehr Medikamenten befinden sich zur Zeit Millionen und Abermillionen von Menschen.

In einem der vorhergehenden Kapitel habe ich versprochen, Ihnen eine vernünftigere und plausiblere Erklärung für die Entstehung eines Entzündungszustandes und das Vorhandensein von Antikörpern im Bindegewebe zu liefern als die übliche schulmedizinische Autoimmuntheorie. Man erwartet von uns allen Ernstes, die Behauptung zu akzeptieren, dass ein unbeschreibbares und nicht nachweisbares »Etwas« Antikörper in einen geschwächten Körperbereich zieht. Wenn diese dann dort ankommen und nichts vorfinden, was ihre Anwesenheit rechtfertigen könnte, beginnen sie aus irgendeinem unbekannten Grund und gegen jede Vernunft, das eigene, gesunde Körpergewebe anzugreifen und so einen zerstörerischen und schmerzhaften Entzündungsprozess in Gang zu setzen. Wenn Sie nur wüssten, wie abwegig ein solches Szenario in Wirklichkeit ist. Es spottet allen Fakten, die die unvergleichliche Intelligenz des dynamischen, lebendigen Organismus bestätigen.

Dieselben Leute, die uns erklären, dass sie die Ursachen von Fibromyalgie, Lupus, Arthritis und CMS nicht kennen und dieses unlogische, »*mögliche*« Märchen erfanden, scheuten von jeher die Untersuchung der Zusammenhänge zwischen Ernährung und Gesundheit. Aufgrund dieses groben Fehlers entging ihnen, welche langfristigen Konsequenzen eine schlechte Ernährung hat: nämlich die ineffektive und unvollständige Reinigung des Körpers von Toxinen. Da sie sich nicht im Klaren darüber sind, wie sich diese eingelagerten Giftstoffe auf gesundes Gewebe auswirken, müssen sie sich weiterhin an ihre völlig spekulative Autoimmuntheorie klammern – was sie ja auch mit großer Hartnäckigkeit tun.

Aus irgendeinem unerfindlichen Grund sind diese Leute auch davon überzeugt, dass die Heilung von Fibromyalgie, Lupus, Arthritis und CMS auf keinen Fall einfach und unkompliziert sein kann, sondern äußerst schwierig, komplex und kompliziert sein muss. Lassen Sie mich an dieser Stelle noch einmal darauf hinweisen, dass sich unausgeschiedene Giftstoffe in den Geweben einlagern und dort Entzündungen verursachen. Wenn das geschieht, trommelt die unvergleichliche Intelligenz des lebendigen Organismus in einem verzweifelten Versuch, sich zu schützen, ihre Streitkräfte zusammen und schickt schlagkräftige Antikörper (weiße Blutkörperchen) in den entzündeten Bereich, um die Lage unter Kontrolle zu bringen. Die Antikörper sind *nicht die Ursache* der Entzündung, sondern ein Teil jenes Prozesses, der die Entzündung *beseitigen* soll. Ist das nicht viel logischer als die Autoimmuntheorie, diese verdrehte, hypothetische Erklärung, die sich allein auf unbeweisbare Vermutungen stützt?

Was würden Sie denken, wenn ich beim Anblick eines riesigen, von Fliegen umschwärmten Abfallhaufens zu Ihnen sagen würde: »Schauen Sie sich diesen Haufen Müll an, den die Fliegen hier hereingetragen haben!« Was, wenn ich versuchte, Sie davon zu überzeugen, dass die Fliegen die Verursacher des Müllbergs sind und dass kein Abfall da war, bevor die Fliegen auftauchten? Sie würden denken, dass ich entweder scherze oder bald von Männern in weißen Kitteln abgeholt würde. Genauso töricht ist die Behauptung, Antikörper verursachten in gesundem Gewebe Entzündungen, während sie in Wirklichkeit da sind, um die Entzündung zu bekämpfen. Und genau das werden sie auch tun, wenn man die richtigen Schritte unternimmt, um diesen Prozess zu unterstützen. In Teil zwei dieses Buches erfahren Sie, worin diese Schritte bestehen.

Entzündungen und Schmerzen sind die Mittel, mit denen der Körper versucht, sich zu schützen und unsere Aufmerksamkeit auf die Situation zu lenken. Unglücklicherweise (und fälschlicherweise) betrachtet die Schulmedizin Entzündungen als »Krankheitsgeschehen«, das unterdrückt werden müsse, während es sich dabei in Wirklichkeit um einen Heilungsprozess handelt. Toxine sammeln sich in allen Bereichen des Körpers, in den Organen und im Bindegewebe an. Wenn die Toxinbelastung ein Ausmaß erreicht hat, das die normalen Funktionen stört oder die Gesundheit bedroht, setzt der Entzündungsprozess ein, um die Heilung zu beschleunigen. Jeder Versuch, diesen Prozess zu unterdrücken, zu stören oder zu unterbrechen, verschlimmert das Problem nur. Man sollte intelligent damit umgehen und keine giftigen Medikamente einsetzen, die in den Selbstheilungsprozess des Körpers eingreifen.

Am Anfang des Buches erwähnte ich, dass in Bezug auf die

Frage, ob es sich bei Fibromyalgie wie bei Lupus, Arthritis und CMS um eine entzündliche Erkrankung handelt, Uneinigkeit herrscht. Ich bin offen gesagt verblüfft, dass die Schulmedizin das verneint.

Stellen Sie sich vor, wie sich das allgegenwärtige Bindegewebe durch das gesamte Körperinnere zieht – durch Muskeln, Sehnen, Bänder, Gelenke und Organe – und alles stützt und am richtigen Platz hält. Wenn sich dieses Bindegewebe entzündet, gibt man diesem Prozess unterschiedliche Namen, je nachdem wo die Entzündung auftritt. Sind die Sehnen, Bänder, Organe oder das Gewebe um die Organe betroffen, nennt man die Krankheit »Lupus«, entzünden sich die Gelenke, heißt sie »Arthritis« und wenn die Muskeln betroffen sind, spricht man von »Fibromyalgie«. Es macht absolut keinen Sinn und ist völlig unlogisch, eine Entzündung auszuschließen, nur weil sich der Prozess in diesem Fall im Bindegewebe der Muskeln abspielt. Und wieso verschreibt man, wenn es sich nicht um einen entzündlichen Prozess handelt, dann überhaupt entzündungshemmende Medikamente? Das überwältigende Gefühl der Abgeschlagenheit, unter dem die vom CMS betroffenen Menschen leiden, ist die Folge des permanenten Energieverbrauchs durch das ständige Bemühen des Körpers, der Entzündung Herr zu werden. Nicht nur Fibromyalgie, Lupus und Arthritis führen zum CMS. *Jede* Erkrankung des Körpers kann dazu beitragen, weil dem Körper nur eine bestimmte Energiemenge zur Verfügung steht. Doch darauf werde ich in Kürze noch genauer eingehen.

Drei Symptome, die sowohl bei Fibromyalgie als auch bei

Lupus, Arthritis und CMS auftreten, sind Schmerzen, Abgeschlagenheit und geschwollene Lymphdrüsen. Und alle drei sind der Versuch des intelligenten Körpers, sich nicht nur zu schützen, sondern Sie darauf aufmerksam zu machen, dass Sie unbedingt etwas unternehmen müssen, um den Organismus in seinem Bemühen, sich zu entgiften, zu unterstützen. Wenn Sie an diesem Punkt das Richtige tun, werden die Schmerzen und das Unwohlsein einfach verschwinden, *weil sie ihren Zweck erfüllt haben.* Weil aber den meisten Leuten nie jemand gesagt hat, was das Richtige ist, tun sie schließlich das Falsche und schlucken Medikamente.

Sie müssen verstehen, dass Medikamente nichts zur Heilung beitragen. Sie bekämpfen Symptome, aber beseitigen nicht deren *Ursache.* Medikamente wirken sich dreifach negativ aus. Erstens wiegen sie Sie in einem falschen Sicherheitsgefühl. Wenn die Symptome verschleiert werden, bekommt man den Eindruck, dass das Problem geringer geworden ist. Es ist nicht geringer geworden. Denken Sie daran, dass Symptome Teil des körpereigenen Warnsystems sind. Medikamente unterdrücken die Warnsignale. Zweitens sind Medikamente – und zwar ausnahmslos alle – selbst giftig, sodass sich die toxische Belastung in Ihrem Körper *erhöht,* und das ist das Letzte, was Sie erreichen wollen. Drittens hemmen Medikamente die natürlichen Aktivitäten des Lymphsystems, während sie ihm gleichzeitig mehr Arbeit aufbürden – und das ist eine sehr ungünstige Kombination.

Die Praktiken der Pharmaindustrie

Wir taten gut daran, die Tatsache im Auge zu behalten, dass die pharmazeutische Industrie ungeachtet ihrer ständigen Beteuerungen unermüdlich nach »Heilmitteln« zu suchen, nichts dergleichen tut. Einer der größten Fehler, den Sie in diesem Leben machen können, ist, zu glauben, die pharmazeutische Industrie hätte irgendein Interesse an Ihnen, außer dem, Ihnen so viel Geld wie möglich aus der Tasche zu ziehen. Ich weiß, wie herzlos, kalt und zynisch es klingt, aber Schmerzen sind die einträglichste und sicherste Einnahmequelle der pharmazeutischen Industrie. Und deshalb ist ihr Interesse, ein »Heilmittel« für Schmerzen zu finden, genauso groß, wie Amerikas Interesse, Osama bin Laden heiligzusprechen. Die Pharmaindustrie erzielt unter allen Industriezweigen der USA[34] die höchsten Nettogewinne, und das ist unmittelbar auf die Tatsache zurückzuführen, dass so viele Millionen Menschen unter Schmerzen leiden. Die Pharmaindustrie *braucht* die Schmerzen der Menschen für ihr eigenes Überleben und ist völlig damit zufrieden, immer wieder neue Medikamente auf den Markt zu werfen, die Symptome bekämpfen und die Kasse klingeln lassen.

Wenn ich sage, dass die Pharmaindustrie damit beschäftigt ist, neue Medikamente auf den Markt zu pumpen, ist das eigentlich noch sehr milde ausgedrückt. Gegenwärtig werden in den USA jährlich 3,4 Milliarden Rezepte ausgestellt und eingelöst.[34a] Das sind 12 Verordnungen für jeden Mann, jede Frau und jedes Kind in diesem Land und die Anzahl der Verordnungen hat sich innerhalb eines Jahrzehnts *verdoppelt*. Mit diesen Milliarden von Rezepten werden astronomische Gewinne erzielt.

Einer der Hauptgründe für die hohen Medikamentenpreise in den USA – die *höchsten der Welt* – ist die Tatsache, dass die USA im Gegensatz zu fast allen anderen Industrienationen die Medikamentenpreise nicht staatlich regulieren. Die amerikanische Regierung hat vor allem aufgrund der effektiven Lobbyarbeit der Pharmaindustrie beschlossen, darauf zu verzichten. Nicht zuletzt deshalb kann es sich die Pharmaindustrie erlauben, so obszöne Preise wie *über 1000 $ für eine Monatsdosis* Humira®, ein Medikament gegen Rheumatoide Arthritis, zu verlangen.[34b] Und das ist nicht das Einzige; viele Medikamente kosten über 1000 $ pro Monat.

Die lange Liste der Medikamente zur Schmerzbekämpfung ändert sich ständig, weil manche wegen schwerer bis tödlicher Nebenwirkungen vom Markt genommen werden, um dann rasch durch neue Pillen ersetzt zu werden. Im September 2004 verschwand Vioxx®, der absolute »Renner« unter den Medikamenten gegen Arthritisschmerzen vom Markt, nachdem es für über 27 000 Herzattacken und plötzliche Herztode verantwortlich gemacht wurde.[35] Das war allerdings nur eine vorübergehende Unannehmlichkeit für die Pharmaindustrie, die sich dann einfach auf andere oder neue Medikamente konzentriert, bis vielleicht *auch diese* vom Markt verschwinden, nachdem ihre potenziell tödlichen Nebenwirkungen nachgewiesen wurden. Natürlich ist es ein Jammer wegen der 27 000 Opfer, aber das Medikament hielt sich immerhin fünf Jahre am Markt und brachte mehrere Milliarden Dollar ein, bevor sich die Leichen zu stapeln begannen.

Ob es Ihnen gefällt oder nicht: Der Pharmaindustrie geht es ungeachtet des menschlichen Tributs allein ums Geld, nicht um Ihre Gesundheit. Das *Wall Street Journal* berichtete, dass »Interne E-Mails und andere Dokumente von Merck & Co (dem Hersteller von Vioxx®) belegen, dass der Konzern jahrelang darum kämpfte, Prüfinstanzen davon abzuhalten, die wirtschaftlichen Erfolgsaussichten des Medikaments zu unterminieren.«[35a] Das wärmt einem doch das Herz, nicht wahr?

Der Vioxx®-Skandal brachte auf sehr beunruhigende Art ans Licht, wie gefährlich instabil das ganze System der medikamentösen Schmerzbekämpfung angesichts der großen Abhängigkeit von diesen Medikamenten ist. Vioxx® gehört zu einer Medikamentenklasse, die als COX-2-Hemmer bezeichnet werden und direkt nach der Markteinführung als »wunderbarer Durchbruch in der Schmerzlinderung« gepriesen wurden, weil sie, anders als Aspirin und andere traditionelle Pharmazeutika, nicht die Magenschleimhaut angriffen und keine Magengeschwüre verursachten. Als Vioxx® zusammen mit Bextra® und Celebrex® (weitere COX-2-Wunder) aufgrund ihrer tödlichen Nebenwirkungen vom Markt verschwanden, suchten Millionen Menschen voller Panik ihre Ärzte auf- nur um zu erfahren, dass diese genauso verwirrt und überrascht waren wie sie selbst.

Viele Ärzte hatten fast ausschließlich auf die COX-2-Hemmer als Standardtherapie gegen Arthritisschmerzen gesetzt. Als dann der Ruf dieser Medikamente zu zerbröseln begann wie eine Sandburg am Strand, empfahl man vielen Patienten, auf andere entzündungshemmende Medikamente umzusteigen. Am Beispiel zweier solcher Medikamente, Remicade® und Methotrexat®, kann ich Ihnen drastisch vor Augen führen, welcher Wahnsinn es ist, bei Schmerzzuständen mechanisch auf Medikamente zurückzugreifen.

Als das Vioxx®/Bextra®/Celebrex®-Debakel durch die Presse ging, gerieten auch die Medikamente Remicade® und Methotrexate® in die Schlagzeilen. In einem im August 2004 erschienenen Bericht wurden 25 Todesfälle und 26 Fälle schwerer Gesundheitsschädigung in England mit der Verordnung von Methotrexat® in Verbindung gebracht.[35b] Im Oktober 2004 wurde berichtet, dass bei Patienten, die Remicade® einnahmen, das Risiko, an einer bestimmten Krebsart, dem Lymphom, zu erkranken dreimal höher sei, als bei der übrigen Bevölkerung.[35c] Und nun halten Sie sich fest, liebe Leser, denn jetzt kommt das Unvorstellbare. Im November 2004 lese ich folgende Schlagzeile: *»Arthritis bessert sich durch Remicade® plus Methotrexat®.«*[35d]

Von den leeren Phrasen der »Experten« einmal abgesehen – was sagt Ihr gesunder Menschenverstand zu der Erklärung, dass Sie von Remicade® Krebs bekommen und an Methotrexat® *sterben* können, dass aber beide zusammen genommen Ihr Leiden lindern werden?

Die *Washington Post* berichtete über eine Studie, die im *Journal of the American Medical Association* erschienen war und enthüllt hatte, dass jährlich zwei Millionen Menschen nach der Einnahme ärztlich verordneter Medikamente schwere Gesundheitsschäden davontragen.[35e] Diese Gesundheitsschäden sind nicht die Folge von Unfällen oder Einnahmefehlern, sondern auf die Giftigkeit (Toxizität) von Medikamenten zurückzuführen, die gewissenhaft und nach ärztlicher Vorschrift eingenommen wurden.

Eine der größten Katastrophen, mit denen dieses Land je fertigwerden musste, waren die Anschläge auf das World Trade Center. Nahezu 3000 Menschen verloren auf tragische Weise ihr Leben. Ich bezweifle, dass es in den Vereinigten Staaten auch nur einen einzigen Menschen gibt, der nichts von diesen Todesfällen weiß. Aber ich frage mich, wie viele Menschen sich der Tatsache bewusst sind, dass laut oben erwähnter Studie jedes Jahr 106 000 Menschen sterben, weil sie *verordnete* Medikamente *korrekt* eingenommen haben. Würde man Einnahmefehler oder Unfälle mit einbeziehen, so würde sich die oben genannte Zahl gemäß der Studie *verdoppeln.* Ich spreche von Todesfällen, die allein auf die korrekte Einnahme der korrekten Medikamente zurückzuführen sind. Wir sprechen hier von weitaus mehr Todesfällen als durch Brustkrebs, Prostatakrebs und AIDS zusammengenommen! Das sind *35-mal so viele* Todesopfer wie bei der World-Trade-Center-Tragödie, und es geschieht *Jahr für Jahr!* Wo bleibt die allgemeine Empörung?

Obwohl ich also grundsätzlich ein Gegner pharmazeutischer Medikamente bin, möchte ich hier nicht den Eindruck erwecken, ich sei ein engstirniger Fanatiker, der die Ansicht vertritt, man müsse ungeachtet der Umstände immer alle Medikamente meiden. Ich bin mir sehr wohl darüber im Klaren, dass in Notfällen Notmaßnahmen erforderlich sind, und wenn jemand an unerträglichen Schmerzen leidet, verschaffen Medikamente vorübergehend Linderung.

Mir geht es hier aber um die größeren Zusammenhänge, um die Frage, *warum* jemand überhaupt Schmerzen hat und was man tun kann, um die Ursache zu beseitigen. Gegenwärtig sind alle Bestrebungen der Forschung darauf ausgerichtet, »neue und bessere« Medikamente zu entwickeln, um den Menschen zu helfen, mit ihren Schmerzen zu leben, aber es wird nichts getan, um das eigentliche Problem zu beheben. Wenn Medikamente die einzige Option sind, verurteilt man Menschen mit chronischen Schmerzen zu lebenslanger Medikamenteneinnahme.

Das wirklich Traurige daran ist aber, dass diese Medikamente das Problem tatsächlich noch verschlimmern. Raten Sie einmal, wozu die COX-2-Hemmer entwickelt wurden? Zur *Unterdrückung* des Immunsystems. Es zu unterdrücken! Wann haben Sie das letzte Mal von *irgendjemandem* den Rat bekommen, Ihr Immunsystem zu *schwächen,* um gesund zu werden? Wie viele Beweise brauchen Sie noch, um zu verstehen, dass diese Leute einfach nicht wissen, was sie tun und im Dunkeln tappen? Das absolut Wichtigste, das wir zum Leben brauchen, ist Atemluft. Sechs Minuten ohne Sauerstoff bedeuten den sicheren Tod. Können Sie sich irgendeine Situation vorstellen, in der es das Beste wäre, Ihre Fähigkeit, ein- und auszuatmen, zu *unterdrücken?* Nein! Das ist einfach unlogisch. Und es wäre nicht nur unlogisch oder tollkühn, jemandem zu empfehlen, die Leistungsfähigkeit seines Immunsystems zu verringern, es wäre geradezu idiotisch, einen solchen Rat in einem Moment höchster Not zu geben, wenn die Person krank ist oder unter Schmerzen leidet und darauf angewiesen ist, dass ihr Immunsystem ungehindert und mit voller Kraft arbeitet. Aber genau das wird routinemäßig in diesem Land getan, wenn Menschen unter (chronischen) Schmerzen leiden. Man gibt ihnen Medikamente, die speziell dafür entwickelt wurden, die

Aktivitäten des Immunsystems zu hemmen. Ist es da ein Wunder, dass in den Vereinigten Staaten Schmerzen weiterhin die Nummer eins unter den gesundheitlichen Beeinträchtigungen sind und dass die Schmerzstatistiken *jedes Jahr* höhere Zahlen aufweisen?

Natürliche Schmerztherapie

Es gibt einen besseren Weg. Eine harmlosere, preiswertere, vernünftigere und natürlichere Art und Weise, mit Schmerzen umzugehen. Aber darüber werden Sie niemals ein Wort von der Pharmaindustrie hören. Es ist eine Strategie, die auf einem größeren Verständnis für den lebendigen Organismus basiert, und die damit verbundenen Heilungschancen sind unvergleichlich. Bei dieser Strategie geht es darum, das Lymphsystem zu stärken und zu unterstützen, damit es seine Heilkräfte entfalten kann. Ist es nicht sinnvoller, Schritte zu unternehmen, die die Schmerzen verringern, sodass immer weniger Medikamente gebraucht werden, bis man sie schließlich ganz absetzen kann? Selbst wenn es ein Jahr oder länger dauern sollte, bis man vollkommen frei von Medikamenten ist – ist das nicht besser als die Aussicht, für den Rest des Lebens Tabletten schlucken zu müssen?

Fibromyalgie, Lupus, Arthritis und CMS überfallen Sie nicht einfach. Nein, es ist ein langsamer, schleichender Prozess, der sich im Laufe der Zeit zunehmend verschlimmert, wenn nicht die richtigen Gegenmaßnahmen ergriffen werden. Denken Sie einmal über Ihre eigene Erfahrung nach. Begannen die Probleme vor einem Jahr oder vor zehn Jahren? Wann wurde Ihnen zum ersten Mal bewusst, dass irgendetwas nicht ganz in Ordnung war? Vielleicht hatten Sie leichte Schmerzen und Beschwerden, die ohne ersichtlichen Grund kamen und gingen. Vielleicht hatten Sie die Symptome eines Reizzustandes? Erinnern Sie sich noch daran, was Sie damals über diese Symptome dachten oder was Sie dagegen unternahmen? Waren die Beschwerden so geringfügig, dass Sie mit einem Achselzucken darüber hinweggingen? Nahmen Sie die Symptome wahr, ohne ihnen besondere Aufmerksamkeit zu schenken? Schoben Sie sie auf das Alter; sagten Sie sich, dass es normal ist, wenn irgendwann irgendetwas wehzutun beginnt? Ließen Sie sich von Ihrem Arzt »durchchecken«? Oder dachten Sie, die Symptome würden von selbst wieder verschwinden?

Wie ging es dann weiter, als Sie bemerkten, dass die Symptome im Laufe der Zeit intensiver wurden, häufiger auftraten und länger andauerten? Was unternahmen Sie dann? Änderten Sie Ihre Lebensweise? Stellten Sie Ihre Ernährung um oder sorgten Sie für mehr Bewegung? Arbeiteten Sie weniger oder suchten Sie irgendwo Hilfe? Besorgten Sie sich »irgendeine« rezeptfreie Arznei, um wieder mehr Energie oder weniger Schmerzen zu haben? Verordnete Ihnen der Arzt ein rezeptpflichtiges Medikament?

Was Sie damals auch unternahmen, ich frage mich, ob Sie irgendetwas anders gemacht hätten, wenn Sie mehr über Ihr Lymphsystem und über die Möglichkeiten, es zu entgiften und zu stärken, gewusst hätten. Denn ich kann Ihnen versichern, dass Sie, wenn Sie damals getan hätten, was Sie nun mithilfe der in diesem Buch enthaltenen Informationen tun können ... nun, dass Sie dieses Buch jetzt gar nicht brauchen würden, weil das Problem schon längst verschwunden wäre. Sie hätten die Warnsignale des Körpers beachtet, die richtigen Schritte unternommen, und die Symptome hätten sich in Luft aufgelöst.

Vielleicht stehen Sie dem, was ich sage, ein wenig skeptisch gegenüber. Besonders, wenn Sie schon eine lange Leidenszeit hinter sich haben. Ich kann Sie einfach nur bitten, auszuprobieren, was ich Ihnen empfehle, und Ihre eigenen Erfahrungen damit zu machen. Denn was ist, wenn ich recht habe? Was ist, wenn Sie dieses Problem wirklich überwinden und ein schmerzfreieres Leben führen können, indem Sie die Schritte befolgen, die ich Ihnen vorschlage? Wäre das nicht die Sache wert? Und wenn Sie sehen, wie einfach meine Vorschläge sind, werden Sie bestimmt erkennen, dass es sich lohnt, auch wenn Sie zunächst vielleicht nur kleinere Verbesserungen feststellen. Neben all den Fällen, bei denen ich eine Heilung von Fibromyalgie, Lupus, Arthritis, CMS und einer Reihe anderer schmerzhafter Zustände durch die Reinigung und Stärkung des Lymphsystems beobachten konnte, gibt es einen weiteren überzeugenden Beweis, auf dem meine Zuversicht und Gewissheit beruhen. Er zeugt von der regenerativen Kraft des Lymphsystems und zeigt, was es zu leisten vermag, wenn man ihm nur Gelegenheit dazu gibt.

Erinnern Sie sich, dass ich am Anfang des Buches erwähnte, dass ich aus eigener Erfahrung weiß, wie es sich anfühlt und welche Frustration es bedeutet, wenn man ein ernstes Problem mit dem Körper hat und von Experten gesagt bekommt, dass sie keine Ahnung haben, was los ist? Im Jahre 1986 wurde das erste *Fit For Life*-Buch veröffentlicht, und es brach buchstäblich alle Rekorde, als es an die Spitze der Best-sellerlisten schoss. Ich war begeistert und glücklich. Ich erfreute mich nicht nur bester Gesundheit, weil ich nach den darin beschriebenen Prinzipien lebte, auch Millionen anderer Menschen wurden dank diesem Buch wieder gesund. Es war ein gutes Gefühl zu wissen, dass ich anderen half, indem ich mir selbst half und damit das uralte Gebot »Liebe deinen Nächsten wie dich selbst« erfüllte. Ich genoss den Erfolg auf allen Ebenen – persönlich, beruflich und finanziell.

Und dann begannen die Muskeln meiner Arme und Beine ohne ersichtlichen Grund zu schwinden. Mein Entsetzen war unbeschreiblich. Die Krankheit begann schleichend mit einem leichten Nachziehen des rechten Beines und einer kaum merklichen Schwäche in meinen Händen. Aber es wurde mit jedem Monat schlimmer. Das Hinken wurde ausgeprägter und es fiel mir immer schwerer, selbst leichte Objekte zu greifen und hochzuheben. Ich geriet, gelinde gesagt, *in Panik.*

Die nächsten *dreieinhalb* Jahre verbrachte ich damit, kreuz und quer durch die Vereinigten Staaten zu reisen und zahllose Experten verschiedenster Fachrichtungen zu konsultieren, um herauszufinden, was zum Teufel hinter meinen Symptomen steckte. Mein verzweifelter Versuch führte zu nichts. *Einfach nichts!* Niemand konnte mir auch nur den geringsten Hinweis auf die Ursache der Muskelatrophie geben. Ich musste mich allen erdenklichen Tests unterziehen. Man nahm mir Blut ab, machte Computertomographien und MRTs (Magnetresonanztomographie). Ich versuchte alles und ließ mir sogar sämtliche Amalgamplomben aus den Zähnen entfernen, weil irgendjemand meinte, das könne der Übeltäter sein. Von allen Ärzten, die ich in diesen dreieinhalb Jahren überall im Land aufsuchte, während mein Zustand sich zunehmend verschlechterte, bekam ich stets zu hören: »Alle Untersuchungen weisen daraufhin, dass Ihr Gesundheitszustand hervorragend ist. Na ja, außer dieser Muskelsache.«

Worte können kaum beschreiben, wie es sich anfühlte, sich jeden Morgen beim Aufwachen fragen zu müssen, wie sehr sich mein Zustand an diesem Tag verschlechtern würde. Und es war unerträglich, in Bezug auf die Ursache der Krankheit völlig im Dunkeln zu tappen.

Im Jahre 1989 begegnete ich dann einem Menschen, der *genau dasselbe* durchmachte. Der einzige Unterschied zwischen ihm und mir bestand darin, dass er schon länger an dieser Krankheit litt und inzwischen an den Rollstuhl gefesselt war. Nachdem ich ihm meine Symptome geschildert hatte, die exakt seinen eigenen zu Beginn der Erkrankung entsprachen, fragte er mich, wann der Muskelschwund bei mir eingesetzt hatte. Als ich ihm erklärte, dass die Erkrankung im Jahre 1986 begonnen hätte, erwiderte er ohne zu zögern: »Nun, dann müssen Sie so um das Jahr 1966 herum in Vietnam gewesen sein.« Da ich tatsächlich 1966 das ganze Jahr über in Vietnam stationiert gewesen war und dort in der Air Force gedient hatte, fragte ich ihn, woher zum Teufel er das wissen könne.

Noch heute, 15 Jahre später, bekomme ich eine Gänsehaut und einen Adrenalinstoß, wenn ich an seine Antwort denke. Ich fasse im Folgenden kurz zusammen, was er mir sagte, während ich sprachlos dasaß und meine Gedanken Karussell fuhren, als die schockierende Erkenntnis der Ursache meines Leidens allmählich in mein Bewusstsein drang. Mein Zustand war als Periphere Neuropathie bekannt, eine Erkrankung, die durch den Kontakt mit der Chemikalie »Agent Orange« in Vietnam verursacht worden war. Ein Bestandteil von Agent Orange ist Dioxin, das als die giftigste Substanz gilt, die der Mensch je entwickelt hat. Agent Orange wurde als unbedenklich eingestuft, als man über 50 Millionen Liter des Giftes auf den vietnamesischen Dschungel niederregnen ließ in der Hoffnung, ihn vollständig entlauben zu können und so dem Vietcong jegliche Rückzugsmöglichkeit zu nehmen. Es funktionierte letztendlich nicht, aber Tausende von Menschen wurden vergiftet. Und ich war einer davon.

Man war damals der Meinung, die Substanz sei sicher, weil man sie nicht lange genug getestet hatte. Agent Orange wird vom Körper gespeichert, und es dauert etwa *20 Jahre,* bis man zum ersten Mal eine Ahnung davon bekommt, welchen Schaden es anrichtet. Nach 20 Jahren zeigen sich neben vielen anderen durch diese Substanz verursachten Problemen erstmals die Symptome der Peripheren Neuropathie. Zuerst sind die Hände, Arme und Beine betroffen, später greift der Muskelschwund dann auf den Rumpf über und fünf Jahre nach Beginn der ersten Symptome sind die an Peripherer Neuropathie leidenden Menschen entweder an den Rollstuhl gefesselt oder tot.

Dieser Mann war so gut über das Thema informiert, weil er der Vorsitzende der *Agent Orange Support Group* (Vereinigung zur Unterstützung von Agent-Orange-Opfern) der Vereinigten Staaten war. Er erzählte mir, dass meine Geschichte mit der von Hunderten anderer Opfer identisch sei.

Selbst wenn ich noch tausend Jahre leben würde, könnte ich nie vergessen, was er mir als Nächstes sagte, denn es hat sich wie mit einem Brandeisen in mein Gedächtnis eingebrannt. Nachdem er wiederholt hatte, dass bisher niemand über die Fünfjahresgrenze hinausgekommen sei, erwähnte er fast beiläufig, dass mir »wahrscheinlich noch etwa 18 Monate« blieben. Im ersten Moment war ich so entsetzt und ungläubig, dass ich mich weder rühren noch sprechen konnte. Ich fühlte mich durch seine Äußerung wie gelähmt und fiel fast in Ohnmacht. Aber dann schrie etwas in mir auf: *»Wie?! Wie bitte?! Soll das ein Witz sein?«* Mit anderen Worten, ich sollte also, nachdem ich 20 Jahre lang intensiv die Voraussetzungen für einen optimalen Gesundheitszustand studiert hatte, in zirca anderthalb Jahren sterben oder von Kopf bis Fuß gelähmt sein, weil ich vor fast einem Vierteljahrhundert vergiftet worden war?

Im Laufe der nächsten anderthalb Jahre machte ich innerlich verschiedene Stadien durch: vom Aufschrei »Warum ich?« bis zum abgeklärten »Ich nehme an, Gott hat das für mich so gewollt«. Aber die gefürchtete Fünfjahresgrenze kam und ging, und ich stand immer noch auf meinen Beinen. Während ich dies niederschreibe, sind *20 Jahre* seit dem Auftreten der ersten Symptome vergangen und ich bin einer – wenn nicht *der Einzige* – der Langzeitüberlebenden einer durch Agent Orange verursachten Peripheren Neuropathie, die sich immer noch ohne Hilfe fortbewegen können. Ja, natürlich leide ich weiterhin unter den offensichtlichen Schädigungen, denn ich hinke deutlich und muss beide Arme und Hände benutzen, um ein Glas Wasser zum Mund zu führen oder andere einfache Tätigkeiten zu verrichten, die selbst ein kleines Kind mit einer Hand ausführen könnte, aber ich lebe! Und abgesehen von den Muskelschäden erfreue ich mich bester Gesundheit.

Wahrscheinlich haben Sie von Menschen, die mit schier unerträglichen Herausforderungen leben müssen, schon manchmal gehört: »Alles, was geschieht, hat einen tieferen Sinn.« Während die Jahre vergingen und meine Krankheit langsam, aber unaufhaltsam fortschritt, hätte ich oftmals sehr gerne gewusst, was der tiefere Sinn und die Bedeutung des Leidens waren, das ich durchmachen musste. Warum sollte jemand, der in der Lage war, ein umfassendes Wissen über Gesundheitsprinzipien zusammenzutragen und weiterzugeben, welche Millionen von Menschen in aller Welt halfen, länger und gesünder zu leben, mit einem so verheerenden körperlichen Leiden geschlagen werden?

Aber nach und nach erkannte ich die Zusammenhänge. Was unterschied mich von den Hunderten von Menschen, die aufgrund dieser Erkrankung an den Rollstuhl gefesselt waren oder starben? Wieso blieb mir dieses Schicksal erspart? War es einfach Glück? Nein, ganz bestimmt nicht. Es war mein Lymphsystem. Ich kam im Jahre 1966 mit Agent Orange in Kontakt, und der Muskelschwund setzte im Jahre 1986 ein, aber bereits im Jahre 1970, nur vier Jahre nachdem ich mit dem Gift in Berührung gekommen war, begann ich gut für mein Lymphsystem zu sorgen. Nicht wegen Agent Orange, denn es dauerte ja noch weitere 16 Jahre, bis ich erfuhr, dass ich dem Gift ausgesetzt gewesen war. Nein, ich begann damals, mein Lymphsystem zu entgiften, um etwas gegen meine Schmerzen und andere gesundheitliche Probleme zu tun. Ich hatte zu dieser Zeit keine Ahnung, dass meine Bemühungen mir einmal das Leben retten würden! Mein Körper hatte einen 16-jährigen Vorsprung im Kampf gegen die Auswirkungen der Vergiftung, den andere an Peripherer Neuropathie Erkrankte nicht hatten. Das war der Unterschied!

Ich habe es mir zur Aufgabe gemacht, so viele Menschen wie möglich darüber aufzuklären, auf welch scheinbar wunderbare Weise sich ihr Gesundheitszustand durch die richtige Pflege des Lymphsystems verbessern kann. Für die meisten Leute ist das ein völlig neues Thema, etwas, womit sie nicht im Geringsten vertraut sind. Und weil ihnen alles, was mit ihrem Lymphsystem zusammenhängt, so fremd ist, verlangen die meisten nach irgendeinem eindeutigen Beweis für seinen Wert. Besonders, wenn man bedenkt, dass ständig irgendjemand den neuesten, größten Durchbruch verkündet, der angeblich alles andere in den Schatten stellt und das ganze Leben verändert. Die Menschen haben kein Interesse an Spekulationen. Sie wollen von Dingen hören, die man *wirklich weiß.* Sie verlangen Beweise, die auf realen Erfahrungen beruhen.

Ich kann mit solcher Überzeugung und Gewissheit sagen, was diejenigen erwarten können, die ihr Lymphsystem gut pflegen, weil genau das in meinem Fall lebensrettend war. Gibt es einen besseren Beweis? Wenn es meinem Lymphsystem gelang, die Auswirkungen des tödlichsten Giftes der Welt zu überwinden, wie viel leichter hat es dann Ihr Lymphsystem, mit den normalen, alltäglichen, vom Körper produzierten Giftstoffen fertig zu werden, die die Ursache von Fibromyalgie, Lupus, Arthritis, CMS und einer Reihe anderer Schmerzzustände sind? Sie müssen nur die notwendigen Schritte unternehmen, um die bemerkenswerten Entgiftungs- und Selbstheilungskräfte Ihres Körpers zu aktivieren.

Es macht mich traurig, wenn ich manche Menschen sagen höre: »Mein Körper ist mein Feind« oder »Mein Körper hat sich gegen mich verschworen.« Nichts könnte weiter von der Wahrheit entfernt sein. Ihr Körper ist Ihr stärkster Verbündeter. Sie müssen nur lernen, ihm »aus dem Weg zu gehen«, damit er tun kann, was er bereits zu tun versucht. Eigentlich müssten wir ununterbrochen über die Intelligenz unseres Körpers staunen, aber wir betrachten sie mehr oder weniger als etwas Selbstverständliches. Wir müssen anfangen, ein Gefühl der Achtung und Anerkennung für die unvergleichliche Selbstheilungskraft unseres Körpers zu entwickeln.

Wenn Sie erlauben, möchte ich diesen Teil des Buches mit einer letzten »Wasser-Analogie« beenden. Stellen Sie sich einen Mann in einem kleinen Ruderboot auf dem Wasser vor. Er ist weit vom Land entfernt und hat kein Ruder, kein Paddel, nichts, um das Boot in Richtung Land zu bewegen. Die Seiten des Bootes sind zu hoch, um mit den Händen zu paddeln, und so ist er draußen auf dem Wasser in seinem Boot gefangen und kommt um. Er wünschte sich nichts sehnlicher als irgendein Hilfsmittel, das ihn hätte an Land bringen können. Welch eine Ironie und wie sinnlos wäre sein Tod gewesen, wenn sich hinten an seinem Boot ein leistungsfähiger Motor befunden hätte, den er nie bemerkt und deshalb nie benutzt hatte? Er hätte diesen Motor jederzeit starten und sich in Sicherheit bringen können, anstatt einen sinnlosen und qualvollen Tod zu sterben.

Ihr Lymphsystem ist dieser Motor. Sie können ihn jederzeit

in Gang setzen und sich damit vor allen chronischen Schmerzzuständen retten. Ihr Lymphsystem wartet geduldig darauf,
dass Sie ihm Gelegenheit geben, seine spezielle Aufgabe zu
erfüllen. Das wirft natürlich jetzt die Frage auf, wie man vor-
gehen muss, um das Lymphsystem »zu starten« und sich dadurch retten zu können. Das, liebe Leser, ist das Thema des
zweiten Teils dieses Buches.

Teil II
Die Lösung

Einführung in die drei Schritte zur Heilung

Energie – die Essenz des Lebens

Wir sind hier, um zu essen. Ja, wir Menschen sind »Essmaschinen«. Die meisten inneren Organe unseres Körpers sind auf die eine oder andere Weise an den drei primären Lebensprozessen beteiligt. Sie erinnern sich? Nahrungsaufnahme, Stoffwechsel und Ausscheidung von Abfallstoffen. Nahrung spielt eine zentrale Rolle im Leben eines jeden Menschen. Wir essen etwa alle vier Stunden (während wir wach sind) und in vielen Fällen noch häufiger. Für die meisten Menschen ist die Vorstellung, einen ganzen Tag ohne einen Bissen Nahrung auszukommen, etwa so verlockend wie ein Sturz von der Treppe.

Essen ist keine freiwillige Handlung. Wir *müssen* essen, weil wir sonst sterben. Punkt. Nahrung ist neben Wasser und Luft eine der unverzichtbaren Grundvoraussetzungen für unser Überleben. Aus der Nahrung, die wir zu uns nehmen, beziehen wir nicht nur die Nährstoffe, die der Körper braucht, um die verschiedenen Gewebe zu bilden, zu reparieren und am Leben zu erhalten, sondern auch die notwendige Energie für die unzähligen Aktivitäten des Körpers in jedem Augenblick. Es scheint fast unglaublich, dass unser Körper, der durchschnittlich zwischen 45 und 90 Kilo wiegt, im Laufe seines Lebens durchschnittlich etwa 70 Tonnen Nahrungsmittel zu sich nimmt.

Versuchen Sie, sich einmal vorzustellen, wie viel Zeit und

Energie es im Laufe eines Lebens kostet, all diese Nahrungsmittel herbeizuschaffen, zuzubereiten und zu verzehren.
Nachdem die Nahrung zerkaut und geschluckt wurde, muss
der Körper sie verarbeiten, alles, was er braucht, extrahieren,
Nährstoffe und Energie an alle Zellen liefern und den entstehenden Abfall entsorgen. 70 Tonnen im Laufe eines Lebens!
Das ist in der Tat eine erstaunliche Leistung.

Es ist kaum möglich, über Nahrung zu sprechen, ohne
gleichzeitig das Thema »Energie« ins Spiel zu bringen. Energie ist dieses absolut unverzichtbare Element, das für alle größeren oder kleineren Aktivitäten des Körpers unbedingt gebraucht wird. Ist Energie im Überfluss vorhanden, macht das
Leben viel mehr Spaß. Mangelt es aber an Energie, wird das
Leben mühsam, eine Last. Und wenn überhaupt keine Energie mehr da ist, ist das Leben zu Ende. Ich habe noch nie gehört, dass sich Leute über zu viel Energie beschwert hätten!

Energie ist die Essenz des Lebens. Sie ist unser kostbarstes
Gut. Es ist wichtig, sich bewusst zu machen, dass man wirklich alles tun muss, um Lebensenergie zu bewahren und nicht
unnötig zu verschwenden. Wenn wir am Morgen aufwachen,
steht uns die gesamte Energiemenge für diesen einen Tag zur
Verfügung, die sich während des Schlafes aufgebaut hat. Es
kostet Energie, mit den Augen zu blinzeln, aufzustehen, sich
hinzusetzen oder einen Stift in die Hand zu nehmen. Natürlich kostet es mehr Energie, einen Marathon zu laufen, als
sich die Zähne zu putzen, aber die Energiereserven des Körpers werden ständig aufgebraucht, sei es in kleinen oder großen »Raten«. Und wenn die Tagesmenge verbraucht ist, ist
Schluss. Wenn das geschieht, bevor alle Aktivitäten des Tages

erledigt sind, hört man Sätze wie: »Ich kann nicht glauben, dass es erst zwei Uhr nachmittags ist, ich bin völlig erledigt« oder ähnliche Kommentare, die darauf hinweisen, dass eine Person keine Energie mehr hat.

Warum trinken Ihrer Meinung nach so viele Leute Kaffee oder Cola oder andere koffeinhaltige Getränke? Manche kaufen sich sogar rezeptfreie »Wachmacher«, die eine künstliche Stimulation bewirken. Aber all diese Hilfsmittel fordern ihren Tribut. Es ist keine echte Energie. Für diese »Anregung« muss der Körper auf seine Energiereserven zurückgreifen, um »einen Gang höher zu schalten« und das, was er als Reizstoff oder Gift wahrnimmt, aus seinem System hinauszubefördern. Darauf folgt unweigerlich ein Energieabfall, der ein weiteres, noch stärkeres Stimulans erforderlich macht. Es ist schwer, diesen Teufelskreis zu durchbrechen, der im Laufe der Zeit seinen Tribut vom Körper fordert.

Sie können den täglichen Energieverbrauch mit dem Geldausgeben vergleichen. Wenn Sie für einen bestimmten Zeitraum 1000 Euro zur Verfügung haben, können Sie diese Summe entweder in großen oder kleinen Beträgen ausgeben. Ist das Geld alle, bevor Sie wieder Nachschub bekommen, müssen Sie sich vielleicht etwas borgen, um über die Runden zu kommen. Aber das gibt es nicht umsonst. Normalerweise müssen Sie das geborgte Geld mit Zinsen zurückzahlen. Und wenn Sie immer so weitermachen, kommen Sie mit der Rückzahlung gar nicht mehr nach und haben permanent Schulden. Dasselbe kann Ihnen mit Ihrer Energie passieren. In diesem Fall machen sich die Schulden durch einen schlechteren Gesundheitszustand bemerkbar.

Die Verdauung verbraucht am meisten Energie

Möchten Sie raten, für welche Aktivität der Körper die meiste Energie verbraucht? Mehr als für alle anderen Aktivitäten *zusammen?* Natürlich die Verdauung! Denken Sie einmal über Folgendes nach: Alles, was Sie im Laufe Ihres Lebens tun – und ich meine wirklich alles, wofür Energie benötigt wird –, kostet zusammen genommen weniger Energie als die Verdauung und Verstoffwechslung jener etwa 50 bis 70 Tonnen Nahrung, die Sie im Laufe Ihres Lebens zu sich nehmen werden. Wenn Essen im Magen ankommt, ist das eine absolute Priorität für den Körper. Die Nahrung kann nicht einfach im Magen liegen bleiben. Also stellt der Körper sofort sämtliche Energie zur Verfügung, die für den im Magen beginnenden Verdauungsprozess benötigt wird.

Waren Sie nach dem Essen schon einmal müde? Natürlich! Jeder wird nach dem Essen müde. Und je üppiger die Mahlzeit, desto müder werden Sie. Was haben Sie direkt nach Ihrem letzten großen Festessen gemacht? Ihre Laufschuhe gesucht oder sich auf die Couch gelegt? Gibt es unter den Lesern irgendjemanden, der nicht weiß, was ein »Mittagsschlaf« ist? Die Leute nehmen ein üppiges Mittagessen zu sich, und dann müssen sie ein Nickerchen machen.

Der Schlüssel zur Überwindung der mit Fibromyalgie, Lupus, Arthritis und CMS verbundenen Schmerzen und anderer Schmerzerkrankungen ist die Energiemenge, die regelmäßig im Verdauungstrakt freigesetzt und dem Lymphsystem für die Entfernung von Toxinen aus dem Bindegewebe und deren Abtransport aus dem Körper zur Verfügung gestellt werden kann. Ich wiederhole: Der Schlüssel zur Überwindung

der mit Fibromyalgie, Lupus, Arthritis und CMS verbundenen Schmerzen und anderer Schmerzerkrankungen ist die
Energiemenge, die regelmäßig im Verdauungstrakt freigesetzt und dem Lymphsystem für die Entfernung von Giftstoffen aus dem Bindegewebe und deren Abtransport aus dem
Körper zur Verfügung gestellt werden kann.

Erinnern Sie sich noch an meine Feststellung, dass jede
Krankheit letztendlich auf eine ineffektive Verdauung zurückgeführt werden kann? Ob es sich um Fibromyalgie, Lupus, Arthritis, das CMS, Herzerkrankungen, Krebs, Diabetes
oder Kopfschmerzen handelt – alles beginnt damit, wie gut
oder schlecht die Nahrung verdaut wird und wie schnell sie
den Magen verlässt. Liegt die Nahrung nur drei anstatt sieben
oder acht Stunden im Magen, wird logischerweise viel weniger Energie für ihre Verarbeitung und ihren Transport durch
den Darmtrakt benötigt.

Die Wahrheit ist schlicht und ergreifend, dass im Verdauungstrakt unnötigerweise mehr Energie vergeudet wird als
durch irgendeine andere Ursache. Wir können so essen, dass
die Verdauung beschleunigt und Energie freigesetzt wird, aber
wir können auch auf eine Weise essen, die die Verdauung behindert und so zur Energieverschwendung beiträgt. Die einfache Gleichung lautet: Je weniger Energie für die höchste Priorität des Körpers, die Verdauung, benötigt wird, desto mehr
Energie steht für die Ausleitung und den Abtransport von Toxinen zur Verfügung. Falls all das neu für Sie ist, finden Sie
es sicher sonderbar, wenn ich Ihnen sage, dass die Überwindung Ihrer Schmerzen, die Sie vielleicht seit Jahren quälen
und nur mit Schmerzmitteln zu ertragen sind, in Ihrem Ma-

gen beginnt. Aber wie sonderbar es auch klingen mag – es ist die Wahrheit. Erfolg oder Misserfolg hängen also von Ihrer Bereitschaft ab, ein paar einfache, aber strategisch wichtige Veränderungen in Ihrer Ernährungsweise vorzunehmen, die dazu führen, dass aus dem energieintensiven Verdauungsprozess Energie frei wird. Diese »neu gewonnene« Energie wird automatisch zum Lymphsystem umgeleitet, damit dieses die Ausschwemmung von Giftstoffen vorantreiben kann. Ich behaupte, dass die Art und Weise, auf die Sie sich bisher ernährt haben, der Grund für Ihr gegenwärtiges Leiden ist. Also müssen diese Ernährungsgewohnheiten geändert werden.

Bevor ich aber ein weiteres Wort darüber verliere, möchte ich zunächst einmal alle Bedenken zerstreuen, die nun vielleicht in Ihnen aufkeimen. Sie müssen weder Holzchips knabbern noch geschnittenes Gras mit Mineralwasser hinunterspülen. Das können Sie getrost vergessen. Das Essen spielt eine viel zu große Rolle in unserem Leben, als dass wir es zu einer klinischen Angelegenheit mit Kalorien zählen, Portionen abmessen und Entzugserscheinungen machen könnten.

Essen *muss* eine genussvolle Erfahrung bleiben. Außerdem wäre ich als überzeugter »Foodaholic«, der die Gaben der Natur und das Essen liebt, niemals mit irgendwelchen Ernährungsrichtlinien einverstanden, die auf Einschränkung und Mangel beruhen und ein nagendes Hungergefühl, Langeweile und den Wunsch »nach mehr« hinterlassen. Es werden keine Nahrungsgruppen ausgeschlossen und es gibt weder unsinnige Diäten noch lange, komplizierte Listen von Geboten und Verboten. Ja, Veränderungen sind nötig, aber ich glaube, Sie werden nicht nur überrascht, sondern auch erfreut über einen Ernährungsplan sein, der einfach, unkompliziert und sinnvoll ist – und Ihren Gaumen zufrieden stellt.

Überforderung des Verdauungssystems

Meine langjährigen Erfahrungen auf diesem Gebiet haben mir gezeigt, dass die meisten Menschen gar nicht in Betracht ziehen, dass unser Verdauungssystem Grenzen hat. Der Verdauungstrakt *leistet* Außergewöhnliches und wird unter allen Umständen sogar dann sein Bestes geben, wenn man ihm zu viel zumutet und ihn zwingt, über seine Grenzen hinauszugehen. Wird er aber ständig überlastet, muss das unweigerlich zu Problemen führen, von denen die Magen- und Verdauungsprobleme nicht gerade die geringfügigsten sind. Die meisten Menschen leben in der falschen Vorstellung, sie könnten zu jeder Tages- und Nachtzeit jede beliebige Art und Kombination von Nahrungsmitteln zu sich nehmen, ohne dass ihr Körper rebelliert. Das ist einer der Hauptgründe dafür, dass es in unserem Land weltweit die meisten degenerativen Erkrankungen gibt und so viele Menschen ständig unter quälenden Schmerzen leiden.

Sie würden doch auch Ihr Muskel- und Skelettsystem nicht über seine Kapazität hinaus belasten, indem Sie von Ihrem Körper verlangten, Autos hochzuheben und umherzutragen, um damit Ihren Lebensunterhalt zu verdienen. Natürlich nicht. Sie wissen, dass Ihre Muskulatur nur ein bestimmtes Gewicht verkraften kann. Aber vom Verdauungssystem verlangen wir täglich, sozusagen mehr zu heben, als es tragen kann. Ich weiß nicht, wie zum Teufel die Leute auf die Idee kamen, sie könnten jederzeit absolut alles essen, wonach ihnen der

Sinn steht und der Körper würde es, solange man nur kaut und schluckt, schon in gesundes Gewebe umwandeln. Nein, das tut er nicht!

Warum werden Ihrer Meinung nach Jahr für Jahr Milliarden und Abermilliarden Dollar für Verdauungshilfen ausgegeben? Rezeptfreie und verschreibungspflichtige Medikamente gegen Magenschmerzen, Magenverstimmung, Blähungen, Aufgetriebenheit, zu viel Magensäure, Sodbrennen, Reflux-Gastritis und Magengeschwüre, Reizdarm und Verstopfung sind eine weitere Haupteinnahmequelle der Pharmaindustrie. Warum bedarf es so vieler Medikamente, um einen so natürlichen und normalen Vorgang wie die Verdauung zu unterstützen?

Ich werde mir bei dieser Gelegenheit erlauben, einen meiner beliebtesten »Aufreger« zu erwähnen: das Magenvirus. Die Magenvirustheorie ist eine der absurdesten und idiotischsten Vorstellungen, die dem ahnungslosen Volk je untergeschoben wurde. Als ob es einen mikroskopisch kleinen Organismus gäbe, der einzig und allein zu dem Zweck existiert, in den Magen eines Menschen vorzudringen und bei seinem Wirt Übelkeit auszulösen. Ja, und Zigaretten tragen nichts zur Entstehung von Lungenkrebs bei, und Politiker lügen nie. Die Bezeichnung *Magenvirus* gehört inzwischen schon zu unserem Alltagsvokabular.

Ich möchte wetten, dass diese ganze Magenvirusgeschichte eine Erfindung von Ärzten ist, die sich aus Prinzip niemals mit den Zusammenhängen zwischen Ernährung und Gesundheit beschäftigen. Mit der Aufgabe konfrontiert, etwas so Eindeutiges wie Übelkeit und Erbrechen zu erklären, greifen die verwirrten, falsch informierten Prüflinge jener medizinischen

Hochschulen, welche gar nicht daran interessiert sind, Ernährungswissenschaft zu lehren, dann auf ihren beliebtesten Sündenbock zurück: »Oh, das muss ein Magenvirus sein.«

Verdauungsprobleme sind Jahr für Jahr eine der einträglichsten Geldquellen der pharmazeutischen Industrie. Glauben Sie wirklich, das sei Zufall? All diese Probleme sind, wie verrückt das auch klingen mag, darauf zurückzuführen, dass man den Leuten nie beigebracht hat, wie man richtig isst. Ich meine natürlich nicht, dass sie nie gelernt haben, wie man Essen in den Mund bekommt. Das haben wir alle perfekt gelernt! Ich meine, dass die meisten Leute nie gelernt haben, auf eine Weise zu essen, die nicht nur das *Bedürfnis* zu essen – und gut zu essen – befriedigt, sondern auch Rücksicht auf die begrenzte Kapazität des Verdauungssystems nimmt.

Ich erinnere mich an einen Artikel, den ich vor vielen Jahren, etwa Anfang der 1970er, las und dessen Überschrift mich zunächst verunsicherte, weil ich damals nichts damit anfangen konnte. Der Titel lautete: »Nahrung, die einzig wahre Medizin für den Menschen.« Ich war verblüfft, denn ich hatte »Nahrung« bis dahin ausschließlich mit leckerem Essen und Medizin mit Kranksein in Verbindung gebracht. Nahrung war für mich definitiv keine Medizin. Nachdem ich den Artikel gelesen hatte, dachte ich allerdings etwas anders darüber.

Ich kann mich nicht mehr an den genauen Wortlaut erinnern, aber ich erinnere mich noch sehr gut an den Inhalt. Die Aussage war, dass die Art und Qualität der Nahrung, die wir zu uns nehmen und unsere Art und Weise, sie zu verzehren, uns krank machen können. Und dass uns unsere Nahrung wieder gesund machen kann, wenn wir unsere Ernährungsgewohnheiten ändern. Die drei Schritte zur Heilung, die ich im Folgenden beschreibe, dienen speziell dem Zweck, Ihren Körper in seinem unablässigen Bemühen, Ihre Gesundheit wiederherzustellen, zu unterstützen.

Die erfolgreiche Ernährungsstrategie

Der Schlüssel zum Erfolg ist eine besondere »Ernährungsstrategie«. Es geht also gar nicht darum, die Dinge, die Sie zurzeit normalerweise essen, durch andere zu ersetzen oder Vegetarier zu werden oder nicht essen zu dürfen, wenn man hungrig ist oder den gesamten Lebensstil radikal zu verändern. Stattdessen gibt es ganz bestimmte Möglichkeiten, die Nahrungsaufnahme – was Sie essen, wann Sie essen und wie Sie essen – im Hinblick auf die Kombination der Nahrungsmittel so zu steuern, dass die Verweildauer der Nahrung im Magen auf ein Minimum reduziert wird. Damit verbraucht der Verdauungsprozess nicht die kostbare Energie, die genutzt werden kann, um die Arbeit Ihres Lymphsystems optimal zu unterstützen. Ich spreche hier im Grunde von einer »Feinabstimmung«. Man kann sich das wie bei der Einstellung eines Radiosenders vorstellen. Wenn Sie den Sender hören möchten, der auf 102.5 MHZ sendet und das Radio auf 102.4 oder 102.6 MHZ eingestellt ist, wird die Musik durch ein Rauschen gestört. Aber sobald Sie ein wenig am Regler drehen, bis er exakt auf 102.5 MHZ steht, hören Sie die Musik laut und klar. Dasselbe werden Sie mit Ihrer Ernährung machen – eine Feineinstellung. Und Sie werden überrascht sein, welche große Wirkung so eine kleine Anpassung hat.

Im Jahre 1923 kannte man 12 Nahrungsmittelgruppen. Im

Jahre 1941 wurde diese Zahl auf sieben reduziert und seit 1960 sprechen wir von vier Nahrungsmittelgruppen. Auch wenn das 4-Gruppen-Modell um einiges einfacher ist als das 12-Gruppen-Modell, blieb es dennoch bis heute Gegenstand vieler Kontroversen und führt oft zu einiger Verwirrung. Ich möchte die Sache für Sie vereinfachen. Um die in diesem Buch formulierten Ziele zu erreichen und sich von Ihren Schmerzen zu befreien, müssen Sie sich nur mit zwei Gruppen von Nahrungsmitteln befassen.

Vergessen wir nicht, warum wir Menschen überhaupt essen müssen. Sie erinnern sich? *Um zu überleben.* Ja, die Nahrungsaufnahme ist auch ein angenehmer, lustvoller Aspekt des Lebens. Mit Familienmitgliedern und Freunden an einem mit leckeren Speisen gedeckten Tisch zu sitzen ist mit Sicherheit ein großes Vergnügen. Aber das ganze Vergnügen, die nette Gesellschaft und das Gute, das mit dem gemeinsamen Essen und dem Teilen der Nahrung verbunden ist, ist zweitrangig neben dem Überlebenstrieb, dem Hauptgrund für die Nahrungsaufnahme.

Das Leben ist schließlich das größte Geschenk. Eines meiner Lieblingszitate stammt von dem bekannten Philosophen und Schriftsteller William Blake: »Alles, was lebt, ist heilig, das Leben freut sich am Leben.« Mir gefällt besonders der letzte Teil dieses Satzes. Es sind nur sechs Worte, aber sie sprechen Bände: »Das Leben freut sich am Leben.« Was könnte wahrer und tiefsinniger sein?

Während Wissenschaftler, Himmelsforscher und Astronauten die äußeren Bereiche unseres Universums erforschen, wird deutlich, dass bei dieser Erforschung des Raumes doch ein Element ganz offensichtlich fehlt: das Leben. Nirgendwo stoßen sie auf Leben, wie viele Milliarden Kilometer sie mit ihren Sonden auch in den Weltraum vorstoßen. Es scheint fast so, als sei alles Leben, das in diesem Universum existiert, auf unserem kleinen Planeten Erde versammelt.

Können Sie sich vorstellen, was geschähe, wenn eine der Sonden, die die NASA zum Mars schickt, das Bild einer aus dem Marsboden wachsenden Blume zur Erde senden würde? Es wäre die bedeutendste Entdeckung in der gesamten Geschichte der Menschheit. Eine einzige Blume! Wenn Sie sich auf unserem Planeten umschauen, fällt Ihr Blick überall auf üppig sprießendes Leben. Und sogar in den kärgsten, unwirtlichsten Regionen der Erde, wo die Temperaturen über 50 Grad Celsius steigen oder 60 Grad unter den Nullpunkt fallen können, finden wir noch Leben. In manchen Gegenden unseres Planeten hat sich eine so vielfältige Flora und Fauna entwickelt, dass Tausende von Arten bis heute noch nicht isoliert und benannt wurden. Wie besonders und einzigartig unser Planet doch ist, und wie glücklich wir uns schätzen können, an diesem Wunder teilzuhaben.

Lebendige und tote Nahrung

Da, wie William Blake so schön formulierte, »sich das Leben am Leben freut«, möchte ich Ihnen eine Frage stellen. Welche Art von Nahrung ist, angesichts der Tatsache, dass wir Nahrung zu uns nehmen *müssen*, um das große Geschenk des Lebens zu verlängern und aufrechtzuerhalten, Ihrer Meinung nach besser für den lebendigen Organismus – lebendige oder tote Nahrung? Wahrscheinlich denken Sie jetzt: »Was für eine schwachsinnige Frage! Natürlich ist lebendige Nahrung toter Nahrung überlegen. Warum stellt er diese Frage überhaupt?«

Vielleicht schockiert es Sie zu erfahren, dass im überwiegenden Teil der Nahrung, die die meisten Menschen zu sich nehmen, jegliches Leben zerstört wurde. Und es ist ziemlich wahrscheinlich – aber nehmen Sie folgende Worte bitte nicht allzu persönlich, denn ich möchte niemanden beleidigen –, dass *Sie* einer dieser Menschen sind und damit zur Mehrheit gehören. Obwohl ich Ihnen nie begegnet bin, kann ich getrost eine solche Behauptung aufstellen, denn wären Sie nicht einer der Menschen, die viel mehr tote als lebendige Nahrung zu sich nehmen, würden Sie wahrscheinlich kein Buch lesen, das davon handelt, wie man eine Schmerzerkrankung heilt.

Sie können auf ganz einfache Weise feststellen, ob ich mit meiner Behauptung, dass Ihre Ernährung überwiegend auf toter Nahrung basiert, recht habe. Bevor ich Ihnen aber verrate, wie Sie das für sich herausfinden können, möchte ich sichergehen, dass Sie genau wissen, nach welchen Kriterien ein Nahrungsmittel lebendig ist – oder nicht. Innerhalb eines Kreislaufs, der gewiss einer der eindrucksvollsten Beweise für die unglaubliche Intelligenz ist, die unser Leben steuert, entnehmen wir unserer Umgebung lebendige Materie, die wir zerkauen und schlucken und die wiederum zu einem Teil unseres Körpers wird. Das ist gleichzeitig unglaublich und unvorstellbar genial. Wir werden, im wahrsten Sinne des Wortes, durch das ständige Essen von Nahrungsmitteln am Leben erhalten, die wir unserer Umwelt entnehmen. Und das Ganze ist so konzipiert, dass diese Nahrung nicht nur alle notwendi-

137

gen Bausteine für unseren Körper und die notwendige Energie für alle seine Aktivitäten bereitstellt, sondern außerdem noch ein essenzielles Element liefert, das die Nahrung aufspaltet, wenn sie in den Magen gelangt. Dieses Element ist nicht nur die lebendige Essenz unserer Nahrung, sondern erstaunlicherweise *aller Lebewesen*. Und worum handelt es sich bei diesem wunderbaren Element? Um winzige Proteine, die wir *Enzyme* nennen.

Sie haben gewiss schon einmal von Enzymen gehört, aber wussten Sie auch, dass alles Lebendige auf diesem Planeten aufgrund von Enzymen lebendig ist? Jede Pflanze, jedes Tier und jeder Mensch verdankt sein Leben den Enzymen. Gäbe es keine Enzyme, wäre diese Erde so unbelebt und öde wie der Mars. Hier also nun die beiden Nahrungsmittelgruppen, aus denen Sie Ihre gesamte Ernährung zusammenstellen werden: Die erste Gruppe besteht aus lebendigen Nahrungsmitteln, mit anderen Worten, diese Nahrungsmittel enthalten noch die gesamte Menge an intakten Enzymen, die bereit und in der Lage sind, die wichtige Aufgabe der Verdauung im Magen zu übernehmen. Die zweite Gruppe besteht aus den Nahrungsmitteln, deren Enzyme zerstört wurden. Dadurch wurden die Lebensmittel zu toter Nahrung, die den Körper zwingt, *eigene* Enzyme zu produzieren, um das Essen verdauen zu können. Beim Verzehr enzymreicher Nahrungsmittel muss der Körper nur ein Minimum an Verdauungsenergie aufbringen, und genau das wollen wir erreichen. Enzymarme Nahrungsmittel dagegen erfordern eine erhebliche Menge an Verdauungsenergie.

In Anbetracht der Tatsache, dass eine effektive und effiziente Verdauung der Nahrung im Magen eine wesentliche Voraussetzung für die dauerhafte Heilung von Schmerzerkrankungen ist, sagt uns die Vernunft, dass enzymreiche Lebensmittel die Nahrung der Wahl für jeden Menschen sein müssen, der schmerz- und beschwerdefrei leben will.

Nun müsste die nächste Frage lauten: »Aufweiche Weise werden Enzyme zerstört?« Durch Hitze! Hitze macht ihnen den Garaus. Tatsächlich werden alle in einem Lebensmittel enthaltenen Enzyme bei einer Temperatur von 48 Grad Celsius vollständig zerstört, nicht nur reduziert oder abgeschwächt. Bei industriell aufbereiteten, abgepackten oder gekochten Lebensmitteln sind alle Enzyme zerstört, weil die Temperatur zur Aufbereitung weit über 48 Grad liegt. Das bedeutet nicht, dass diese Nahrungsmittel nicht verdaut werden, denn *alle* Nahrung muss die Anfangsstadien der Verdauung im Magen auf die eine oder andere Weise durchlaufen. Es bedeutet aber, dass die Nahrung zwangsläufig übermäßig lange im Magen liegt. Das führt einerseits dazu, dass eine riesige Menge an Energie verschwendet wird und die Energieressourcen des Körpers geplündert werden und ist andererseits die Ursache der bereits erwähnten, zahlreichen Verdauungsbeschwerden.

Der Enzym-Test

Mit folgendem einfachen Test können Sie überprüfen, ob Sie tatsächlich weniger lebendige als tote Nahrung essen. Nehmen Sie ein Blatt Papier und ziehen Sie in der Mitte eine durchgehende vertikale Linie. Schreiben Sie dann über einen Zeitraum von einem Tag, drei Tagen oder einer Woche absolut alles auf, was Sie zu sich nehmen. Lassen Sie nichts aus, nicht einmal das kleinste Häppchen. Auf der linken Seite des Blattes listen Sie alle Nahrungsmittel auf, deren Enzyme entweder durch industrielle Aufbereitung oder durch Kochen zerstört wurden. Auf der rechten Seite schreiben Sie alle Lebensmittel auf, deren Enzyme unversehrt waren.

Ich will Ihnen ein wenig beim Sortieren helfen. Auf der rechten Seite Ihres Blattes stehen nur völlig naturbelassene, rohe Lebensmittel. Das heißt alle Früchte, Gemüse, Nüsse, Samen und Säfte. Sonst nichts. Aber vergessen Sie nicht: Diese Lebensmittel dürfen weder *erhitzt* noch *gekocht* worden sein. Bei den Früchten muss es sich um frisches Obst handeln, keinen Obstsalat aus der Dose oder aus gedünsteten Früchten. Das Gemüse muss ebenfalls roh sein. Dasselbe gilt für die Nüsse und Samen, die nicht geröstet sein dürfen. Und die Säfte dürfen nicht pasteurisiert sein. In der linken Spalte des Blattes führen Sie alles andere auf.

Wenn Sie zum Frühstück beispielsweise Eier mit Speck, Toast und Kaffee oder Pfannkuchen und Kartoffelpuffer oder Haferflocken und ein Glas Milch zu sich nehmen, schreiben Sie all das in die linke Spalte. Vielleicht haben Sie auch, um sich bewusst zu ernähren, ein Schälchen Kleie oder Weizenflocken – die laut Werbung zur Senkung des Cholesterinspiegels beitragen »könnten« – mit fettarmer Milch verzehrt. Ja, das ist immer noch besser als so widerwärtige Dinge wie *Fruit Loops* oder ähnliche Scheußlichkeiten, die so mit chemischen Farbstoffen, Zusatzstoffen, Industriezucker und Konservierungsstoffen durchtränkt sind, dass Ratten lieber die Packung vertilgen und den Inhalt liegen lassen. Aber auch die weniger bedenklichen Getreideflocken und die Milch wurden so stark erhitzt, dass nichts Lebendiges überleben konnte. Schon gar nicht die empfindlichen Enzyme und Nährstoffe, die so wichtig für den Körper sind. All das schreiben Sie auf die linke Seite des Blattes.

Wenn Sie zum Frühstück eine halbe Grapefruit und etwas Orangensaft oder einen Obstsalat aus frischen Früchten zu sich nehmen, listen Sie diese Dinge in der rechten Spalte auf. Vergessen Sie nicht, dass der Orangensaft unpasteurisiert sein muss, um als »frisch« zu gelten. Das schließt also alle in bunten Kartons verpackten Orangensäfte aus, die die Werbung als den »reinen, natürlichen Sonnenschein Floridas« oder mit irgendeinem anderen Slogan anpreist, um Sie dazu zu bringen, Orangensaft zu konsumieren. All diese Säfte wurden über 48 Grad erhitzt, wobei die Enzyme völlig zerstört wurden. Die Werbeleute wollen uns weismachen, es handele sich um frische, natürliche Säfte, aber das ist nicht der Fall. Ja, im Körper ist der pasteurisierte Saft rein – reine Säure. Dasselbe gilt für andere Fruchtsäfte, die Sie in Flaschen oder Kartons kaufen. Wenn sie pasteurisiert sind, enthalten sie keine Enzyme mehr.

Dasselbe machen Sie dann mit dem Mittag- und Abendessen. Nur die ungekochten, nicht aufbereiteten Lebensmittel kommen in die rechte Spalte. Das Brot und die Butter, die Nudeln, Fleisch, Hähnchen, Fisch, Milch und Milchprodukte, Bratkartoffeln, Limonade und Kaffee – das alles gehört in die linke Spalte. Den Salat tragen Sie rechts ein.

Jetzt höre ich schon einige Leser aufschreien: »Moment mal! Wenn Sie damit sagen wollen, dass ich jetzt Rohköstler werden soll und nie mehr etwas Gekochtes essen darf, sind Sie nicht ganz bei Trost. Dann schlucke ich lieber Tabletten«. Ich kann Ihnen versichern, dass ich definitiv *nicht* sage, Sie dürften nur rohe Nahrung essen. Ich versuche, Sie nur auf eine Tatsache hinzuweisen. Die Tatsache, dass man Ihnen, wie den meisten anderen Menschen, aus irgendeinem unerfindlichen Grund weisgemacht hat, Sie müssten, um Ihren Körper ausreichend zu ernähren, Nahrung zu sich nehmen, aus der alles Leben herausgekocht wurde.

Erhöhen Sie den Anteil an lebendiger Nahrung

Wir sind die einzige Spezies auf diesem Planeten, die gerade jene Stoffe, die der Körper am dringendsten braucht, vor dem Verzehr durch Kochen aus den Nahrungsmitteln entfernt. Und dann wundern wir uns, dass es uns schlecht geht. Schauen Sie sich die anderen Lebewesen an – auf dem Land, im Wasser, in der Luft: *Alle* verzehren ihre Nahrung ungekocht und unverarbeitet. Und sie leiden nicht an Fibromyalgie, Lupus, Arthritis und CMS. Auch nicht an Krebs, Herzkrankheiten, Diabetes, Osteoporose oder Fettsucht. *Es sei denn* ... es sei denn, sie kommen mit uns in Kontakt. Tiere, die in Zoos oder als Haustiere gehalten werden oder aus anderen Gründen Zugang zu unserer Nahrung haben, entwickeln genau dieselben Krankheitsbilder wie der Mensch. Und was sagt Ihnen das? Könnte es noch offensichtlicher sein?

Im Rahmen einer klassischen, bekannten Studie, die über einen Zeitraum von zehn Jahren durchgeführt wurde, fütterte man Katzen und Mäuse ausschließlich mit Fleisch und Milch. Die Versuchstiere, die nur rohes Fleisch und rohe Milch bekamen, erreichten *ausnahmslos* bei bester Gesundheit ein hohes Alter. Von den anderen, die ausschließlich mit gekochtem

Fleisch und pasteurisierter Milch gefüttert wurden, entwickelten *alle* irgendein Krankheitsbild und starben vorzeitig.[36] Diese reale, anerkannte Studie lässt absolut keinen Zweifel daran, dass das, was ich über lebendige und tote Nahrung sage, den Tatsachen entspricht. Die Richtigkeit der Aussagen, die ich hier über den Verzehr lebendiger Nahrung im Gegensatz zu nicht lebendiger Nahrung gemacht habe, ist nachweisbar, unleugbar und unwiderlegbar. Und dennoch nehmen die meisten Leute, insbesondere die, deren Gesundheit auf irgendeine Weise beeinträchtigt ist, im Durchschnitt nur etwa 10 Prozent oder sogar noch *weniger* lebendige Nahrung zu sich. Kein Wunder, dass sie unter Schmerzen, Unwohlsein und Energiemangel leiden. Wenn Sie beobachteten, wie sich jemand viermal am Tag mit voller Wucht einen Ziegelstein auf den Kopf schlägt, hätten Sie doch bestimmt kein Problem, ihm zu erklären, wieso er ständig Kopfschmerzen hat? Nun, so offensichtlich und eindeutig sind für mich die Ursachen der meisten Schmerzen, wenn ich erfahre, dass sich der Betroffene nur zu 10 Prozent von lebendiger Nahrung ernährt.

Die gute, ja *großartige* Nachricht bei all dem ist, dass der dynamische, intelligente Organismus sehr rasch reagiert, wenn der Anteil an lebendiger Nahrung erhöht und gleichzeitig der Anteil an toter Nahrung reduziert wird. Viel mehr Menschen, als Sie vielleicht glauben, die aktiv nach etwas suchen, das ihnen helfen kann, ändern ihre Ernährungsweise sofort und fangen an, deutlich mehr lebendige als unlebendige Nahrung zu essen. Es ist jedoch unrealistisch, zu erwarten oder auch nur nahezulegen, dass ein Mensch seine Ernährungsweise, an die er seit Jahrzehnten gewöhnt ist, vollkommen umstellt.

Ich möchte Ihnen nun eine Ernährungsform vorstellen, die nicht nur realistisch, sondern auch unkompliziert und effektiv ist. Gehen wir einmal davon aus, dass alles, was ich Ihnen über enzymreiche, lebendige Nahrung und die Überwindung von Schmerzen gesagt habe, hundertprozentig richtig ist. Wäre es dann nicht *mehr* als vernünftig, zu empfehlen, dass der Anteil an lebendiger Nahrung und der Anteil an unlebendiger Nahrung jeweils 50 Prozent betragen sollten? Schließlich unterstützt lebendige Nahrung den Körper bei all seinen Aktivitäten, weil sie weniger Verdauungsenergie erfordert und weniger Abfallstoffe produziert.

Ich gehe noch einen Schritt weiter und behaupte, dass es Ihnen mit Ihrer Genesung nicht wirklich ernst sein kann, wenn Sie nicht bereit sind, Ihren Körper in seinem Bemühen zu unterstützen, indem Sie ihn mit einem angemessenen Anteil an lebendiger Nahrung versorgen, nach der es ihn verlangt und die er dringend braucht. Entweder es ist Ihnen nicht ernst, oder Sie klammern sich an die falsche Hoffnung, dass irgendein »Wundermittel« gefunden wird, welches Ihren Schmerzen ein Ende bereiten wird, ohne dass Sie sich mit den tieferen Ursachen beschäftigen müssen.

Ich baue aber darauf, dass es Ihnen wahrscheinlich ernst ist *und* dass Sie bereit sind, alles Notwendige zu tun, um diese Wende herbeizuführen und Ihren Körper so zu stärken und zu energetisieren, dass Sie in Zukunft ohne Fibromyalgie, Lupus, Arthritis, CMS oder irgendein anderes Leiden leben können, welches durch eine mangelhafte Ausscheidung von Giftstoffen verursacht wurde.

Die drei Schritte zur Heilung

Es ist allerdings eine Sache, verstandesmäßig zu akzeptieren, dass eine echte Notwendigkeit besteht, dem Körper einen höheren Prozentsatz an lebendiger Nahrung zukommen zu lassen, und eine ganz andere, das auch auf vernünftige und angenehme Weise zu realisieren. Auf diese Einleitung folgen die »drei Schritte zur Heilung«, die Sie bei diesem Bestreben unterstützen sollen. Ich habe diese drei Schritte nicht »aus dem Ärmel geschüttelt«, sie sind vielmehr das Resultat umfassender Studien und langjähriger praktischer Erfahrung.

Folgendes können Sie erwarten, wenn Sie die *Drei Schritte zur Heilung* praktisch umsetzen. Ich will Ihnen in Bezug auf die möglichen Erfolge nicht das Blaue vom Himmel versprechen, sondern absolut ehrlich zu Ihnen sein.

An anderer Stelle habe ich bereits darauf hingewiesen, dass einige Faktoren ins Spiel kommen können, die niemand erklären kann, wie groß sein Wissen oder seine Erfahrung auch sein mögen. Verschiedene Menschen, die dieselben Anstrengungen unternehmen, erzielen dennoch nicht immer dieselben Ergebnisse. Es gibt keine Erklärung für diese Variablen, auf die unser Handeln keinen Einfluss hat und die sich entweder zu unseren Gunsten oder Ungunsten auswirken können. Haben wir nicht alle schon von Menschen gehört, die von ihrem Arzt mitgeteilt bekamen, sie hätten nur noch wenige Monate zu leben, dann aber noch Jahre oder Jahrzehnte lebten? Offensichtlich waren den Ärzten in diesen Fällen, die sie nicht erklären konnten, bestimmte Faktoren nicht bekannt oder sie hatten keine Kontrolle darüber.

Aber es gibt auch ein paar entscheidende Faktoren, die

wir *völlig unter Kontrolle* haben. Ich kann Ihnen versichern, dass die *Drei Schritte zur Heilung* sich diese Faktoren optimal zunutze machen, um Ihre Erfolgschancen zu erhöhen, denn sie setzen auf die starken Selbstheilungskräfte Ihres Körpers. Keiner dieser drei Schritte ist wichtiger als einer der anderen. Die größten Erfolge sind dann zu erwarten, wenn alle drei Schritte zusammen gemacht werden, so als handelte es sich um einen Schritt. Man macht nicht den ersten Schritt, beendet ihn und beginnt dann mit dem zweiten, sondern alle drei werden gleichzeitig umgesetzt. Ich präsentiere sie hier nur als »drei Schritte«, um Ihnen den Heilungsprozess leichter beschreiben zu können.

Der Faktor aber, der letztendlich über Erfolg oder Misserfolg entscheidet, ist Ihr persönliches Engagement. Wer mit den *Drei Schritten* halbherzig ein bisschen »herumexperimentiert«, kann nicht annähernd die positiven Ergebnisse erwarten wie jemand, der sich dieser Sache mit vollem Einsatz widmet.

Das Ziel des ersten Schrittes besteht darin, dem Heilungsprozess einen deutlichen Anstoß zu geben. Krankheitsbilder wie Fibromyalgie, Lupus, Arthritis und CMS sowie zahlreiche andere körperliche Beschwerden sind nicht die Anfangsstadien des Problems, sondern stehen eher am Ende eines Prozesses, der vor vielen Jahren begann. Die tieferen Ursachen wirkten sehr lange im Verborgenen und es bedarf schon drastischer Maßnahmen, um den Trend umzukehren und die Ausleitung der im Bindegewebe eingelagerten Giftstoffe in Gang zu bringen. Dieses Ziel wird definitiv mit Schritt eins erreicht.

Der zweite Schritt dient dem Zweck, Sie mit einer heilsamen und dennoch genussvollen Ernährungsweise vertraut zu machen, bei der das Essen nicht nur eine vergnügliche Erfahrung bleibt, sondern gleichzeitig dafür sorgt, dass der Körper bei allen Selbstheilungsprozessen unterstützt wird.

Im dritten Schritt erfahren Sie von einem technologischen Durchbruch, der sich für all jene Menschen als Geschenk des Himmels erweist, die die durch ein überlastetes und ineffektiv arbeitendes Verdauungssystem verursachten Schmerzen und Symptome überwinden wollen. Man könnte meinen, diese bahnbrechende Entdeckung sei allein zu dem Zweck gemacht worden, um die ersten beiden Schritte zu unterstützen. Sie ist meiner Ansicht nach eine der bedeutsamsten Errungenschaften auf dem Gebiet der Ernährung, wenn nicht gar der bedeutendste. Und es ist bestimmt nicht übertrieben, wenn ich behaupte, dass dieses Produkt neben dem Verzehr einer größeren Menge an lebendiger Nahrung mehr zu einem dauerhaft guten Gesundheitszustand beiträgt als jeder andere Faktor. Das liegt daran, dass es die effiziente Verdauung der Nahrung im Magen – unsere höchste Priorität – signifikant verbessert.

Der beste Rat, den ich Ihnen geben kann, ist der, die *Drei Schritte* völlig unvoreingenommen und mit der Einstellung zu lesen, dass sie die Lösung sind, nach der Sie so lange gesucht haben. Und dann sollten Sie ihnen eine faire Chance geben, indem Sie sie praktisch anwenden, damit Sie ihren Wert wirklich aus eigener Erfahrung beurteilen können.

Kapitel 5
Der erste Schritt zur Heilung

Senken Sie Ihre Toxinbelastung

Zwei Dinge müssen geschehen, damit Sie die mit Fibromyalgie, Lupus, Arthritis, dem CMS oder Ihrem speziellen chronischen Leiden einhergehenden Symptome dauerhaft überwinden können. Erstens müssen die Toxine, die das Lymphsystem überforderten und sich im Bindegewebe oder anderen Körperzellen ansammelten, aus den Geweben ausgeleitet und aus dem Körper entfernt werden. Zweitens müssen Sie Ihre Ernährungsweise so umstellen, dass das Lymphsystem in Zukunft nicht mehr überlastet wird, das heißt, dass nicht mehr Toxine produziert werden als eliminiert werden können. Beim ersten Schritt wird das erstgenannte Ziel erreicht.

Wir leben in einer Welt des Fast Food. Was wir wollen, wollen wir *sofort*. Es ist genau diese Mentalität, die der Pharmaindustrie in die Hände spielt. Die Menschen werden ermutigt und überredet, Tabletten zu schlucken, die die Symptome verschleiern, anstatt sich mit den *Ursachen* der Symptome zu beschäftigen und sie zu beseitigen, sodass das Pillenschlucken überflüssig wird. Damit, dass man den Leuten beibringt, so zu leben, dass Krankheiten verhütet werden, bevor sie sich manifestieren können, ist kein Geld zu verdienen. Das Lebenselixier der milliardenschweren Medikamentenindustrie sind kranke, schmerzgeplagte Menschen. Wenn es Ihnen gut geht, sind Sie nutzlos für die Pharmakonzerne.

Sie wissen, dass ich recht habe, wenn ich behaupte, dass Sie nicht eines Abends gesund zu Bett gingen und am nächsten Morgen mit Fibromyalgie oder Lupus oder Arthritis oder CMS aufwachten. Nein, es dauert sehr lange, bis man den Punkt erreicht, an dem das Lymphsystem so überfordert ist, dass es nicht mehr mit seiner Arbeit nachkommt, und im Körper mehr Giftstoffe produziert, als ausgeschieden werden – was dazu führt, dass diese sich im Gewebe anreichern.

Es ist äußerst wichtig, dass Sie nicht denken, Sie müssten Ihre Lebensweise nur für kurze Zeit ändern, bis es Ihnen besser geht, und könnten dann wieder zu Ihren alten Gewohnheiten zurückkehren. Am besten machen Sie sich von vornherein klar, dass Sie sich Zeit nehmen müssen, um es richtig zu machen, und dass dauerhafte Änderungen nötig sind, die zu lebenslangem Wohlbefinden führen.

Ich kann gar nicht eindringlich genug darauf hinweisen, dass Sie nicht vorrangig daran interessiert sein sollten, Ihre Symptome möglichst *schnell* loszuwerden, sondern zu verstehen, wie man diesen Zustand erreicht und *aufrechterhält*. Es spielt keine Rolle, ob es drei Monate, sechs Monate, ein Jahr oder sogar noch länger dauert, bis Sie völlig symptomfrei sind. Das Wichtigste ist, sich darüber im Klaren zu sein, dass Sie in dem Augenblick, in dem Sie anfangen, die in den *Drei Schritten* beschriebenen Prinzipien dauerhaft in Ihr Leben zu integrieren, auf einem Weg sind, der nur ein Ziel kennt: ein Leben ohne Schmerzen. Wenn Sie auf diesem Weg bleiben, werden Sie schließlich dort ankommen, wo Sie hinwollen, ganz gleich, in welchem Tempo Sie sich bewegen, und jeder Schritt wird Sie Ihrem Ziel ein wenig näher bringen. Es wird Ihnen immer ein bisschen besser gehen und nicht ein bisschen schlechter. Nehmen Sie sich Zeit.

Eine gute Analogie ist eine Autofahrt, die Sie an einen bestimmten Ort bringen soll. Wenn Sie eine falsche Autobahnausfahrt genommen und sich Hunderte von Kilometern von Ihrem eigentlichen Ziel entfernt haben, sind Sie in dem *Augenblick*, in dem Sie Ihren Wagen wenden, schon besser dran, als wenn Sie überhaupt nicht gewendet hätten. Jeder Kilometer, den Sie in die richtige Richtung fahren, bringt Sie Ihrem ursprünglichen Ziel näher.

Dasselbe gilt für die *Drei Schritte zur Heilung*. In dem Moment, in dem Sie anfangen, sie umzusetzen, haben Sie aufgehört, Ihre Situation zu verschlimmern und stattdessen begonnen, sie zu verbessern. Sie werden in relativ kurzer Zeit eine positive Veränderung in Bezug auf Ihren Energiepegel und Ihr Allgemeinbefinden feststellen. Als Erstes werden Sie eine Besserung Ihrer Magen- und Verdauungsbeschwerden bemerken.

Wie sieht also der »Schlachtplan« aus, mit dessen Hilfe die Toxine aus dem Körper *befördert* werden sollen? Ich habe einige Zeit darauf verwendet, Ihnen die Unterschiede zwischen den beiden Haupternährungsformen darzulegen. Bei der einen werden hauptsächlich Nahrungsmittel verzehrt, in denen vor dem Essen durch Kochen alles Leben (Enzyme) zerstört wurde. Diese Nahrung liegt länger im Magen, erfordert mehr Verdauungsenergie, produziert mehr Toxine, belastet das Lymphsystem stärker und verlangsamt den Heilungsprozess.

Die andere Ernährungsform besteht überwiegend aus Nahrungsmitteln, die vor dem Essen *nicht* »totgekocht« wurden. Solche Nahrungsmittel liegen kürzere Zeit im Magen, erfordern erheblich weniger Verdauungsenergie, produzieren weniger Toxine und belasten das Lymphsystem weniger, wodurch sich der Heilungsprozess (und das Verschwinden der Schmerzen) beschleunigt. Die Energie, die frei wird, kann dann vom Lymphsystem direkt zur Ausschwemmung von Giftstoffen genutzt werden. Ich habe wiederholt darauf hingewiesen, dass chronische Schmerzen durch bestimmte Ernährungsstrategien besiegt werden. Deshalb sollte es Sie nicht überraschen, wenn Sie jetzt von mir erfahren, dass die Symptome von Schmerzerkrankungen durch den Verzehr lebendiger Nahrung für immer zum Verschwinden gebracht werden.

Das wissen wir bis jetzt:
1. Jede Aktivität des Körpers erfordert eine *gewisse Menge* an Energie.
2. Dem Körper steht keine unbegrenzte Energiemenge zur Verfügung.
3. Die Verdauung erfordert mehr Energie als alle anderen Aktivitäten des Körpers *zusammen*.
4. Je länger die Nahrung im Magen liegt, desto mehr Energie ist erforderlich und wird verbraucht, so dass weniger Energie für die Aktivitäten des Lymphsystems übrig bleibt.
5. Je effizienter die Nahrung im Magen verdaut wird, desto mehr Energie wird für das Lymphsystem bereitgestellt.
6. Unlebendige Nahrung liegt länger im Magen und ver-

braucht wesentlich mehr Energie, wodurch dem Lymphsystem dringend benötigte Energie entzogen wird.

7. Lebendige Nahrung liegt wesentlich kürzer im Magen,
verbraucht weniger Energie und setzt Heilungsprozesse in
Gang (Lymphsystem), indem sie die Energie freisetzt, die
der Körper zur Selbstheilung benötigt.

8. Wird die Menge der lebendigen Nahrung erhöht und
gleichzeitig die Menge der unlebendigen Nahrung reduziert, beschleunigen sich Heilungsprozesse deutlich.

Angesichts dieser Tatsachen begreift man schnell, dass chronische Schmerzen, gleich welcher Ursache, umso schneller
überwunden werden, je mehr lebendige Nahrung und je weniger tote Nahrung verzehrt wird.

Interessanterweise beginnen einige (allerdings sehr wenige) Menschen, wenn sie erfahren, was ich Ihnen bisher erläutert habe, sich ausschließlich von lebendiger Nahrung zu ernähren, bis sie völlig schmerzfrei sind. Obwohl ich Ihnen eine
so strikte Vorgehensweise nicht ausreden möchte, wenn Sie
meinen, die nötige Disziplin aufbringen zu können, ist eine
derart drastische Maßnahme nicht unbedingt erforderlich,
um das Ziel von *Schritt eins* zu erreichen. Dieses besteht darin,
die Toxinbelastung in Ihrem Körper so weit zu senken, dass
das Lymphsystem mühelos damit fertig werden kann.

Die Mono-Diät

Es gibt wirklich *sehr viele* Möglichkeiten, lebendige Nahrung
zu nutzen. Die Methode, die ich Ihnen nun vorstellen möchte,
nenne ich *Mono-Ernährung* oder *Mono-Diät*. Mono-Ernährung

bedeutet einfach, dass man für einen bestimmten Zeitraum, der einen Tag, aber auch mehrere Wochen dauern kann, *ausschließlich* lebendige Nahrung zu sich nimmt. Ernährt man sich ausschließlich von roher, lebendiger Nahrung, wird nur das absolute Minimum an Verdauungsenergie benötigt, so dass eine große Energiemenge frei wird, die für andere Aktivitäten des Körpers – hauptsächlich Reinigungs- und Heilungsprozesse – genutzt werden kann.

Die meisten Menschen haben in ihrem ganzen Leben noch nie einen Tag lang ausschließlich rohe, lebendige Nahrung zu sich genommen. Stellen Sie sich einmal vor, wie es sich wohl anfühlt, wenn der Körper, der daran gewöhnt ist, dass der größte Teil der zur Verfügung stehenden Energie für die Verdauung verbraucht wird, plötzlich diese große Energiemenge zur inneren Reinigung und Heilung nutzen kann. Sie wissen jetzt vielleicht nicht, wie sich das anfühlt, aber ich kann Ihnen versichern, dass positive Dinge geschehen werden. Wenn Sie erst einmal verstanden haben, welches große Heilungspotenzial die Mono-Ernährung birgt, werden Sie erkennen, dass Ihnen damit für den Rest Ihres Lebens ein wirkungsvolles Instrument zur Verfügung steht, um einen schmerzfreien Zustand des Wohlbefindens zu erreichen und aufrechtzuerhalten.

Damit im Hinblick auf die Mono-Diät keine Fragen offen bleiben, möchte ich absolut sicherstellen, dass Sie genau wissen, worum es sich dabei handelt und wie diese Ernährungsform umgesetzt wird.

Ein lebendiges Nahrungsmittel ist eines, dessen Enzyme nicht durch Hitze zerstört wurden. Bei der Mono-Diät nimmt man also nur frische, rohe, ungekochte und nicht industriell aufbereitete Lebensmittel zu sich. Dazu gehören: Früchte, Gemüse, daraus gepresste Säfte, Nüsse und Samen. Das ist alles. Wir wollen nun jede Kategorie einzeln betrachten.

Obst

Im Hinblick auf unsere Ernährung sind Früchte eines der größten Geschenke der Natur. Die Vielfalt, aus der wir hier wählen können, ist überwältigend. Den meisten Leuten würde es wahrscheinlich bereits schwerfallen, fünfzig verschiedene Obstsorten aufzuzählen, aber es gibt weltweit etwa 1000 verschiedene Arten. Auch ist relativ unbekannt, dass Früchte alle Nährstoffe einschließlich der benötigten Aminosäuren enthalten, die der menschliche Körper braucht. Darüber hinaus liefern sie unter allen Nahrungsmitteln die reinste Energie, die sehr leicht vom Körper aufgenommen werden kann. Im *zweiten Schritt* werde ich mich noch eingehender mit den Qualitäten der Früchte beschäftigen, aber für den Augenblick mag es genügen zu wissen, dass Sie *jede* Obstsorte essen sollten, die Sie mögen. Keine ist besser als eine andere. *Aber sie müssen frisch und naturbelassen sein.* Kein Fruchtcocktail aus der Dose, keine gebackenen, gedünsteten, gegrillten oder anderweitig erhitzten Früchte. Das ist tote Nahrung. Natürlich werden Sie manchmal auch gekochte oder gebackene Früchte essen, beispielsweise einen Bratapfel oder ein Stück Apfelkuchen. Das tue ich auch. Aber bitte *nicht* während der Mono-Ernährung.

Sie können die Früchte einzeln essen oder einen Obstsalat zubereiten. Schneiden Sie verschiedene Obstsorten in kleine

Stücke und vermischen Sie sie. Bereiten Sie dann eine Frucht-
sauce zu, indem Sie eine oder mehrere Früchte pürieren, und
gießen Sie sie über den Obstsalat. Wenn Sie noch etwas Zimt
und Kokosflocken (natürlich roh) darüber streuen, haben Sie
eine köstliche, gesunde, lebenspendende Mahlzeit.

Auch gehaltvollere Früchte wie Bananen, Datteln, Rosinen
und andere Trockenfrüchte sind zu empfehlen und können
unter den Obstsalat gemischt werden. Sie eignen sich außerdem als kleine Zwischenmahlzeit für unterwegs, denn sie sind
sättigend und stillen den Hunger auf »Süßes«. Doch im Hinblick auf den Verzehr von Trockenobst wie Feigen, Pflaumen,
Papayas, Ananas, Aprikosen etc. muss ich an dieser Stelle auch
zur Vorsicht mahnen. Achten Sie beim Einkauf unbedingt darauf, dass Sie natürlich getrocknete Früchte erhalten – entweder sonnengetrocknete oder solche, die in einem Dehy-
drator (Dörrapparat) getrocknet wurden. Geschwefelte Trockenfrüchte sind nicht gut für Ihre Gesundheit. Natürlich getrocknete Früchte bekommen Sie in jedem Naturkostladen.
Sie schmecken besser und sind gut verträglich. Trockenfrüchte sollten außerdem nur in kleinen Mengen verzehrt werden,
weil es sich dabei um sehr konzentrierte Nahrungsmittel handelt. In größeren Mengen belasten sie das Verdauungssystem,
und das wollen wir ja gerade vermeiden.

Vor- und Nachteile von Fruchtsäften

Besondere Vorsicht ist auch bei Fruchtsäften geboten. Je
nachdem, unter welchen Bedingungen die Säfte zubereitet
wurden und konsumiert werden, können sie der Gesundheit
entweder dienen und den Heilungsprozess enorm unterstüt-

zen oder großen Schaden anrichten und ein verborgenes Hindernis für die Heilung sein. Um gesundheitsfördernd zu wirken, *müssen* Fruchtsäfte lebendig sein und dürfen weder erhitzt noch auf irgendeine Weise industriell verarbeitet sein. Ich finde es immer wieder ärgerlich, wenn so genannte »Experten« und selbst ernannte Autoritäten behaupten, Fruchtsäfte seien genauso schädlich wie Coca-Cola oder ähnliche zuckerhaltige, stark aufbereitete, mit Chemikalien versetzte Getränke mit Fruchtgeschmack. Eine dümmere Aussage kann ich mir kaum vorstellen. Sie beweist eigentlich nur, dass äußerlich völlig vernünftig wirkende Menschen tatsächlich ohne Hirn funktionieren können.

Ich kann mich des Gedankens nicht erwehren, dass Leute, die einen solchen Schwachsinn von sich geben, stolze Absolventen einer jener medizinischen Hochschulen sein müssen, welche kein einziges Seminar in Ernährungslehre voraussetzen. Diese Leute sind so leicht zu erkennen. Sie sagen gewöhnlich irgendetwas Idiotisches, wie im Fall der Fruchtsäfte, so als wüssten sie, wovon sie sprechen. Ich vermute, dass sie sich aufgrund der Tatsache, dass sie ein Diplom darin erworben haben, kranke Menschen mit Pillen vollzustopfen, berechtigt fühlen, Urteile über Dinge abzugeben, von denen sie keine Ahnung haben. Aber das Ärgerlichste daran ist, dass unschuldige Menschen solche »Experten« ernst nehmen. Können Sie sich vorstellen, dass sich mir bei diesem Thema die Nackenhaare sträuben?

Wenn ich Ihnen erzählen würde, dass Schwimmen und Ertrinken dasselbe seien, weil sich beides im Wasser abspielt, würden Sie mich höchstwahrscheinlich für unzurechnungsfähig halten. Bei Aussagen wie den oben erwähnten über Fruchtsäfte wird in der Regel überhaupt nicht differenziert. Man fragt nicht danach, um welche Art von Fruchtsaft es sich handelt. Der menschliche Körper muss eine gewisse Menge Fett über die Nahrung aufnehmen, weil er die Vitamine A, D, E und K nur in Verbindung mit Fetten nutzen kann. Wir würden also sterben, wenn wir keinerlei Fett zu uns nähmen, aber glauben Sie, dass das Fett in einem fetten Stück Speck oder einer frittierten Hähnchenkeule dasselbe ist wie das Fett einer Avocado oder einer Handvoll naturbelassener Pecannüsse?

Die Fruchtsäfte in all diesen bunten Kartons, Dosen und Flaschen sind ausnahmslos pasteurisiert und wurden auf Temperaturen erhitzt, in denen nichts Lebendiges überleben kann. Vielen Säften werden anschließend synthetische Vitamine, Zusatzstoffe, Farbstoffe, weißer Industriezucker und eine Reihe anderer Chemikalien hinzugefügt. Und diese Produkte werden in der Werbung dann als gut und vollwertig bezeichnet, weil das Wort *Frucht* auf der Verpackung steht. Ein solches krank machendes Gemisch mit einem frisch gepressten Fruchtsaft zu vergleichen und zu behaupten, es handele sich um dasselbe Lebensmittel, weil sich die chemischen Strukturen ähneln, ist im besten Fall naiv und im schlimmsten Fall kriminell.

Frisch gepresster Fruchtsaft, der auf die richtige Weise konsumiert wird, ist ein Geschenk des Himmels. Pasteurisierte und aufbereitete Fruchtsäfte sind mehr als wertlos, weil sie das Blut übersäuern, Magengeschwüre verschlimmern, dem Körper wichtige Mineralstoffe wie Kalzium entziehen, um die

Säure zu neutralisieren und das Lymphsystem verunreinigen und überlasten. Das ist keine Lappalie, und deshalb gehe ich so ausführlich auf dieses Thema ein. Der intelligente Konsum von frisch gepressten Fruchtsäften spielt eine enorm wichtige Rolle für Ihre Heilung.

Fruchtmixgetränke (aus pürierten frischen Früchten) können während einer Mono-Diät ebenfalls eine wichtige Rolle spielen. Sie schmecken köstlich, sind sättigend und höchst nahrhaft. Es vergeht kaum ein Tag, ohne dass ich eine dieser Köstlichkeiten zu mir nehme, die im Mixer zubereitet werden. Hier mein Lieblingsrezept: Man gibt zunächst je nach Größe eine oder anderthalb zerkleinerte, frische oder gefrorene Bananen in den Mixer (zum Einfrieren werden Bananen geschält, in Scheiben geschnitten und in einen luftdichten Behälter gefüllt). Nun gibt man Orangensaft dazu und mixt alles gut durch. Danach fügt man nach Belieben weitere frische oder gefrorene Früchte hinzu. Ich nehme meistens gefrorene Erdbeeren oder Heidelbeeren. Je höher der Bananenanteil, desto dicker wird das Getränk. Dann gebe ich noch etwas grüne Supernahrung (Getreidegrasextrakt) in mein Fruchtmixgetränk (siehe Kapitel 8). Sie können diese Getränke in unendlich vielen Variationen zubereiten, denn Bananen oder gefrorene Früchte sind das ganze Jahr über erhältlich. Wenn Sie ein bisschen damit experimentieren, werden diese wohl schmeckenden »Smoothies« wahrscheinlich schon bald ständig auf Ihrem Speisezettel stehen.

Die Leser und Leserinnen, denen bei meinen Aussagen über Früchte als Erstes in den Sinn kommt, dass sie von Obst und Fruchtsäften Magenbeschwerden und Durchfall bekommen und dass ihr Blutzuckerwert in die Höhe schießt, werden im nächsten Kapitel erfahren, dass es in Anbetracht der begrenzten Kapazität des menschlichen Verdauungssystems eine richtige und eine falsche Art gibt, Früchte zu konsumieren. Probleme wie die oben genannten entstehen nur, wenn man Früchte auf die falsche Art und Weise zu sich nimmt. Werden sie auf die richtige Weise verzehrt, sind ihre gesundheitlichen Vorzüge unvergleichlich, und diese Probleme werden vermieden.

Gemüse

Neben den Früchten und Fruchtsäften ist Gemüse der zweite Hauptbestandteil einer Mono-Ernährung. Und auch hier darf nur frisches, rohes Gemüse auf den Tisch kommen. Das soll nicht heißen, dass gedünstetes, gegrilltes oder gekochtes Gemüse kein wertvoller Bestandteil einer gesunden, vollwertigen Ernährung ist, aber während der Mono-Diät muss man darauf verzichten. Ich spreche hier nicht nur von Karotten- und Selleriestiften, sondern von einer großen Vielfalt an Gemüsesorten. Ich hoffe, Sie mögen Salate. Salate werden ab jetzt nicht nur für Ihre Heilung von Ihrem chronischen Leiden eine enorm wichtige Rolle spielen, sondern auch ein unverzichtbarer Bestandteil Ihrer Ernährung nach der Mono-Diät sein.

Wenn ich von Salat spreche, meine ich nicht ein Blatt Eisbergsalat mit einem großen Klecks Mayonnaise oder ein paar Blättchen Kopfsalat mit einer Kirschtomate. Ich spreche von einer ordentlichen Portion gemischten Salat, der viele verschiedene Zutaten enthält und interessant, wohl schmeckend, sättigend und daher höchst nahrhaft ist. Glücklicherweise steht uns eine große Auswahl an Gemüse zur Verfügung, so dass bei unseren Salaten keine Langeweile aufkommen muss. Verschiedene Blattsalate, Tomaten, Gurken, Spinat, Kohl, Karotten, Sellerie, Avocados, Sprossen (von denen es viele Sorten gibt), Brunnenkresse, Rettiche und Radieschen, Pilze und eine ganze Reihe von Gemüsesorten, die wir normalerweise kochen, aber auch roh essen können, wie Brokkoli, Blumenkohl, Rote Beete, Mais und Zucchini. Ich will damit nicht sagen, dass jeder Ihrer Salate all diese Zutaten enthalten muss. Vielleicht bevorzugen Sie einen einfachen gemischten Salat aus Kopfsalat, Tomaten und Gurken. Aber es ist gut zu wissen, dass man aus einer großen Sortenvielfalt wählen und die Salate immer wieder interessant zubereiten kann.

Auch bei den Salatsaucen sind der Kreativität kaum Grenzen gesetzt. Salate *müssen* wohlschmeckend und abwechslungsreich sein, sonst ist ihr Verzehr kein Vergnügen, sondern eine lästige Pflicht. Deshalb ist auch die Wahl des Dressings wichtig. Dies ist der einzige Bereich der Mono-Diät, in dem ein paar Ausnahmen zulässig sind. Viele Salatdressings, insbesondere die sahnigen, sind nicht hundertprozentig roh, aber der Salat selbst ist so wichtig, dass man Konzessionen machen muss. Es sind viele verschiedene Salatdressings aus hochwertigen Zutaten auf dem Markt, die keinen Zucker, keine Zusätze, keine Konservierungsstoffe, keine Farbstoffe und auch keine anderen Chemikalien enthalten. Solche sollten Sie wählen. Lassen Sie auch bei der Dosierung ein bisschen Vorsicht walten, damit der Salat nicht im Dressing »schwimmt«.

Sie können auch eine sehr einfache, aber köstliche Salatsauce aus hochwertigem Olivenöl, etwas Zitronensaft, Salz und Pfeffer sowie verschiedenen Kräutern und Gewürzen zubereiten. Wer Essig mag, sollte wissen, dass das, was in den meisten Supermärkten unter diesem Namen angeboten wird, eine grauenhafte Imitation des Originals ist. Diese Essige werden aus Kohlenteer hergestellt und für solche »Hochstapler« ist kein Platz in einer gesunden Ernährung. Es gibt nur eine einzige Essigsorte, die der Gesundheit zuträglich ist, und nur diesen Essig sollten Sie Ihrem Körper zumuten. Verwenden Sie nur biologischen, rohen, ungefilterten, unpasteurisierten Apfelessig. Sie erhalten ihn in jedem Naturkostladen.

Auch Gemüsesäfte können einen wertvollen Beitrag zur Mono-Diät leisten. Ich spreche auch in diesem Fall nicht von Säften aus der Dose oder anderen Produkten aus dem Supermarkt. Diese sind ausnahmslos pasteurisiert und somit wertlos. Ich weiß, sie *schmecken* großartig, aber sie haben darüber hinaus keinen Vorteil und wirken sich eher negativ aus.

Während es relativ einfach ist, frisch gepressten Orangensaft oder sogar frisch gepressten Apfelsaft zu bekommen, ist das bei frisch gepressten Gemüsesäften schon schwieriger. Ich will damit nicht sagen, dass Sie unbedingt Gemüsesäfte trinken müssen, um Ihre chronischen Schmerzen zu überwinden oder dass eine Mono-Diät ohne Gemüsesäfte unvollständig ist. Aber Gemüsesäfte sind einfach unglaublich wohl schmeckend und gesund, wenn sie *frisch* sind. Um regelmäßig frischen Gemüsesaft genießen zu können, sollten Sie die Anschaffung eines Entsafters in Erwägung ziehen. Die Kosten für ein solches Gerät sind gering verglichen mit dem Nutzen für Ihre Gesundheit, egal wie viel Sie dafür ausgeben. Diese Anschaffung wird sich hundertprozentig auszahlen. Meiner Ansicht nach ist der »Champion«, den ich selbst seit 30 Jahren benutze, der beste Entsafter auf dem Markt. Der »Champion« ist robust, einfach zu bedienen und leicht zu reinigen. Außerdem ist er preiswerter als viele Entsafter von geringerer Qualität.

Nüsse und Samen

Die einzigen anderen Nahrungsmittel, die man während einer Mono-Diät außer frischem Obst und Gemüse sowie deren Säften zu sich nehmen darf, sind Nüsse und Samen. Ich mag vor allem Cashewnüsse, Mandeln, Pecannüsse, Kürbiskerne und Sonnenblumenkerne. Im Hinblick auf den Verzehr von Nüssen und Samen sind zwei *äußerst* wichtige Dinge zu beachten. Erstens müssen sie unbedingt roh sein, das heißt, sie dürfen weder geröstet noch anderweitig erhitzt worden sein. In naturbelassenem Zustand sind Nüsse und Samen eine Quelle für außerordentlich hochwertiges Eiweiß und wertvolle Fette. Werden sie aber erhitzt, sind sie ein *starker* Säurebildner, schwer verdaulich und überlasten den Selbstreinigungsmechanismus des Körpers durch ein Übermaß an Toxinen. Zweitens dürfen Nüsse und Samen nur in *sehr* geringen Mengen verzehrt werden. Man darf *auf keinen Fall* zu viel davon essen, was aber sehr leicht geschieht. Eine kleine Handvoll genügt. Es sind hochkonzentrierte Nahrungsmittel, die viel mehr Verdauungsenergie erfordern als Früchte und Gemüse. Wir dürfen nicht vergessen, dass das Hauptziel der Mono-Ernährung darin besteht, Energie freizusetzen, um damit zusätzliche Energie für die Arbeit des Lymphsystems zu gewinnen.

Wenn Sie sie täglich essen und sich damit vollstopfen, wird der ganze Effekt der Mono-Diät zunichte gemacht. Die ideale Zeit für eine kleine Zwischenmahlzeit aus Nüssen und Samen ist drei Uhr nachmittags, wenn man vielleicht hungrig ist, weil das Mittagessen schon drei Stunden zurück liegt und das Abendessen erst in drei Stunden auf den Tisch kommt. Nüsse und Samen liegen länger im Magen und sind daher gut gegen Heißhungerattacken.

Ich esse übrigens zu jeder Portion Nüsse und Kerne ein paar Gurkenscheiben. Das schmeckt ausgezeichnet und der Wassergehalt der Gurken scheint die Magen-Passage der Nüsse und Samenkerne zu beschleunigen. Probieren Sie es einmal aus. Es ist sehr lecker und macht satt.

Die Dauer der Mono-Diät

Nun, da Sie wissen, welche Nahrungsmittel ideal für eine Mono-Diät sind, stellt sich als Nächstes die Frage, wie lange eine solche Mono-Diät dauern sollte. Über welchen Zeitraum und wie oft sollte man sie durchführen?

Eine Mono-Diät kann einen Tag, aber auch mehrere Monate dauern. Im Hinblick auf die Heilung von Fibromyalgie, Lupus, Arthritis, CMS oder Ihrer individuellen Erkrankung dient diese Ernährungsform ja dem Zweck, Toxine aus dem Bindegewebe oder anderen Körpergeweben auszuleiten, die sich dort seit wer weiß wie langer Zeit angesammelt haben. Das ist Ziel Nummer eins. Welche anderen Maßnahmen wir auch ergreifen, um die Toxinproduktion insgesamt zu senken oder eine weitere Einlagerung von Toxinen im Gewebe zu verhindern, wir können keine echten Fortschritte erzielen und keine permanente Linderung der Symptome erreichen, solange die bereits angesammelten Toxine, die ja die eigentliche Ursache des Problems sind, nicht entfernt werden. Das ist das Ziel und das Ergebnis einer intelligent geplanten und durchgeführten Mono-Diät.

Ich möchte Sie also bitten, im Laufe der nächsten sechs Monate sechs Mono-Diäten durchzuführen: jeden Monat eine Woche lang. Ziehen Sie daraus jetzt aber nicht voreilig den Schluss, dass es, weil ich von sechs Monaten gesprochen habe, auch so lange dauern wird, bis Sie sich besser fühlen. Erinnern Sie sich an das, was ich Ihnen über verschiedene Variablen sagte, die ins Spiel kommen können und mitbestimmen, wie schnell der Einzelne eine Linderung seiner Symptome verspürt? Manche fühlen sich schon nach zwei Monaten deutlich besser, während es bei anderen unter denselben Bedingungen sechs Monate oder länger dauert. Die einzige Möglichkeit, herauszufinden, zu welcher Gruppe Sie gehören, besteht darin, sich auf diesen Prozess einzulassen. Natürlich würde ich mir wünschen, dass jede(r) in Rekordzeit eine deutliche Besserung erfährt, aber die Erfahrung hat gezeigt, dass die Zeit der Genesung von Fall zu Fall variiert.

Was Sie außerdem nicht vergessen dürfen: Eine *gewisse* Besserung macht sich sofort bemerkbar, wenn Sie mit der Mono-Diät beginnen. Und wie unbedeutend diese Besserung anfangs auch scheinen mag, es ist weitaus besser als *gar keine* Besserung.

Der Einfachheit halber verwende ich von nun an die Begriffe *Mono-Diät* und *reguläre Ernährung*, wenn ich über Ihre jeweilige Ernährungsweise spreche. Ich möchte Sie also bitten, in den nächsten sechs Monaten zu Beginn eines jeden Monats eine Woche lang die Mono-Diät durchzuführen, gefolgt von drei Wochen regulärer Ernährung. Während der einwöchigen Mono-Diät essen Sie bitte nichts – *absolut nichts* –, was gekocht, erhitzt oder auf irgendeine Weise aufbereitet wurde. Auch wenn Sie zu der weitaus größeren Gruppe von Menschen gehören, die sich schon nach relativ kurzer Zeit deutlich besser fühlen, sollten Sie das Programm unbedingt über den gesamten Zeitraum von sechs Monaten durchhalten. Man kann es mit der Mono-Diät nicht »übertreiben«, egal wie lange man sie durchführt, aber man kann definitiv zu früh damit aufhören, das heißt bevor der volle Therapieerfolg eingetreten ist. Die Entstehung Ihrer Erkrankung hat mit Sicherheit sehr viel länger als sechs Monate gedauert. Wenn man den Zustand also in sechs Monaten deutlich und nachweisbar bessern kann, ist das doch ein ziemlich guter »Deal«, meinen Sie nicht?

Zweifellos wird es unter meinen Leserinnen und Lesern auch solche geben, deren Leiden schon sehr lange andauern und die deshalb den Heilungsprozess gerne beschleunigen würden, indem sie die Mono-Diät häufiger und länger als eine Woche pro Monat durchführen. Einer der großen Vorteile dieser Ernährungsform ist ihre Flexibilität. Ihrer Anwendung sind kaum Grenzen gesetzt, denn es gibt im Hinblick auf die Dauer und Häufigkeit keine starren Regeln, die eingehalten werden müssen. Allerdings muss sie, damit der *erste Schritt zur Heilung* erfolgreich sein kann, während der kommenden sechs Monate unbedingt mindestens einmal pro Monat an sieben *aufeinanderfolgenden* Tagen durchgeführt werden, aber zusätzlich zu dieser einen Woche können Sie sich auf diese Weise ernähren, so oft Sie möchten. So könnten Sie beispielsweise die auf die Mono-Diät folgende Phase regulärer Ernährung auf zwei Wochen verkürzen. Oder Sie könnten – falls Sie wirklich wild entschlossen sind – eine Woche Mono-Diät und eine Woche reguläre Ernährung abwechseln. Oder Sie schieben während der dreiwöchigen regulären Phase zwei bis drei Tage Mono-Diät ein. Ich will damit einfach sagen, dass Sie die Mono-Diät an so vielen Tagen oder Wochen, wie Sie möchten und in jeder beliebigen Reihenfolge durchführen können, solange Sie sich in jedem der kommenden sechs Monate *mindestens* an sieben aufeinanderfolgenden Tagen nach der Mono-Diät ernähren. Aber auch wenn Sie sie häufiger als an den vorgeschriebenen sieben Tagen pro Monat anwenden, sollten Sie das Programm volle sechs Monate durchhalten. Mit anderen Worten, wenn Sie die Mono-Diät vierzehn anstatt sieben Tage hintereinander durchführen, sollte Ihr gesamtes Programm trotzdem sechs Monate dauern und nicht drei Monate.

Ich weiß, dass das große Entschlossenheit und eine gehörige Portion Durchhaltevermögen voraussetzt, aber es ist mir wichtig – und sollte Ihnen ebenfalls wichtig sein –, dass Sie die Sache gleich beim ersten Mal richtig angehen. Die sechs Monate, in denen Sie sich strikt an den oben genannten Ernährungsplan halten sollen, erscheinen Ihnen jetzt vielleicht als eine sehr lange Zeit, aber ich bin daran interessiert, dass Sie sich auch noch in sechs oder in *26 Jahren* wohlfühlen, vital und schmerzfrei sind und ohne Medikamente auskommen. Diese ersten sechs Monate sind entscheidend, wenn Sie dieses Ziel erreichen wollen. Widmen Sie sich dieser Sache also jetzt mit vollem Einsatz, und Sie werden sich für den Rest Ihres Lebens über das Ergebnis freuen.

Nach der Mono-Diät

Auf zwei Punkte muss ich Sie allerdings noch aufmerksam machen. Beim ersten geht es darum, wie Sie essen, wenn Sie nach der einwöchigen Mono-Diät wieder zur regulären Ernährung übergehen. Man neigt dazu, nach diesen sieben Tagen alles in sich hineinzustopfen, was man während der Woche vermisst hat. Um die Wahrheit zu sagen – die meisten Leute tun das, auch wenn sie vorher gewarnt wurden. Ich habe es früher auch so gemacht, obwohl ich es hätte besser wissen müssen. Es ist sehr destruktiv und macht viele positive Auswirkungen der Mono-Diät zunichte. Der Körper wird sozusagen »kalt erwischt« und kann völlig durcheinandergeraten. Ich kann Ihnen nur raten, es in den ersten Tagen nach der einwöchigen Mono-Diät langsam angehen zu lassen. Essen Sie nicht zu viel, und essen Sie nicht gleich am ersten Tag alle Ihre Leibspeisen, nach denen Sie so starkes Verlangen hatten.

Der zweite Punkt, auf den ich Sie aufmerksam machen muss, ist außerordentlich wichtig, und Sie *müssen* sich über diesen Aspekt im Klaren sein, damit Sie angemessen darauf reagieren können, sollte folgende Situation eintreten. Ich meine die Tatsache, dass sich gelegentlich – und ich möchte betonen, dass das wirklich nur selten vorkommt – Symptome wie Schmerzen oder Abgeschlagenheit, die Sie ja zu überwinden versuchen, zunächst noch verstärken. Das tritt besonders bei Menschen auf, die eine sehr hohe Toxinbelastung aufweisen und am dringendsten einer gründlichen inneren Reinigung bedürfen.

Ich weiß, dass die Vorstellung, die großen Anstrengungen, die man unternimmt, um die chronischen Schmerzen zu überwinden, könnten stattdessen zu ihrer *Verschlimmerung führen,* keine besonders angenehme Aussicht ist, aber manchmal ist das einfach notwendig. Sie dürfen nie vergessen, dass Ihr lebendiger Organismus *unablässig* nach Möglichkeiten sucht, sich zu reinigen und zu heilen. Wird dann plötzlich nach vielen Jahren eine große Menge Energie freigesetzt – und genau das geschieht ja bei der Mono-Diät –, versucht der Körper, so schnell wie möglich Toxine auszuleiten, denn er weiß ja nicht, ob er noch einmal Gelegenheit dazu bekommt. Und deshalb können sich die Symptome anfangs verstärken. Aber sobald sich der Körper an die regelmäßige Energiezufuhr gewöhnt hat, lassen die Symptome nach.

Sollte sich herausstellen, dass Sie zu den Wenigen gehören, bei denen sich die Symptome verschlimmern, können Sie sich mit der Tatsache trösten, dass dies ein sicheres Zeichen für die Funktionsfähigkeit der Selbstheilungsmechanismen Ihres Körpers ist. Es mag vorübergehend unangenehm sein, aber Sie werden gerade Zeuge eines Heilungsprozesses. Und das ist nichts Schlechtes. Es zeigt Ihnen deutlich, dass Sie auf dem Weg der Genesung sind.

Aufgrund meiner 36-jährigen Erfahrung kann ich Ihnen versichern, dass dieser Zustand vorübergeht, und deshalb wäre das Schlechteste, was Sie in dieser Situation tun könnten, den Heilungsprozess abzubrechen, zu Ihren alten Ernährungsgewohnheiten zurückzukehren und Medikamente zu schlucken. Es wäre dann wohl besser gewesen, gar nicht erst mit dem Programm zu beginnen, als an einen Punkt zu kommen, wo der Körper den Heilungsprozess einleitet, nur um dann in seinem Bemühen abgewürgt zu werden. Vertrauen Sie darauf, dass Ihr Körper weiß, was er tut. Halten Sie durch. Das Unwohlsein geht vorüber. Es geht immer vorüber.

Und ich muss noch einen weiteren wichtigen Punkt ansprechen. Wenn Sie das sechsmonatige Programm beendet haben, würde es Ihnen auf jeden Fall guttun, die Mono-Diät in regelmäßigen Abständen zu wiederholen. Eine Mono-Diät zwei-, drei- oder viermal im Jahr – das heißt alle paar Monate eine Woche lang – würde Ihren Körper sehr dabei unterstützen, gesund zu bleiben. Auch ein bis zwei Tage pro Woche, an denen man ausschließlich lebendige Nahrung isst, wirken sich außerordentlich positiv aus. Mir geht es darum, dass Sie diese Ernährungsform nicht nach den ersten sechs Monaten völlig aufgeben, nur weil Sie sich besser fühlen. Sie ist ein Werkzeug, das Sie ein Leben lang auch zur Vorbeugung nutzen können. Wie gesagt, man kann es mit der Mono-Diät nicht übertreiben. Integrieren Sie sie in Ihren Alltag, so wie Sie es mit anderen Dingen tun, die Ihnen wichtig und wertvoll sind.

Vielleicht bereitet Ihnen der Gedanke an eine solche Ernährungsweise im Augenblick noch ein gewisses Unbehagen, weil diese Sache so neu für Sie ist. Aber ich versichere Ihnen, dass Sie, wenn Sie erst einmal damit vertraut sind, erkennen werden, wie sinnvoll und lohnend diese Ernährungsform ist. Sie müssen einfach nur damit anfangen. *Verstehen kommt durch Tun.*

Da Sie jetzt wissen, worum es beim *ersten Schritt* geht – eine Woche Mono-Diät pro Monat innerhalb der kommenden sechs Monate –, müsste die nächste Frage lauten: »Wie ernähre ich mich während der sechs Monate, wenn ich gerade nicht in der Mono-Diät-Phase bin, und wie ernähre ich mich nach den ersten sechs Monaten?« Das ist unser Thema im nächsten Kapitel: *Der zweite Schritt zur Heilung.*

Kapitel 6
Der zweite Schritt zur Heilung

Stellen Sie Ihre Ernährungsgewohnheiten um

Sie wissen nun, wie überaus wichtig die Mono-Diät ist, um die Toxine, die Ihre chronischen Schmerzen verursachen, aus dem Bindegewebe und den Körperzellen herauszuziehen und aus dem Körper auszuschwemmen. Genauso wichtig ist es aber, sich auch in den Zeiten, in denen man keine Mono-Diät durchführt, so zu ernähren, dass man sich den Gesundheitszielen nähert, die man erreichen möchte.

Es wäre doch völlig sinnlos, alles zu tun, um einen kraftvollen Reinigungs- und Selbstheilungsprozess im Körper in Gang zu setzen, nur um dann wieder genau zu der Ernährungsweise zurückzukehren, die die Probleme verursachte. Können Sie sich vorstellen, dass jemand ein 12-Schritte-Programm absolviert, um seinen Alkoholismus zu überwinden und sich danach betrinkt, um das zu feiern?

Ich empfehle Ihnen also, bei Ihrer Ernährung zwei Veränderungen vorzunehmen, die wahrscheinlich ziemlich stark von Ihren gegenwärtigen Gewohnheiten abweichen. Sie sind unkompliziert und erfordern keine umständlichen Maßnahmen. Sie sind nur *anders*. Sie können weiterhin die Dinge essen, die Sie mögen. Sie müssen auch keinen Taschenrechner und keinen Messbecher bei sich tragen. Sie können essen, bis Sie satt sind, und Sie können problemlos im Restaurant essen. Diese Art zu essen wird nicht nur Ihren Gaumen zufriedenstellen, sondern auch die Grenzen des Verdauungssystems respektieren sowie die nötige Energie für einen fortwährenden Reinigungs- und Heilungsprozess zur Überwindung und Verhütung Ihrer Schmerzen liefern.

Die traditionelle Ernährungslehre

Eine höchst interessante Eigenschaft des Menschen, die anscheinend in unserem genetischen Code verankert ist, ist unser unaufhörlicher Wunsch nach Veränderung. Wir wollen immer das Neue, das Bessere, Andere, Revolutionäre, Innovative. Wir wollen von allem das Großartigste unter der Sonne. Und wir wollen es *jetzt!* Deshalb können Sie heute in ein Geschäft gehen und das neueste Computermodell kaufen, und bis Sie es nach Hause gebracht und angeschlossen haben, ist es schon wieder veraltet.

Ein altes Sprichwort drückt das sehr gut aus: »Das einzig Beständige auf dieser Welt ist die Veränderung.« Das trifft auf jeden Fall auf unser heutiges Leben zu. Nichts bleibt, wie es ist. Und obwohl wir das wissen, müsste eigentlich auf der Liste der Ironien des Lebens ein Bereich ganz oben stehen, in dem sich innerhalb der vergangenen hundert Jahre kaum etwas geändert hat.

Der Bereich, von dem ich spreche – Sie haben es wahrscheinlich bereits vermutet –, ist unsere Ernährung und unser grundsätzlicher Umgang mit dem Essen. Im Wesentlichen geht es dabei doch um ein »herzhaftes Frühstück« am Morgen und »Fleisch und Kartoffeln« zum Abendessen. So war es, seit ich denken kann. Und wie ist es bei Ihnen? Ich würde sagen, dass die bemerkenswerteste Änderung in den Ernährungsempfehlungen seitens der Wissenschaft der Wechsel vom 4-Nahrungsgruppen-Kreis zur 4-Nahrungsgruppen-Pyramide war. Ich will damit nicht sagen, dass sich überhaupt nichts geändert hat. Heutzutage versucht man, mehr Ballaststoffe in den Speiseplan einzubauen und weniger Salz, Cholesterin und Gebratenes zu konsumieren, aber es bleibt letztendlich beim »herzhaften Frühstück« und dem »Fleisch mit Kartoffeln«.

Meinen Sie nicht, dass wir auch in dem Bereich des Lebens, der uns am *Leben* erhält, ein paar innovative Änderungen vornehmen sollten? Warum sollte ausgerechnet unsere Ernährung der einzige Bereich sein, in dem sich so gut wie nichts ändert? Besonders, wenn man bedenkt, dass heutzutage mehr Menschen, darunter auch *viele Kinder,* übergewichtig sind als je zuvor. Furchtbare Krankheiten wie Herzinfarkt, Krebs, Diabetes, Osteoporose und Fettsucht nehmen seit Jahrzehnten stetig zu. Das gilt natürlich auch für Fibromyalgie, Lupus, Arthritis, CMS und eine ganze Reihe anderer schmerzhafter Erkrankungen. Wir erleben die explosionsartige Ausbreitung einer McFast-Food-Kultur, die ihren Tribut bei unseren Kindern fordert – dem Kostbarsten, was wir haben. Wussten Sie, dass über 90 Prozent der amerikanischen Kinder mindestens ein Symptom einer Herzerkrankung aufweisen?[37] Das ist eine Schande. Unsere Ernährungsweise ist schon seit langem dringend überholungsbedürftig, und jetzt ist die Zeit reif dafür.

Im August 2003 veröffentlichte die *Washington Post* einen Artikel, in dem es hieß, »Der neueste Hinweis auf eine zunehmende Krise im Gesundheitswesen aufgrund des epidemischen Ausmaßes der Fettleibigkeit ...« sei die Tatsache, dass

»sich die Zahl der übergewichtigen Kinder zwischen 1970 und 2000 verdreifacht hat«[38]. Und jetzt sollten wir uns alle einmal fragen: Welchen Ernährungsempfehlungen sind wir während dieser dreißig Jahre gefolgt, um eine »Epidemie der Fettleibigkeit« zu verursachen, und wer hat diese Ratschläge gegeben? Die Antwort lautet, dass wir dem Rat gefolgt sind, ein herzhaftes Frühstück zu uns zu nehmen und uns an das »Fleisch-und-Kartoffel-Konzept« zu halten. Und von wem stammte diese Empfehlung, die offenkundig nicht richtig war? Von Ärzten und ihrem Verbündeten, der *American Dietetic Association* (Amerikanische Gesellschaft für Ernährungsfragen).

Mediziner, die wenig bis gar nichts über gesunde Ernährung wissen, geben entweder trotzdem Ernährungsempfehlungen oder raten ihren Patienten, einen niedergelassenen Diätberater zu konsultieren. Viele niedergelassene Ernährungsberater sind in Bezug auf die Frage, wie sich eine gesunde Ernährung zusammen setzen sollte, schon lange nicht mehr auf dem neuesten Stand des Wissens und raten den Patienten, auf ihre Ärzte zu hören. Ein gemütliches kleines Arrangement, das zur größten Epidemie der Fettleibigkeit der Geschichte führte. Das ist *erwiesen*. Die Beweislage ist klar und könnte nicht eindeutiger sein. Die Empfehlungen waren falsch, und wir müssen *aufhören*, auf diese Leute zu hören, wenn es um gesunde Ernährung geht.

Es wird Sie vielleicht freuen zu hören, dass die *Drei Schritte zur Heilung* Ihrer schmerzhaften Erkrankung gleichzeitig zu einer Normalisierung Ihres Körpergewichts beitragen. Sie müssen nichts anderes tun, um abzunehmen, falls das nötig sein sollte. Im Laufe dieses Prozesses, bei dem sich der Körper selbst »in Ordnung bringt«, verliert er automatisch überflüssige Pfunde. Wenn etwas Neues das althergebrachte, konventionelle Denken erschüttert, trifft es anfangs normalerweise auf Widerstände. Arthur Schopenhauer drückte das mit einem seiner bemerkenswertesten Aussprüche wohl am besten aus: »Jede Wahrheit macht drei Stadien durch. Zuerst wird sie verlacht. Dann wird sie angegriffen. Und schließlich wird sie als selbstverständlich akzeptiert.«

Ich bin nicht so naiv zu glauben, ich könnte der Wut derjenigen entgehen, die ein Interesse daran haben, dass die Dinge so bleiben, wie sie sind. Aber ich begrüße jede faire und ehrliche Überprüfung der von mir empfohlenen Änderungen der Ernährungsweise, denn ich bin der Ansicht, dass ein gesundes Misstrauen durchaus vernünftig ist. Ich habe lediglich ein Problem mit voreingenommener Ablehnung ohne faire Untersuchung.

Jedem, der sich auch nur oberflächlich mit den Strukturen der *American Dietetic Association* befasst, wird schnell klar, dass sie vom Geld der Konzerne abhängig ist und sich deshalb zum Handlanger der Lebensmittelindustrie macht. Die *American Dietetic Association* trägt also ebenfalls dazu bei, den Status quo aufrechtzuerhalten und wird jeden angreifen, der aus dieser Linie ausschert. Es sieht fast so aus, als bestünde ihr Hauptinteresse darin, alle neuen und innovativen Ansätze zu untergraben, die letztendlich ans Licht bringen könnten, wie wenig diese Gesellschaft tatsächlich über gesunde Ernährung weiß.

Glücklicherweise *haben* sich meine Ernährungsempfehlungen als richtig erwiesen. Ich ermutige jeden, sie der strengsten Untersuchung zu unterziehen. Schon in weniger als zwei Wochen können Sie feststellen, dass sie wirklich so ein Segen sind, wie ich hier behaupte.

Wie ich bereits erwähnte, sind die beiden kontraproduktivsten und dennoch hartnäckigsten Gewohnheiten der *Standard American Diet* (amerikanische Standardernährung) das als unbedingt notwendig betrachtete »herzhafte Frühstück« und die falsche Kombination von Lebensmitteln in einer Mahlzeit. Das sind die beiden Bereiche, in denen Änderungen nötig sind, und wenn sie vorgenommen *werden,* wird sich auch bald Ihr Gesundheitszustand bessern.

Meine erste Empfehlung dreht sich um die Frage, was das gesündeste Frühstück ist. Welche Nahrungsmittel, die wir in den frühen Morgenstunden zu uns nehmen, unterstützen den Körper bei seinen Bemühungen, das Gewebe von Toxinen zu reinigen, und liefern gleichzeitig die optimale Menge an Nährstoffen und Energie?

Um Ihnen mein Konzept leicht verständlich nahe zu bringen, möchte ich Ihre Aufmerksamkeit noch einmal auf die Einleitung dieses Buches lenken. Ich sprach darin von der Großartigkeit der Schöpfung und vom Leben in all seiner Herrlichkeit, und ich wies daraufhin, dass drei grundlegende Voraussetzungen erfüllt sein müssen, damit Leben existieren kann. Erinnern Sie sich? Erstens muss die Fähigkeit zur Nahrungsaufnahme vorhanden sein. Zweitens muss eine Art Stoffwechsel existieren, damit die Nährstoffe aus der Nahrung extrahiert werden können, und drittens muss die Fähigkeit zur Ausscheidung von Abfallprodukten gegeben sein.

Ernährung im Rhythmus der inneren Uhr

Haben Sie schon einmal von *zirkadischen Rhythmen, Körperzyklen* oder der *Körperuhr* gehört? Alle drei Begriffe beziehen sich auf klar definierte, im Laufe von 24 Stunden regelmäßig wiederkehrende Zyklen biologischer Aktivitäten im menschlichen Organismus. Ein Phänomen, das mit Sicherheit als Beweis für die Synergie, Harmonie und Wechselwirkung zwischen allen biologischen Faktoren gelten kann, die unsere Existenz steuern, sind die drei Achtstundenzyklen des menschlichen Körpers, die zufällig *genau* mit den drei primären Aktivitäten des Lebens übereinstimmen.

Der Achtstundenzyklus, in den die Nahrungsaufnahme fällt, wird *Nahrungsaufnahmezyklus* genannt. Er dauert von 12 Uhr mittags bis 8 Uhr abends. In dieser Zeit ist die Bereitschaft zur Nahrungsaufnahme am größten. Die Verstoffwechselung und Assimilierung von Nährstoffen fällt in den Achtstundenzyklus, der *Assimilationszyklus* genannt wird. Er dauert von 8 Uhr abends bis 4 Uhr morgens und ist die Zeit, in der sich der Körper die Nährstoffe aus der Nahrung holt und assimiliert. Der dritte Achtstundenzyklus ist der so genannte *Ausscheidungszyklus,* der von 4 Uhr morgens bis 12 Uhr mittags dauert. In diesem Zeitraum arbeiten die Ausscheidungssysteme auf Hochtouren.

Der wichtigste Zyklus im Hinblick auf die Ausleitung von Toxinen, die chronische Schmerzen verursachen können, ist natürlich der Ausscheidungszyklus. Auf ihn müssen wir unsere Aufmerksamkeit richten. *Jede* Maßnahme, die dazu beitragen kann, den Ausscheidungszyklus zu beschleunigen und zu verbessern, muss gefördert werden. Und alle Angewohnheiten, die den Ausscheidungszyklus behindern oder seine Prozesse verlangsamen, müssen aufgegeben werden. *Das ist Ihr Schlüssel zum Erfolg:* Ein Ausscheidungszyklus, der nicht daran gehindert wird, seine Aufgabe mit größtmöglicher Effizienz zu erfüllen.

Bevor ich fortfahre, möchte ich zwei Punkte deutlich machen, um eventuelle Unklarheiten zu beseitigen. Erstens: Die Ausscheidung von Toxinen bezieht sich nicht nur auf den Darm. Obwohl die Darmaktivität eines der wichtigsten Mittel zur Ausscheidung von Abfallstoffen ist, umfasst der Ausscheidungszyklus auch das »Einsammeln« des Abfalls, der von jeder der circa 100 Billionen Zellen unseres Körpers produziert wird. Ein Teil dieser Abfallstoffe wird zweifellos über den Darm beseitigt, aber auch über die Blase, die Haut, und mit jedem Atemzug scheiden wir Toxine aus.

Zweitens: Wenn ich vom Ausscheidungszyklus spreche, der von 4 Uhr morgens bis 12 Uhr mittags dauert, bedeutet das natürlich nicht, dass die Ausscheidungsorgane um Punkt 4 Uhr ihre Arbeit aufnehmen und um 12 Uhr mittags einstellen. Die Ausscheidung von Giftstoffen ist so überlebenswichtig, dass dieser Prozess nie ganz unterbrochen wird und in gewissem Maß rund um die Uhr stattfindet. Das gilt auch für die anderen Zyklen. Zwischen 4 Uhr morgens und 12 Uhr mittags läuft dieser Prozess aber mit höchster Intensität ab, und diese intensive Phase des Ausscheidungszyklus ist von allergrößter Wichtigkeit.

Es ist eine einfache Gleichung. Jede Aktivität des Körpers erfordert eine bestimmte Menge an Energie. Da dem Körper täglich aber nur eine begrenzte Energiemenge zur Verfügung steht, ist natürlich für jede Aktivität umso weniger Energie vorhanden, je mehr Aktivitäten diese Energie gleichzeitig aufbrauchen. Es ist etwa so, wie wenn Sie Geld vom Konto abheben wollen, um Ihre Rechnungen zu bezahlen. Haben Sie mehr Geld auf dem Konto, als alle Rechnungen zusammengenommen ausmachen, können Sie sie alle problemlos bezahlen. Ist der Betrag auf dem Konto aber *geringer* als die Summe der Rechnungsbeträge, können Sie nur einige Rechnungen bezahlen, bis wieder Geld auf dem Konto eingeht.

Ein Faktor steigert die Intensität des Ausscheidungszyklus mehr als alle anderen: Wenn der Verdauungsprozess ruht, der, wie Sie wissen, mehr Energie verbraucht als alle anderen Aktivitäten zusammen. Wenn im Magen keine Verdauung stattfindet, steht alle benötigte Energie für den Ausscheidungszyklus zur Verfügung.

Das Frühstück – herzhaft und reichhaltig?

Die meisten Leute wurden wie Pawlowsche Hunde darauf abgerichtet, morgens nach dem Aufwachen ein »herzhaftes Frühstück« zu sich zu nehmen. Und damit, liebe Leserinnen und Leser, fangen alle Probleme an. Nehmen wir beispielsweise an, Sie stehen morgens um 7 oder 8 Uhr auf und frühstücken. Das fällt mitten in die intensivste Phase des Ausscheidungszyklus (4 Uhr bis 12 Uhr mittags). »Kurbelt« man in dieser Zeit den Verdauungsprozess »an«, wird der Ausscheidungsprozess gedrosselt. Und das ist ein großer Fehler, wenn man seine Schmerzen loswerden will.

Ich betrachte es als eine Tragödie, dass es Menschen gibt, deren Ausscheidungszyklus noch an keinem einzigen Tag ihres Lebens ununterbrochen von 4 Uhr morgens bis 12 Uhr mittags ungestört arbeiten konnte. Ja, ich weiß, dass einige von Ihnen jetzt sagen werden: »He, *ich bin* einer dieser Menschen.« Und ich sage Ihnen, dass das einer der Hauptgründe für Ihre Schmerzen ist.

Die erste der beiden von mir empfohlenen Änderungen der Ernährungsweise besteht also darin, in der Zeit zwischen dem Aufstehen und 12 Uhr mittags nichts zu essen, was im Magen verdaut werden muss. Das ist mit Sicherheit eine der größten Herausforderungen für diejenigen, die gerne ein traditionelles Frühstück zu sich nehmen. Aber, um das gleich klarzustellen, ich sage nicht, dass man *gar nichts* zum Frühstück essen soll. Ich sage, man soll nichts essen, das im Magen verdaut werden muss. Bevor ich Ihnen nun die Nahrungsmittel nenne, die *nicht* im Magen verdaut werden und deshalb auch nicht den Ausscheidungszyklus stören, muss ich kurz auf die geläufigste und gleichzeitig unlogischste Aussage eingehen, die ich in der Debatte über das Frühstück je gehört habe: »Man muss Herzhaftes frühstücken, um Energie für den Tag zu bekommen.« Haben Sie das schon einmal gehört? Diese Empfehlung kommt in der Regel von den Leuten, die »es nicht wissen« oder von Ernährungsberatern, die es zu wissen meinen. Es ist wichtig, dass Sie wirklich verstehen, wie lächerlich und absurd diese Aussage ist. Nach dem Essen fühlen Sie sich nicht energetisiert, sondern müde. Und je reichhaltiger die Mahlzeit war, desto müder werden Sie. Das ist so, weil es Energie *kostet*, diese Mahlzeit zu verdauen. Der Prozess, bei dem Nahrung in Energie umgewandelt wird, dauert lange – stundenlang – und *verbraucht* Energie. Deshalb baut sich der größte Teil der Energie, die Ihnen tagsüber zur Verfügung steht, auf, während Sie schlafen und die anderen Aktivitäten des Körpers auf ein Minimum reduziert sind. Wenn Sie morgens mit der gesamten Energiemenge für den Tag erwachen und dann einen Großteil davon für die Verdauung einer Mahlzeit verbrauchen, *bekommen* Sie keine zusätzliche Energie, sondern *büßen* Energie *ein*. Woher kommt Ihrer Meinung nach dieses »Vormittagstief«, das meistens mit mehreren Tassen Kaffee vertrieben werden soll?

Würde ich Ihnen erzählen, der Tank meines Autos sei nicht ganz voll und ich müsste deshalb ein paar Mal um den Block fahren, um ihn bis oben hin zu füllen, kämen Ihnen doch sicher gewisse Zweifel an meiner Zurechnungsfähigkeit. Trotzdem kann irgendein Pseudo-Wissenschaftler im weißen Kittel etwas ähnlich Hirnverbranntes sagen, und es wird ernst genommen. Einige von Ihnen meinen vielleicht, die Energie des Frühstücks würde dem Körper, wenn nicht unmittelbar nach der Mahlzeit, dann eben später am Tage zur Verfügung stehen. Aber auch das ist ein Denkfehler, und ich will Ihnen sagen, warum. Nehmen wir an, Sie nehmen morgens nach dem Aufstehen ein traditionelles Frühstück zu sich. Diese Nahrung liegt *mindestens* drei Stunden im Magen, bevor sie in den Darm gelangt und in Energie umgewandelt wird. Doch bevor dieser Prozess abgeschlossen ist, ist es schon wieder Zeit fürs Mittagessen! Eine weitere Mahlzeit gelangt in den Magen und verbleibt dort mindestens drei Stunden, bis sie in den Darm transportiert wird. Und bevor sie vollständig in Energie umgewandelt werden konnte, essen wir schon wieder zu Abend! Verstehen Sie, was ich meine?

Sie werden im Laufe des Tages nicht kraftvoller, im Gegenteil. Und abends gehen Sie schließlich zu Bett, weil Sie *müde* sind, nicht weil Sie vor Energie nur so strotzen. Während des Schlafs bekommt Ihr Körper dann endlich Gelegenheit, wieder Kraft zu sammeln. Ein herzhaftes Frühstück zu essen, um Energie zu tanken, ist also völliger Unsinn.

Früchte sind das beste Frühstück

Bei all dem gibt es eine einzige Ausnahme: Wenn das Frühstück nämlich aus jener Nahrung besteht, die *ohne* Verdauungsenergie vom Magen auskommt und deshalb den Ausscheidungszyklus nicht behindert. Diese Nahrung passiert den Magen schnell und wird im Darm aufgespalten, wo sie tatsächlich in weniger als einer Stunde in verfügbare Energie umgewandelt wird. Bei der Nahrung, von der ich hier spreche, handelt es sich um … Früchte. Anders als alle anderen Nahrungsmittel, werden Früchte *nicht* im Magen verdaut und behindern deshalb auch nicht den Ausscheidungszyklus.

Ich möchte es noch einmal sagen, um sicherzugehen, dass Sie genau verstanden haben, was ich hier empfehle: Vom Aufstehen am Morgen bis 12 Uhr mittags nehmen Sie ausschließlich frisches Obst zu sich. Keinen einzigen Bissen Toast, keinen Teelöffel Hüttenkäse. Nichts außer Früchten, Obstsalat, Fruchtsäften oder Fruchtmixgetränken. So viel Sie wollen. Manchen Leuten genügen bis zum Mittagessen eine Banane und ein Glas Orangensaft, andere essen stündlich eine Portion Trauben und einen Pfirsich oder einen Apfel. Kein Problem. Sie können so viel oder so wenig Obst essen, wie nötig, um bis mittags durchzuhalten. Aber vergessen Sie nicht, dass die Früchte und/oder Fruchtsäfte frisch und unpasteurisiert sein müssen.

Manchen Menschen fällt diese Umstellung sehr leicht, weil sie sowieso noch nie großes Interesse am Frühstücken hatten. Für andere ist es eine größere Herausforderung, und manch einer sagt vielleicht jetzt: »Kein Frühstück?! Gehen Sie zum Teufel!« Aber ich sage Ihnen: Für einige mag es tatsächlich eine große Herausforderung sein, aber Sie werden von dieser Umstellung mehr profitieren als von jeder anderen Änderung Ihrer Ernährungsweise. Ja, ich weiß, das ist eine kühne Behauptung, aber ich stelle sie nicht voreilig auf. Sie wird durch die Aussagen von Hunderttausenden, wenn nicht gar Millionen von Menschen gestützt, die im Laufe der letzten 25 Jahre Erfolg damit hatten. Ich kann mich gar nicht mehr daran erinnern, wie oft ich dank des Erfolgs und der Popularität von Fit For Life – Fit fürs Leben in den vergangenen Jahren von allen möglichen Medien interviewt wurde. Aus irgendeinem Grund werde ich, nachdem ich so viele Jahre die Prinzipien einer gesunden Ernährung studiert habe, am häufigsten gefragt, welches Prinzip ich als das wichtigste betrachte. Diese Frage ist leicht zu beantworten. Das Prinzip, bis mittags ausschließlich frische Früchte zu verzehren, ist das Wichtigste, auf das ich in diesen 36 Jahren gestoßen bin. Ich weiß, dass es mehr als jede andere Maßnahme zu meiner Genesung von einigen sehr einschränkenden und schmerzhaften Leiden beigetragen hat. Und es ist bis heute der Grund dafür, dass ich trotz meiner Vergiftung mit der Chemikalie »Agent Orange« ein beschwerdefreies Leben führen kann.

Wenn Sie auch nur eine einzige Anregung aus diesem Buch

übernehmen, dann sollte es die sein, bis mittags ausschließlich Früchte zu essen, so dass Ihr Ausscheidungszyklus ungehindert funktionieren kann. Auch wenn Sie sonst nichts verändern, werden Sie eine deutliche Besserung Ihrer Schmerzerkrankung feststellen.

Seit dem Erscheinen des ersten *Fit For Life*-Buches im Jahre 1985 habe ich über eine halbe Million Briefe von Menschen erhalten, die mir berichteten, wie ihnen das Buch geholfen hat. Ich könnte ein weiteres Buch mit den Kommentaren füllen. Tatsächlich erhielt ich mehr Rückmeldungen über die positiven Auswirkungen der Umstellung auf eine ausschließliche Ernährung mit Früchten am Vormittag als über alle anderen Aspekte *zusammengenommen*. Bis heute senden mir viele Menschen Briefe, Faxe oder E-Mails oder sprechen mich auf der Straße an, um mir zu sagen, dass sie ohne Wenn und Aber an diesem einen Prinzip festhalten, weil es ihr Leben von Grund auf verändert hat. Sie haben mehr Energie, sind vitaler und leiden weniger unter Schmerzen, kurz, es wurde zu ihrem stärksten Verbündeten bei ihrem Bestreben, gesund zu werden und zu bleiben – so wie ich es selbst erlebt habe und Sie es erleben können.

Die meisten Kommentare beziehen sich auf die erstaunliche Veränderung des Energiepegels, aber am stärksten beeindruckte sie die Auswirkung auf ihr ganzes Leben. Was Sie auch sonst noch tun, um Ihre Schmerzen zu überwinden – ich hoffe, dass Sie zu Ihrem eigenen Besten bereit sind, zu entdecken, was in Ihrem Leben möglich ist, wenn Sie dafür sorgen, dass Ihr Ausscheidungszyklus ungehindert mit voller Kraft arbeiten kann, indem Sie bis mittags nur frisches Obst essen.

Die Vorzüge dieser Ernährungsweise offenbaren sich automatisch jedem, der bereit ist, ihr eine faire Chance zu geben. Nehmen Sie ab morgen bis 12 Uhr mittags nur frische Früchte zu sich. Tun Sie das eine Woche lang, ohne irgendetwas anderes an Ihrer Ernährungsweise zu ändern, damit Sie sicher sein können, dass jede Veränderung Ihres Befindens allein auf diese Umstellung zurückzuführen ist. Am achten Tag frühstücken Sie dann wieder so, wie Sie es vor dem »Test« gewohnt waren. Versuchen Sie es so einzurichten, dass der achte Tag auf ein Wochenende fällt, denn Sie werden Ruhe brauchen. Millionen von Menschen haben diese Herausforderung angenommen und waren sprachlos über das Ergebnis. Auch Sie können das erleben. Der Unterschied ist eindeutig. Je länger Sie vormittags nur Früchte zu sich nehmen, desto leichter und natürlicher wird es für Sie. Da ein ungehinderter Ausscheidungszyklus in Einklang mit den Körperrhythmen ist, gewöhnt sich der Organismus schnell an diese Umstellung.

Ob Sie es glauben oder nicht, es wird der Zeitpunkt kommen, wo bereits der *bloße Gedanke* an ein deftiges traditionelles Frühstück Unbehagen auslöst. Einige Bekannte erklärten mir, sie würden anfangen, bis mittags nur frisches Obst zu essen – weil ihnen einleuchtete, dass es sinnvoll sei und weil ihre Symptome sie so sehr plagten –, aber sie würden sich nur so lange wie unbedingt nötig daran halten, denn sie würden ihr gutes altes traditionelles Frühstück zu sehr vermissen. Und dieselben Leute bestätigten mir nach einiger Zeit, dass sie sich selbst wunderten, wie fanatisch sie in Bezug auf das Früchteessen am Vormittag geworden seien und wie wenig sie ihrem traditionellen Frühstück nachtrauerten.

185

Ein berühmter Sportler, der Ihnen sicher bekannt ist, dessen Namen ich aber nicht nennen darf, war so begeistert von seiner Erfahrung mit dieser Ernährungsweise, dass er in seinem Haus eine feste Regel aufstellte: *Ob du an* Fit for Life *glaubst oder nicht, in diesem Haus gibt es bis mittags nur frisches Obst oder Fruchtsaft!*

Die Umstellung auf reine Fruchtkost am Vormittag ist keine vorübergehende Änderung der Ernährungsweise, an die man sich nur so lange hält, bis man seine lästigen Symptome losgeworden ist, um dann wieder zu seinen alten Frühstücksgewohnheiten zurückzukehren. Es gilt fürs ganze Leben. Das heißt nicht, dass Sie nicht bei bestimmten Anlässen auch einmal etwas anderes zum Frühstück essen können. Und es ist auch nichts verkehrt daran, wenn Sie das tun. Es kommt darauf an, was Sie *normalerweise* tun, und abgesehen von einem deutlich spürbaren Energieabfall an solchen Tagen, wird es Ihnen auch nicht schaden, hin und wieder ein traditionelles Frühstück zu sich zu nehmen. Genießen Sie es einfach. Sie brauchen deswegen keine Schuldgefühle zu haben oder sich Vorwürfe zu machen. Tatsache ist, dass Sie sich an solchen Tagen so fühlen werden, dass Sie es bestimmt nicht regelmäßig tun möchten.

Es ist wichtig, sich klarzumachen, dass diese Ernährungsweise ein Lebensstil mit fließenden Übergängen sein sollte, ohne absolute Regeln, an die man sich um jeden Preis halten muss. Während der ersten sechs Monate, in denen Sie eine Woche pro Monat die Mono-Diät durchführen, können Sie allerdings nur dann die besten Ergebnisse erzielen, wenn Ihr Frühstück ausschließlich aus frischem Obst besteht.

Tipps zum Verzehr von Obst

Um Ihnen die einzigartigen Qualitäten der Früchte und die optimale Weise, sie zu genießen, näher zu bringen, möchte ich Ihnen nun ein paar hilfreiche Hinweise geben.

Sie haben inzwischen gelernt, dass Früchte das einzige Nahrungsmittel sind, das nicht im Magen verdaut wird. Deshalb sollte man frische Früchte, auch Fruchtsäfte oder Fruchtmixgetränke nur auf nüchternen Magen zu sich nehmen und nichts anderes dazu oder unmittelbar danach essen. In diesem Land ist es Sitte, Obst zum Nachtisch zu essen. Wenn Sie frische Früchte aber zusammen mit oder unmittelbar nach Nahrungsmitteln zu sich nehmen, die eine Zeit lang im Magen verbleiben müssen, gibt es große Probleme.

Das menschliche Blut ist leicht basisch und muss auch so bleiben, damit der Mensch gesund bleibt. Je säuernder die Ernährung, desto mehr Probleme treten auf. Früchte wirken basisch und tragen dazu bei, das Säure-Basen-Gleichgewicht im Körper aufrechtzuerhalten. Wenn Früchte aber gezwungenermaßen mit anderen Nahrungsmitteln im Magen liegen müssen, die hier verdaut werden, wird das Obst, das normalerweise basisch ist, sofort sauer. Dadurch können Magen- und Verdauungsprobleme entstehen, bestehende Magengeschwüre verschlimmert werden, und das ganze Essen kann im Magen verderben.

Manche Leute klagen darüber, dass sie keine Melonen oder Erdbeeren oder Orangen vertragen, aber das hat damit zu tun, dass diese Früchte *nach* einer Mahlzeit verzehrt werden und dadurch im Magen fermentieren, Säure bilden und Magenbeschwerden verursachen. Dafür wird stets das Obst verantwortlich gemacht. Verzehrt man dieselben Früchte aber *vor* anderen Nahrungsmitteln, passieren sie den Magen problemlos. Falls Sie zu den Menschen gehören, die nach dem Verzehr von frischem Obst Magenschmerzen bekommen, sollten Sie einfach einmal ausprobieren, wie Sie sich fühlen, wenn Sie frische Früchte auf nüchternen Magen essen. Sie werden den Unterschied am eigenen Leib spüren.

Aufgrund der oben genannten Probleme meiden viele Menschen Obstsorten, die als »sauer« bezeichnet werden, wie Orangen, Pampelmusen und Ananas. Nach dem Verzehr dieser Früchte oder deren Säfte bekommen sie Magenschmerzen. Aber die Klassifizierung als saure Früchte hat nur botanische Bedeutung. *Alle* Früchte wirken im Körper basisch, *es sei denn,* sie werden erhitzt, zusammen mit oder unmittelbar nach anderen Nahrungsmitteln verzehrt oder die Säfte werden pasteurisiert. Dann wirken sie hochgradig säurebildend und sind schädlich. Es ist besser, Wasser oder überhaupt nichts zu trinken als pasteurisierten Orangensaft. Das gilt auch für Säfte, die aus Konzentrat hergestellt werden und ausnahmslos pasteurisiert sind.

Da wir gerade vom Safttrinken sprechen, sollten Sie wissen, wie wichtig es ist, Fruchtsaft nicht »hinunterzustürzen«. Wenn Sie Säfte trinken, dann bitte langsam. Nehmen Sie immer nur einen Mund voll, damit sich der Saft mit dem Speichel mischen kann und den Magen nicht überfordert. Das ist keine Nebensächlichkeit, auch wenn es vielleicht so scheint.

Der größte Vorteil von frischen Früchten, die auf die *richtige* Weise verzehrt werden, besteht meiner Meinung nach darin, dass sie ein guter Energielieferant sind. Sie wissen vielleicht, dass das menschliche Gehirn ausschließlich Zucker in Form von Glukose nutzen kann. Es kann weder Eiweiß noch Fette noch Kohlehydrate (Stärke) direkt nutzen. Absolut alles, was wir essen, muss in Glukose umgewandelt werden, bevor es als Energielieferant genutzt werden kann. Obwohl der Körper Eiweiß und Fett in Glukose umwandeln *kann,* ist das ein extrem komplexer und energieintensiver Prozess, verglichen mit der einfachen Umwandlung von Kohlehydraten in Glukose. Der Zuckeranteil frischer Früchte (Fruktose) kann vom Körper schneller und leichter in Glukose umgewandelt werden als jede andere Nahrung außer Muttermilch. Er steht, beim *richtigen* Verzehr von Obst, in weniger als einer Stunde im Blut als Energie für das Gehirn zur Verfügung. Alles andere braucht vier- bis fünfmal so lange. Deshalb sind viele Menschen, die anfangen, bis 12 Uhr mittags nichts anderes als frische Früchte zu essen, so begeistert über ihre neu gewonnene Energie.

Früchte und der Blutzuckerspiegel

Im vorhergehenden Kapitel habe ich erwähnt, dass manchmal die Sorge geäußert wird, ein erhöhter Konsum von Früchten könne sich negativ auf den Blutzuckerspiegel auswirken. Isst man Früchte auf die *richtige* Art und Weise, tragen sie zur Stabilisierung des Blutzuckerspiegels bei. Man kann keinen niedrigen Blutzuckerspiegel haben, wenn reichlich Zucker im Blut ist. Ich meine nicht den raffinierten, industriell aufbereiteten Zucker, der in der amerikanischen Ernährung überwiegt und Gift für den lebendigen Organismus ist. Dieser Zucker wird mit größter Wahrscheinlichkeit erhebliche

Probleme verursachen. Der reine, natürliche Zucker frischer, naturbelassener Früchte, die *auf die richtige Weise* konsumiert werden, verursacht jedenfalls keines der Probleme, die mit dem Blutzucker in Verbindung gebracht werden.

Dasselbe gilt für die Befürchtung, Fruchtzucker könne Diabetes verursachen. Ein interessanter Aspekt, der den meisten Menschen nicht bekannt ist: Diabetes wird *nicht* durch übermäßigen Zuckerkonsum verursacht, sondern durch einen übermäßigen Fettverzehr, der die Insulin produzierenden Drüsen der Pankreas (Bauchspeicheldrüse) zerstört. Sind diese Drüsen funktionsunfähig, steht kein Insulin für die Verstoffwechselung von Zucker zur Verfügung und ein Diabetes ist die Folge. Es würde mich nicht im Geringsten wundern, wenn sich in ein paar Jahren neben der stetigen Zunahme von Herz-Kreislauf- und Krebserkrankungen auch ein signifikanter Anstieg der Diabeteserkrankungen als Folge jener proteinreichen Diäten zeigen würde, zu denen unglücklicherweise vielen Menschen geraten wird.

Denjenigen unter Ihnen, die an Diabetes leiden und meinen Empfehlungen folgen möchten, kann ich ehrlicherweise nur so viel sagen: Diabetes ist unter allen Krankheiten, die den Menschen heimsuchen können, zweifellos eine der problematischsten, und zwar aufgrund der vielen unvorhersehbaren Faktoren, die dabei ins Spiel kommen. Manchen Diabetikern tat es sehr gut, den Empfehlungen aus *Fit For Life*, einschließlich des Verzehrs von frischem Obst, zu folgen, anderen nicht. Ich wünschte, ich wüsste, warum das so ist, aber ich weiß es leider nicht. Falls Sie den Empfehlungen folgen, können Sie also nichts anderes tun, als Ihren Zustand genau zu beobachten, um herauszufinden, zu welcher der beiden Gruppen Sie gehören. Ich wünschte, ich könnte Ihnen mehr dazu sagen, aber Diabetes ist seit Jahrzehnten nicht nur für mich, sondern auch für die Wissenschaft ein großes Rätsel. Ich habe festgestellt, dass Diabetespatienten, die auf orale Medikation eingestellt sind, besser auf die Ernährungsumstellung ansprechen als diejenigen, die Insulin spritzen müssen, aber bei beiden Gruppen gab es einige Erfolge.

Ist es in Anbetracht der Tatsache, dass frisches Obst – auf die richtige Weise konsumiert – die Anforderungen an einen Nährstoff- und Energielieferanten besser erfüllt als alle andere Nahrung des Menschen, nicht verwunderlich, dass Früchte normalerweise auf den letzten Platz der Speisenfolge verwiesen werden und oft sogar nur zur Dekoration dienen?

Ich möchte noch einmal für einen Moment auf die in der Einleitung zu den *Drei Schritten* erwähnte Behauptung zurückkommen, jede Form von Zucker entfalte im Körper dieselbe Wirkung, ob er nun von einem Schokoriegel oder einem frischen Pfirsich stamme. Aufgrund von Fehlinformationen wie dieser befürchten viele Menschen, sie könnten vom Verzehr einer Obstmenge, wie ich sie empfehle, dick werden. Das trifft nur zu, wenn Früchte auf *die falsche* Art und Weise konsumiert werden – mit anderen Worten, wenn man sie erhitzt oder zusammen mit oder unmittelbar nach anderen Nahrungsmitteln isst. Auf die richtige Weise verzehrt, machen Früchte nicht nur nicht dick, sondern helfen sogar beim *Abnehmen*.

Sie sollten außerdem wissen, dass der ausschließliche Verzehr von frischen Früchten am Vormittag nicht bedeutet, dass man Punkt 12 Uhr etwas anderes essen muss, oder dass man überhaupt eine Mahlzeit zu sich nehmen muss. »Bis mittags nur Obst« bedeutet, *mindestens* bis 12 Uhr. Wenn Sie nicht hungrig sind oder bis zum Abendessen weiterhin nur Obst essen wollen, ist das völlig in Ordnung. Manchmal wollen Sie vielleicht gar nichts essen – kein Obst, nichts anderes, und auch das ist völlig in Ordnung. Vielleicht möchten Sie aber auch später am Tag etwas Obst als Zwischenmahlzeit essen. Auch dagegen ist nichts einzuwenden. Sie müssen dabei nur einen wichtigen Punkt beachten: Obwohl man Früchte 20 bis 30 Minuten *vor* anderen Nahrungsmitteln essen kann, muss man, wenn man irgendetwas anderes gegessen hat, *mindestens* drei bis vier Stunden warten, bevor man wieder Obst isst. Das ist wirklich außerordentlich wichtig. Wenn Sie nach dem Mittag- oder Abendessen frische Früchte oder Fruchtsaft zu sich nehmen wollen, müssen Sie darauf achten, dass mindestens drei Stunden seit der Mahlzeit vergangen sind.

Bananen, Datteln, Rosinen und andere getrocknete Früchte sind konzentrierter als wasserhaltige Früchte wie zum Beispiel Äpfel, Orangen, Trauben oder Melonen und geben uns daher eher das Gefühl »satt« zu sein, wenn wir vormittags nur Obst essen.

Schließlich möchte ich Sie noch darauf hinweisen, dass es während der siebentägigen »Testphase«, in der Sie diese Ernährungsform ausprobieren, an den ersten zwei oder drei Tagen zu unterschiedlichen Reaktionen kommen kann. Vielleicht fühlen Sie sich ohne erkennbaren Grund »vollgestopft« oder träge oder bekommen sogar leichten Durchfall. Wie ich bereits an anderer Stelle bei diesem Thema erwähnte, geschieht das nicht zwangsläufig und die meisten Menschen erleben nichts dergleichen. Sollte es aber bei Ihnen der Fall sein, müssen Sie wissen, dass der dynamische Organismus plötzlich zusätzliche Energie zur Verfügung hat und einen Reinigungsprozess in Gang setzt. Ich weiß, das ist nicht der vergnügliche Teil der Angelegenheit. Aber es ist in diesem Fall notwendig und heilsam. Halten Sie durch.

Die richtige Nahrungszusammenstellung

Nun zur zweiten Änderung der Ernährungsgewohnheiten, die ich von Ihnen »verlange«. Es geht dabei um »Fleisch und Kartoffeln« und die Frage, was man während des Nahrungsaufnahmezyklus zwischen 12 Uhr mittags und 8 Uhr abends zu sich nehmen sollte. Da die Sache mit dem Frühstück geklärt ist, geht es also im Grunde um das Mittag- und Abendessen. Unser Ziel ist es, so zu essen, dass Energie aus dem Verdauungsprozess frei wird, die dann wiederum dem Lymphsystem zur Verfügung steht, um den Körper regelmäßig von Abfallstoffen zu reinigen und innerlich sauber zu halten. Dadurch wird verhindert, dass sich jemals wieder Toxine im Bindegewebe oder anderen Körpergeweben ablagern. Und genau das erreichen wir, indem wir bestimmte Nahrungskombinationen meiden, was als *richtige Nahrungszusammenstellung* bezeichnet wird.

Bevor ich fortfahre, möchte ich Sie kurz mit dem Konzept der richtigen Nahrungszusammenstellung vertraut machen. Im 1985 erschienenen ersten *Fit For Life – Fit fürs Leben*-Buch wurde ausführlich erläutert, wie wichtig es ist, sich an die Prinzipien der richtigen Nahrungszusammenstellung zu halten. Mit der Popularität des Buches wuchs auch der Unmut jener

Leute, die nie Ernährungslehre studiert haben, und ihren Verbündeten, den Ernährungsberatern. Die richtige Nahrungszusammenstellung wurde zum Gegenstand einer heftigen Kontroverse. Die Kritik kam nicht von den Tausenden von Menschen, die ihre Nahrung richtig zusammenstellten und dadurch dramatische Verbesserungen ihres Gesundheitszustandes erlebten, sondern von den professionellen Neinsagern, die »wussten«, dass man durch richtige Nahrungszusammenstellung gar nichts erreicht. Woher wussten sie das? Sie hatten noch nie davon gehört, denn es war nie Teil ihrer Ausbildung gewesen.

Im Jahre 1970, ich war gerade 25 Jahre alt, hatte ich auch noch nie davon gehört. Ich hatte allerdings von Aspirin®, Magnesiummilch (Magnesiumhydroxid), Pepto-Bismol® (amerikanisches, nicht rezeptpflichtiges Medikament bei Magenbeschwerden) und jeder anderen widerwärtigen Arznei gehört, die man mir einflößte, um die quälenden Schmerzen in meinem Magen zu lindern, unter denen ich seit meinem dritten Lebensjahr tagein, tagaus litt. 22 Jahre lang hatte ich keinen einzigen Tag Ruhe vor diesen höllischen Magenschmerzen. Sie waren zu einem Teil meines Lebens geworden. Und alles, was die Ärzte mir seit Jahren dazu sagen konnten, war, dass ich einen »empfindlichen Magen« hätte, mit dem ich leben müsse und einfach meine ekligen Arzneien weiter einnehmen solle.

Im Jahre 1970 stieß ich auf die Arbeit eines bemerkenswerten Mannes namens Herbert M. Shelton. Es war ein Geschenk des Himmels. Selbst mit den schmeichelhaftesten Worten könnte ich die Verdienste dieses außergewöhnlichen Menschen und Vorreiters im *Gesundheitswesen* nicht annähernd beschreiben. Wenn der Ausspruch: *»Er war seiner Zeit voraus«* auf irgendjemanden zutraf, dann auf eine Persönlichkeit wie ihn. Dr. Shelton lebte von 1895 bis 1985. Dank seiner außergewöhnlichen Intelligenz und Schaffenskraft erwarb er ein halbes Dutzend akademischer Grade in verschiedenen Bereichen der Heilkunst. Er schrieb über 40 Bücher und veröffentliche 31 Jahre lang eine Monatszeitschrift. Außerdem leitete er über 40 Jahre lang ein Gesundheitszentrum mit angeschlossener Ausbildungsstätte in San Antonio, Texas, wo er im Laufe seines Berufslebens die Diät- und Fastenkuren von über 50 000 Menschen persönlich überwachte. Dr. Shelton gilt als jene treibende Kraft, die dafür sorgte, dass die Ergebnisse und Schriften aus 150 Jahren Forschung auf dem Gebiet der natürlichen Gesundheitslehre zu einer einheitlichen wissenschaftlichen Heilmethode zusammengefasst wurden.

Einige seiner Bücher sind so innovativ und ihrer Zeit voraus, dass vielleicht noch weitere 50 Jahre vergehen müssen, bis die medizinischen Autoritäten endlich erkennen, welchen Dienst er der Menschheit erwiesen hat. Eines der wichtigsten Fachgebiete Dr. Sheltons war die Funktionsweise des menschlichen Verdauungstraktes, über die er 60 Jahre lang forschte. Er erkannte und bewies die segensreichen Auswirkungen der richtigen Nahrungszusammenstellung auf den menschlichen Körper.

Im Jahre 1970 drückte mir also jemand ein Buch von Dr. Shelton in die Hand, das von der richtigen Kombination von Nahrungsmitteln handelte, und seither hat sich mein Leben von Grund auf geändert. *Gott sei Dank!* Es kam mir vor, als sei das Buch speziell für mich geschrieben worden. Shelton erklärte, dass die falsche Zusammenstellung von Nahrungsmitteln bei besonders empfindlichen Menschen katastrophale Auswirkungen haben kann. Nicht jeder bekommt diese Probleme, aber diejenigen, die davon betroffen sind, können über Jahre hinweg an quälenden Magen- und Verdauungsbeschwerden leiden, ohne je die Ursache herauszufinden. Irgendwann resignieren sie dann und begnügen sich damit, widerliche Arzneien zu schlucken, um den Schmerz zu lindern. Ich muss wohl nicht besonders betonen, dass ich seinen Ausführungen meine volle Aufmerksamkeit schenkte.

Seine Empfehlungen im Hinblick auf die richtige Nahrungszusammenstellung erschienen mir zunächst recht seltsam, denn sie standen in krassem Gegensatz zu meiner damaligen Ernährungsweise. Aber ich war bereit, wirklich alles zu versuchen, was auch nur die geringste *Aussicht* bot, den heißen Schürhaken aus meinem Magen zu entfernen, den ich dort permanent spürte.

Mir kann niemand mehr erzählen, dass es keine Wunder gibt. Ich war nach wenigen Tagen völlig schmerzfrei und habe seither nie wieder unter Magenschmerzen gelitten. Diese Schmerzen, die mich über zwei Jahrzehnte lang gemartert hatten, waren von heute auf morgen verschwunden. Sie ließen nicht allmählich nach, sondern hörten so plötzlich auf, als ob jemand einen Schalter umgelegt hätte. Für mich waren die Informationen über richtige Nahrungszusammenstellung ein Geschenk des Himmels. Und wenn ich dann von einem Arzt oder mangelhaft ausgebildeten Ernährungsberater höre, die Prinzipien der richtigen Nahrungszusammenstellung seien

»unwissenschaftlich«, muss ich, wie Hunderttausende anderer Menschen, die es besser wissen, laut auflachen. Die Vorfahren dieser Kritiker waren wahrscheinlich jene Leute, die »wussten«, dass Galileo Galilei verrückt war und ihn in den Kerker warfen, weil er die lächerliche Behauptung aufgestellt hatte, dass sich die Erde um die Sonne dreht und nicht umgekehrt.

Seltsamerweise neigen viele Menschen dazu, alles, was mit einer Änderung ihrer Ernährungsweise zu tun hat, unnötig zu verkomplizieren. Ich weiß nicht, warum, aber ich vermute, es liegt daran, dass man sie irgendwie überzeugt hat, die Zusammenstellung einer gesunden Ernährung könne nicht einfach sein. Das stimmt nicht. Sie kann sehr einfach sein! Natürlich weiß ich, dass das Thema Nahrungszusammenstellung auch sehr verwirrend sein kann, je nachdem, wie »technisch« die Anweisungen sind. Manche Leute erklären diese Sache auf eine Weise, die sogar mich durcheinanderbringt, obwohl ich auf diesem Gebiet seit 36 Jahren forsche und lehre.

Ich kann nicht riskieren, dass es Ihnen so ergeht. Es ist viel zu wichtig für Ihren Erfolg, dass Sie die Prinzipien richtiger Nahrungszusammenstellung verstehen und anwenden können. Ich werde Sie hier also mit der einfachsten Version der richtigen Nahrungszusammenstellung vertraut machen. Was man im Hinblick auf die Heilung von Schmerzerkrankungen oder irgendeiner anderen Erkrankung nie vergessen darf, ist, dass man dem Lymphsystem Energie zuführen muss. Das ist das Wichtigste. Ohne Energie wird sich überhaupt nichts ändern, und man kann keine Fortschritte machen. Je weniger Arbeit das Verdauungssystem leisten muss, desto mehr Energie wird frei. So einfach ist das. Und mit der richtigen

Zusammenstellung der Nahrung erreicht man dieses Ziel definitiv, wie Sie in relativ kurzer Zeit selbst feststellen können. Die richtige Kombination Ihrer Nahrungsmittel spielt eine bedeutende Rolle bei der Überwindung von Fibromyalgie, Lupus, Arthritis, CMS und jeder anderen schmerzhaften Erkrankung und verhindert Rückfälle.

Komplexe und einfache Nahrungsmittel

Und so funktioniert es: Es gibt neben den Früchten zwei weitere Arten von Nahrungsmitteln: komplexe und einfache. Unter komplexer Nahrung verstehen wir proteinreiche (eiweißreiche) Lebensmittel wie rotes Fleisch, Geflügel, Fisch, Eier, Milchprodukte und kohlehydratreiche (stärkereiche) wie Brot, Nudeln, Kartoffeln und alle Getreidesorten. Gemüse und Salate bezeichnen wir als einfache Nahrungsmittel. Die komplexen Nahrungsmittel (Proteine und Kohlehydrate) erfordern wesentlich mehr Verdauungsenergie als einfache Nahrungsmittel (Gemüse und Salate). Bei der Zusammenstellung der Mahlzeiten sollte man nun darauf achten, dass man nicht zwei *verschiedene Arten* von komplexen Nahrungsmitteln miteinander kombiniert, sondern ein komplexes Nahrungsmittel, *entweder* protein- *oder* kohlehydratreich, mit den einfachen Nahrungsmitteln Gemüse und Salat. Damit ist im Wesentlichen schon alles gesagt.

Man sollte proteinreiche Nahrungsmittel deshalb nicht zusammen mit kohlehydratreichen verzehren, weil zu ihrer Verdauung jeweils verschiedene Verdauungssäfte benötigt werden. Proteine werden durch saure, Kohlehydrate durch basische Verdauungssäfte aufgespalten. Wenn Sie ein paar Grundkenntnisse in Chemie besitzen, wissen Sie, dass Säuren und Basen einander neutralisieren. Geschieht das im Magen, wird der Verdauungsvorgang gedrosselt und verlangsamt, und genau das wollen wir *vermeiden*. Die richtige Nahrungszusammenstellung beschleunigt den Verdauungsprozess – und genau das wollen wir *erreichen*.

Um sicherzugehen, dass Ihnen wirklich ganz klar ist, wie Sie Ihre Mahlzeiten zusammenstellen müssen, werde ich Ihnen ein paar Beispiele geben.

Nehmen wir an, Sie möchten ein Steak essen. Da ein Steak proteinreiche Nahrung ist, würden Sie bei *dieser Mahlzeit* keine kohlehydratreichen Lebensmittel wie Kartoffeln oder Brot zu sich nehmen. Sie würden zum Steak also ein beliebig zubereitetes Gemüse und einen Salat essen. Zur Vorspeise könnten Sie sogar einen Krabbencocktail essen, weil es sich dabei ebenfalls um Eiweißnahrung handelt. Für gedünsteten Fisch, gegrillte Hähnchen oder Lammkoteletts gilt das Gleiche. Zu diesen Gerichten essen Sie keine kohlehydratreichen Nahrungsmittel, sondern nur Gemüse und Salate.

Haben Sie dagegen Appetit auf kohlehydratreiche Nahrungsmittel, könnten Sie eine Nudelpfanne mit viel geschmortem Gemüse essen. Sie könnten auch Knoblauchbrot dazu essen, weil es sich sowohl bei Nudeln als auch bei Brot um Kohlehydrat-Nahrung handelt. Und natürlich sollten Sie auch einen Salat dazu essen.

Wenn Sie Lust auf eine gebackene Kartoffel verspüren, dann essen Sie sie mit Gemüse oder mit gefüllten Pilzen und einem Salat. Das ist eine leckere und sättigende Mahlzeit. Möchten Sie Butter zu Ihrer gebackenen Kartoffel essen, dann tun Sie es, wenn es denn sein muss, aber essen Sie bitte keine Margarine, denn die besteht wirklich nur aus Kunstfetten. Trickreiche Marketingstrategen wollen Ihnen weismachen, Sie würden Ihrer Gesundheit einen Dienst erweisen, wenn Sie Margarine statt Butter essen, aber Butter ist wenigstens ein Naturprodukt. Margarine macht früher oder später krank. Wenn Sie Kartoffeln, Gemüse oder Toast mit Butter essen möchten, dann tun Sie es.

Wie Sie sehen, muss niemand hungrig bleiben oder auf seine Leibspeisen verzichten. Sie dürfen essen – und Sie dürfen gut essen. Aber essen Sie nicht alles, was Sie mögen, bei ein und derselben Mahlzeit. Das mag ungewohnt sein, aber es ist nicht kompliziert. Ich mache hier einen Unterschied zwischen Gemüse und Salat, obwohl Salate Gemüse *sind,* weil ich, wenn ich im Zusammenhang mit richtiger Nahrungskombination von Gemüse spreche, gedünstetes, geschmortes, gebackenes oder gegrilltes Gemüse meine. Wenn ich von Salat spreche, meine ich rohe Blattsalate und ungekochte Gemüse, bei denen es sich um lebendige Nahrungsmittel handelt.

Genauso wichtig wie die Trennung von Proteinen und Kohlehydraten ist es, einen Salat zur Mahlzeit zu essen. Vergessen Sie nicht: Eines Ihrer Ziele besteht ja darin, etwa 50 Prozent lebendige Nahrung zu sich zu nehmen und der Salat ist der lebendige Anteil der Mahlzeit. Und denken Sie bitte nicht, Sie könnten zum Abendessen keinen Salat essen, weil Sie schon einen zum Mittagessen hatten. Es überrascht mich immer wieder, wenn Leute auf die Frage, ob sie eine Portion Salat möchten, antworten: »Nein danke, ich hatte heute schon einen Salat.« *Na und?!* Auf die Frage, ob jemand ein Steak möchte, höre ich nie: »Nein danke, ich hatte heute schon Fleisch.« Neben frischen Früchten sind Salate die lebendigen Nahrungsmittel, nach denen der Körper immer verlangt. Suchen Sie also nicht nach Gründen, sie *nicht* zu essen, sondern überlegen Sie, wie Sie mehr davon in Ihren Speiseplan einbauen können.

Kleine Ausrutscher sind erlaubt

Ein Verlangen ist, was es ist, und manchmal wird Sie ein Verlangen nach einem bestimmten Gericht überkommen und nicht nachlassen. So ist das Leben nun mal. Manchmal wollen Sie vielleicht eines der traditionellen Gerichte essen, die in der Standardernährung dominieren, wie beispielsweise Pizza oder Hamburger, Müsli mit Milch, ein Thunfisch- oder Eiersalat-Sandwich, Schinken mit Käse, Spaghetti mit Fleischbällchen oder ein Hörnchen mit Frischkäse. Bei all diesen Speisen werden Proteine mit Kohlehydraten kombiniert. Jeder hat manchmal Verlangen nach solchen Dingen. Ich jedenfalls! Sie müssen Ihre neue Ernährungsweise flexibel handhaben, wenn sie für den Rest Ihres Lebens funktionieren soll. Wichtig ist nicht, was Sie gelegentlich tun, sondern was Sie normalerweise tun.

Sollten Sie also einmal starkes Verlangen nach einem bestimmten Gericht verspüren, dann essen Sie es, genießen Sie es und vergessen Sie es. Davon geht die Welt nicht unter. Wenn Sie fanatisch werden, sind Sie am Ende so frustriert, dass Sie wahrscheinlich wieder in Ihre alten Ernährungsgewohnheiten zurückfallen. Haben Sie einmal eine falsch kombinierte Mahlzeit gegessen, können Sie die negativen Auswirkungen abmildern, indem Sie sich an folgende Richtlinie halten. Sorgen Sie dafür, dass die nächste Mahlzeit den Verdauungstrakt *nicht* überlastet. Damit die Auswirkungen auf Ihren Verdauungstrakt minimal bleiben, sollten Sie es sich zur festen Regel machen, nach einer falsch kombinierten Mahlzeit einige Tage verstreichen zu lassen, bevor Sie wieder so ein Gericht essen. Auf diese Weise arbeiten Sie partnerschaftlich mit Ihrem Körper zusammen, und die gelegentlichen »Eskapaden« werden Ihnen nicht schaden.

Ich habe schon immer gerne Sandwiches gegessen, aber die traditionellen werden meistens mit irgendeiner Sorte Fleisch oder Käse oder beidem belegt. Inzwischen liebe ich belegte Brote auf Gemüse-Basis. Manchmal bereite ich mir ein einfaches Salat-Tomaten-Gurken-Sandwich mit Mayonnaise und Vollkornbrot zu. Oder ich bestreiche eine Scheibe Brot mit Humus (Kichererbsenpüree) und belege es mit in Scheiben geschnittenen Artischocken-Herzen, Tomatenscheiben und Salatblättern. Es schmeckt köstlich. Meine Lieblingskreation ist ein mit wenig Mayonnaise bestrichenes und mit Avocado, Kopfsalat und Tomatenscheiben belegtes Weizenvollkornbrot. Der Kreativität sind keine Grenzen gesetzt, und mein Appetit auf belegte Brote wird damit normalerweise befriedigt. Wenn es aber manchmal unbedingt eines dieser klassischen, falsch kombinierten Sandwiches sein muss, dann esse ich es einfach, genieße es total und habe dann für längere Zeit erst einmal genug davon. Sich etwas vorzuenthalten, worauf man wirklich Appetit hat, ist auch nicht gesund. Denken Sie also nicht, dass Sie das tun müssten.

Es gibt allerdings eine Einschränkung: Während der ersten sechs Monate, in denen Sie eine Woche pro Monat die Mono-Diät durchführen, sollten Sie wirklich versuchen, so diszipliniert wie möglich zu sein. Falls Sie hin und wieder unbedingt ein falsch kombiniertes Gericht essen *müssen,* dann tun Sie es eben. Aber Sie sollten sich wirklich bemühen, es zu vermeiden. Diese sechs Monate sind so entscheidend. Blicken wir doch den Tatsachen ins Auge: Krankheitsbilder wie Fibromyalgie, Lupus, Arthritis, CMS und andere chronische Schmerzzustände sind keine Lappalien. Diese Erkrankungen können, wie Sie wissen, Ihr ganzes Leben beherrschen und Sie enorm einschränken. Und die meisten Ärzte sind hier einfach hilflos. Ich biete Ihnen eine sinnvolle, praktikable, erprobte und erwiesenermaßen wirksame Methode zur Heilung dieser Krankheitsbilder an, aber Sie müssen auch Ihren Teil dazu beitragen, und diese ersten sechs Monate erfordern wirklich vollen Einsatz.

Ich bin mir natürlich im Klaren darüber, dass einige Leute behaupten werden, meine Methode – bis mittags nur frisches Obst und die richtige Kombination der Nahrung – sei unwissenschaftlich. Ich weiß, dass das, was ich empfehle, das Gegenteil von dem ist, was die meisten Menschen tun. Wenn man das konventionelle Denken herausfordert, indem man sich der Tradition widersetzt und gegen den Strom schwimmt, tauchen unweigerlich Verleumder auf, die alles tun, um den Status quo aufrechtzuerhalten. Aber ihre Einwände beruhen auf althergebrachten, etablierten Dogmen und *nicht* auf persönlicher Erfahrung. Ärzten ist es immer höchst peinlich, wenn ein medizinischer »Laie« Antworten liefert, die sie schuldig bleiben.

Wenn Sie von einem hohen Gebäude springen, werden Sie auf dem Boden aufschlagen, ob Sie nun an die Schwerkraft glauben oder nicht. Nicht an die Schwerkraft zu glauben oder sie nicht als Realität anzuerkennen, schützt Sie nicht vor den Folgen der Verleugnung ihrer Existenz oder der Übertretung dieses Naturgesetzes. Die Nichtbeachtung der Realität jener Gesetzmäßigkeiten, denen die Funktion des Verdauungstraktes unterliegt, schützt Sie nicht vor den Folgen ihrer Übertretung. Je eher Sie diese Gesetzmäßigkeiten anerkennen, akzeptieren und sich danach richten, desto eher können Sie anfangen, die Kontrolle über Ihr eigenes Wohlbefinden zu übernehmen.

Was ich Ihnen hier in Bezug auf den ausschließlichen Verzehr von frischem Obst am Vormittag und die richtige Zusammenstellung der Nahrung empfehle, ist selbstevident. Sie fühlen sich einfach besser, wenn Sie sich daran halten. Und kann Sie, wenn Sie sich besser fühlen, ein Arzt, der sich noch nie mit Ernährungsprinzipen beschäftigt hat, davon abhalten, etwas anzuwenden, das Ihnen hilft, indem er behauptet, es sei unwissenschaftlich? Ich erinnere mich an einige Fernseh- oder Radiosendungen, bei denen ich mit irgendwelchen Ärzten konfrontiert wurde, die praktisch nichts über Ernährung wussten. Fragte ich den oder die Betreffende(n) dann, ob er oder sie jemals über einen längeren Zeitraum meinen Empfehlungen gefolgt sei, erhielt ich die reflexhafte Antwort: »Das brauche ich nicht, es beruht nicht auf wissenschaftlichen Erkenntnissen.« Mit anderen Worten: »Meine Meinung steht fest, verwirren Sie mich nicht mit Fakten.« Interessanterweise findet man im Webster's Lexikon unter der Definition von »Wissenschaft« den Satz: »Wissen, das durch Beobachtung, Studium und Experimentieren erworben wurde.« Wissenschaft ist nicht die Domäne der medizinischen Zunft; jeder kann studieren und lernen – das ist Wissenschaft.

Von wem würden Sie sich beraten lassen, wenn Sie zu einer langen Reise mit dem Segelschiff zu verschiedenen Häfen aufbrechen wollten – von einem Menschen, der schon die ganze Welt umsegelt hat oder von jemandem, der noch nie einen Fuß auf ein Segelboot gesetzt hat?

Ich erforsche und lehre diesen Ansatz seit 36 Jahren und habe gesehen, welche Erfolge damit möglich sind. Ich bitte Sie einfach nur, ihn auszuprobieren und Ihre eigenen Erfahrungen damit zu machen. Und außerdem: Welche Alternativen außer Medikamenten und Geduld werden Ihnen denn geboten?

Kapitel 7
Der dritte Schritt zur Heilung

Unterstützen Sie die Verdauung im Magen

Ich habe beim Schreiben dieses Buches immer wieder auf die bedeutsame Rolle zweier Faktoren hingewiesen. Sie sind die Grundvoraussetzung für jeglichen Erfolg bei der Überwindung chronischer Schmerzen und sie gehören so untrennbar zusammen wie Wasser und Meer. Der erste ist die effiziente und effektive Verdauung der Nahrung im Magen. Es gibt nur sehr wenige Erkrankungen des menschlichen Körpers, die man nicht letztendlich darauf zurückführen kann, wie gut oder schlecht die Nahrung verdaut und vom Körper genutzt wurde. Im Magen fängt alles an.

Der zweite Aspekt ist die ungeheuer wichtige Rolle lebendiger Nahrung, das heißt von Nahrungsmitteln, deren Enzyme intakt sind. Enzyme sind das lebendige Element in allen Lebewesen dieses Planeten. Die in unserer Nahrung enthaltenen Enzyme spalten das Essen auf und verdauen es, wenn es in den Magen gelangt. Isst man lebendige Nahrung, werden deren Enzyme im Magen freigesetzt und der Verdauungsprozess geht rasch vonstatten, so dass das Essen nur sehr kurz im Magen liegt. Beim Verzehr gekochter Nahrung, also von Nahrungsmitteln, deren Enzyme durch Erhitzen zerstört wurden, bleibt die Nahrung im Magen liegen, während der Körper sich abmüht, die Enzyme für den Verdauungsvorgang bereitzustellen. Überwiegt der Anteil gekochter Nahrung, gehen die damit verbundenen negativen Auswirkungen weit über die Verschwendung von Energie hinaus. Wie ich bereits erwähnte, kann die Kettenreaktion, die durch die Verzögerung des Verdauungsvorgangs im Magen einsetzt, letztendlich mit nahezu jeder Erkrankung des menschlichen Körpers in Verbindung gebracht werden.

Gärprozesse im Körper

Erinnern Sie sich an meinen Hinweis, dass unsere Nahrung (natürlich außer frischen Früchten) etwa drei Stunden im Magen verbleibt? Bestenfalls. Je nachdem, was wir gegessen haben und wie diese Mahlzeit zusammengestellt war, kann sich die Verweildauer verdoppeln und verdreifachen. Isst man Proteinnahrung zusammen mit Kohlehydratnahrung, werden – zusätzlich zur Zerstörung der Enzyme – die Verdauungssäfte neutralisiert, die normalerweise mit den Enzymen zusammenarbeiten. Es können da drinnen also ziemlich üble Fäulnisprozesse einsetzen. Während das Essen im Magen liegt und darauf wartet, dass Enzyme produziert und Verdauungssäfte geliefert werden, beginnt das Essen zu verderben. Sie dürfen nicht vergessen, dass im Magen eine Temperatur von 36 bis 37 Grad Celsius herrscht und viele Stunden vergehen. Die Nahrungseiweiße verwesen, die Kohlehydrate fermentieren, und beides trägt zu den vielfältigen Magen- und Verdauungsbeschwerden bei, unter denen Millionen von Menschen leiden und aufgrund derer Jahr für Jahr viele Milliarden Dollar in verdauungsfördernde Medikamente investiert werden.

Ich kann Ihnen das anhand eines Beispiels verdeutlichen, das wohl fast jeder aufgrund eigener Erfahrung nachvollziehen kann. Auch wenn es kein besonders angenehmes Thema ist, ist es doch sehr aufschlussreich.

Eine jener Körperfunktionen, die jeder von uns mit größter Wahrscheinlichkeit schon einmal am eigenen Leib zu spüren bekam, ist das Erbrechen von Nahrung. Wie unangenehm es auch sein mag, darüber zu sprechen, auf der physischen Ebene drückt dieser Vorgang unmissverständlich aus, was im Magen passieren kann, wenn der Verdauungsprozess aus irgendeinem Grund behindert wird.

Obwohl die Nahrung den Magen so bald wie möglich verlassen und in den Darm gelangen muss – nach etwa drei Stunden –, kommt es vor, dass jemand vier, fünf oder sogar sechs Stunden nach dem Essen Übelkeit verspürt und sich übergeben muss. In manchen Fällen wachen die Leute morgens auf und müssen ins Bad rennen, um Nahrung zu erbrechen, die sie sieben oder acht Stunden zuvor gegessen haben. Irgendetwas muss ernsthaft gestört sein, wenn der Körper nicht zulässt, dass die Nahrung vom Magen in den Darm gelangt und sie stattdessen gewaltsam auf umgekehrtem Weg wieder hinausbefördert. Allerdings haben wir es hier nicht mit einem Magenvirus zu tun, sondern mit verdorbenem Essen. Und wie schmeckt und riecht Erbrochenes? Wahrscheinlich verziehen Sie bei dieser Vorstellung angewidert das Gesicht. *Aber darauf will ich hinaus.* Der Körper würgt verdorbene, verfaulte Nahrung heraus, keine frische, vollwertige.

Verdorbene Nahrung kann nicht zum Aufbau gesunder Zellstrukturen genutzt werden und keine Nährstoffe liefern. Sie wird aus dem Körper entfernt, damit sie keinen Schaden anrichten kann. Bei diesem Vorgang wird wertvolle Energie vergeudet. Viel häufiger ist es jedoch so, dass Nahrung, die zu lange im Magen liegen blieb, nicht erbrochen, sondern in den Darm *weitertransportiert* wird, wo der Körper dann versucht, damit fertigzuwerden, so gut er kann.

Wird die Nahrung mit minimalem Energieaufwand effizient im Magen verdaut und dann rasch in den Darmtrakt befördert, wo ihr die benötigten Nährstoffe entzogen werden, ist das sehr förderlich für den allgemeinen Gesundheitszustand. Die ganze Energie, die nicht (jahrelang tagein, tagaus) bei der Verdauung im Magen verschwendet wird, summiert sich zu einer beträchtlichen Energiemenge, die für die Ausleitung von Toxinen aus allen Körpergeweben zur Verfügung steht. Was in Ihrem Magen vor sich geht, hat *direkten* Einfluss auf Ihren Heilungsprozess. Daran besteht kein Zweifel. Und ich beziehe mich nicht allein auf Verdauungsbeschwerden, die mit Sicherheit gelindert werden, sondern auf alle Arten von Schmerzzuständen. *Alles,* was getan und genutzt werden kann, um die Verdauung im Magen zu unterstützen und zu erleichtern, *muss* getan und genutzt werden. Es wäre doch töricht, das zu unterlassen, meinen Sie nicht auch?

Schon zu Beginn meiner Ausbildung in den 1970er Jahren, als ich zum ersten Mal in Kontakt mit der Arbeit Herbert M. Sheltons kam, wurde mir bewusst, welche enorm wichtige Rolle die effiziente Verdauung der Nahrung im Magen im Hinblick auf unsere Gesundheit spielt. Ich war damals verzweifelt auf der Suche nach irgendetwas, das meine Beschwerden lindern und das Fundament für ein schmerz- und beschwerdefreies Leben legen könnte.

Die Lösung bestand darin, dafür zu sorgen, dass der Verdauungsprozess so effizient wie möglich ablief. Ich wusste, dass alles davon abhing, wie schnell die Nahrung den Magen verlässt, und dass es zwei Gründe dafür gibt, dass sie länger als nötig darin verbleibt. Der erste Grund ist die falsche Zusammenstellung der Nahrung, die dazu führt, dass sich die Verdauungssäfte neutralisieren. Der zweite ist der Mangel an natürlichen Nahrungsenzymen, der dadurch entsteht, dass diese Enzyme durch Kochen zerstört werden.

Glücklicherweise lernte ich, wie man Nahrungsmittel richtig kombiniert. Wendet man dieses Wissen konsequent an, löst sich das Problem von selbst. Seither halte ich mich strikt an die Prinzipien der richtigen Nahrungszusammenstellung und erfahre die damit verbundenen positiven Auswirkungen am eigenen Leib. Aus Dankbarkeit für das Gute, das die richtige Kombination von Nahrungsmitteln in meinem Leben bewirkte, indem sie mich von meinen Magenschmerzen erlöste und mir neue Energie schenkte, beschloss ich, diese Information mit so vielen Menschen wie möglich zu teilen. In jedem *Fit For Life*-Buch wird die Bedeutung der richtigen Zusammenstellung von Nahrungsmitteln zumindest angesprochen.

Die Bedeutung von Verdauungsenzymen

Als wirklich lästig empfand ich den zweiten Grund für die zu lange Verweildauer der Nahrung im Magen: die Zerstörung der Enzyme. Es war frustrierend, denn ich wollte unbedingt das Beste für meinen Körper tun, aber wenn die Enzyme erst einmal zerkocht waren, war nichts mehr zu retten. Der Körper braucht Zeit und Energie, um eigene Enzyme zu produzieren. Die einzige Möglichkeit, das zu verhindern, bestand darin, nur lebendige Nahrung zu essen. Aber obwohl das eine fabelhaft gesunde Ernährungsweise ist, wusste ich, dass ich *auf keinen Fall* auf gekochte Nahrung verzichten würde. Da mir natürlich trotzdem klar war, dass es mir umso besser gehen würde, je mehr rohe und je weniger gekochte Nahrung ich aß, achtete ich darauf, dass der Anteil an ungekochter Nahrung auf meinem Speiseplan überwog. Einmal machte ich ein Experiment und nahm über ein Jahr lang nur lebendige Nahrung zu mir. Ich fühlte mich fantastisch, aber mein Verlangen nach gekochter Nahrung wurde so stark, dass ich schon anfing, davon zu träumen – und zwar nicht nur nachts.

Mir blieb keine andere Wahl, als mich damit abzufinden, dass gekochte Nahrung ihren Preis hat. Warum ist Ihrer Meinung nach der Handel mit Nahrungsergänzungsmitteln ein Milliardengeschäft? Beim Kochvorgang werden so viele dringend benötigte Stoffe in unserer Nahrung zerstört, dass die Leute versuchen, diese durch künstlich hergestellte Nährstoffe zu ersetzen. Aber selbst wenn die synthetischen Nährstoffe so gut wären wie die natürlichen – wovon sie natürlich weit entfernt sind –, könnten sie nicht verhindern, dass die Nahrung aufgrund der Zerstörung der Enzyme zu lange im Magen liegt. Ich aß also einfach mehr rohe (lebendige) Nahrung als gekochte und empfahl anderen, es genauso zu machen. Doch es blieb die nagende Gewissheit, dass ich jedes Mal, wenn ich gekochte Nahrung zu mir nahm, die Energieressourcen meines Körpers plünderte, weil das Essen länger als nötig im Magen verbleiben musste. Ja, die richtige Nahrungszusammenstellung war hilfreich, aber ich konnte meine Augen nicht vor der Tatsache verschließen, dass die wertvollen Enzyme zerstört worden waren. Ich begann tatsächlich von irgendeiner bahnbrechenden Entdeckung zu träumen, die ganz natürlich und organisch wäre und auf irgendeine Weise verhindern würde, dass die Enzyme beim Kochen der Nahrung zerstört würden. Aber ich träumte auch von einem Lotteriegewinn.

All meine Träume, Wünsche und Hoffnungen wurden im Jahre 1995 wahr, als die höheren Mächte schließlich meine Gebete erhörten. Damals konnte ich es kaum glauben, aber ich stellte fest, dass tatsächlich ein völlig natürliches, biologisches Produkt existierte, welches die Funktion der beim Kochen verloren gegangenen Enzyme übernahm. Anfangs hielt ich mich mit meiner Begeisterung noch etwas zurück, für den Fall, dass es sich doch nur um einen Schwindel oder bloßen Nepp handeln sollte, was auf dem Ernährungs-, Gesundheits- und Nahrungsergänzungsmarkt nicht gerade selten ist. Sie kennen ja diese Werbespots, in denen jemand mit weit aufgerissenen Augen und Begeisterung in der Stimme verkündet: »Ich habe in nur vier Stunden 35 Kilo abgenommen und außerdem ist mir noch ein zusätzlicher Arm gewachsen!« Oder: »Sie befestigen einfach diese Elektroden an Ihrem Bauch, setzen sich vor den Fernseher und essen Schokoladenkäsekuchen. Und wenn Sie wieder aufstehen, haben Sie einen Waschbrettbauch.«

Ich wollte zunächst alles über dieses Produkt in Erfahrung bringen und bat darum einen vertrauenswürdigen Freund, der genauso auf Reinheit bedacht ist wie ich, der Sache auf den Grund zu gehen und zu prüfen, ob es wirklich so gut war, wie die Werbung versprach. Wenn Sie mit meiner Arbeit auch nur ein wenig vertraut sind, wissen Sie, dass es nicht meine Sache ist, Produkte anzupreisen. Ich könnte aufgrund des Erfolges meiner Bücher leicht dafür sorgen, dass mein Name oder die Bezeichnung Fit For Life auf Hunderten von Produkten steht.

Auf dem Höhepunkt des Erfolges von *Fit For Life,* als das Buch nicht nur zwei Jahre lang auf der *New York Times-Bestsellerliste* stand, sondern darüber hinaus zehn Monate hintereinander den begehrten ersten Platz einnahm, kamen so viele Leute auf mich zu und baten mich, ihre Nahrungsergänzungsmittel zu empfehlen, dass ich mich gar nicht mehr an alle erinnern kann. In einigen Fällen sagte man mir, ich müsse lediglich der Verwendung meines Namens zustimmen und könne mich dann gemütlich zurücklehnen und dicke Schecks einsammeln. Ich hätte durchaus Verwendung für dieses Geld gehabt, aber ich lehnte alle diesbezüglichen Anfragen ab. Mir lag viel mehr daran, andere Menschen über die bemerkenswerten Selbstheilungskräfte des Körpers aufzuklären und ihnen zu zeigen, wie sie sich ernähren müssen, um diese Kräfte zu mobilisieren.

Ich wollte nicht für Nahrungsergänzungsmittel werben, weil die meisten, offen gesagt, von schlechter Qualität sind. Man muss also beim Einkauf von Nahrungsergänzungen äußerst vorsichtig sein, um nicht Produkte einzukaufen, die mehr schaden als nützen.

Aufgrund meiner Vergiftung mit »Agent Orange« muss ich im Hinblick auf das, was ich meinem Körper zuführe, höllisch aufpassen. Die Aufnahme toxischer Substanzen könnte in meinem Fall lebensbedrohlich sein. Ich würde also *niemals*

Nahrungsergänzungsmittel empfehlen, die ich nicht auch selbst verwenden würde. Es ist meine feste Überzeugung, dass wir hier sind, um anderen zu helfen und nicht, um sie zu übervorteilen.

Ich will damit nicht sagen, dass überhaupt keine guten Nahrungsergänzungsmittel auf dem Markt sind. Das wäre Unsinn. Ja, es gibt durchaus ausgezeichnete Produkte, und ich möchte nicht so rigide und vernagelt sein, dass ich an etwas vorbeigehe, das mir wirklich helfen könnte. Manchmal wird ein Produkt angeboten, das so ungeheuer wertvoll für die Gesundheit ist, dass es mehr als töricht wäre, es nicht zu nutzen. Sie kennen sicher den alten Spruch: »Wenn etwas anscheinend zu schön ist, um wahr zu sein, dann ist es das wahrscheinlich auch.« Hier kommt es auf das Wort »wahrscheinlich« an. In den meisten Fällen ist das, was anscheinend zu schön ist, um wahr zu sein, wirklich zu schön, um wahr zu sein, aber in seltenen Fällen taucht etwas auf, das tatsächlich hält, was die Werbung verspricht. Ich freue mich, Ihnen von einem solchen Produkt berichten zu können.

LifeZyme – das beste Verdauungsenzym

Das Produkt, von dem ich spreche, heißt *LifeZyme*, und es handelt sich dabei um Verdauungsenzyme. Die umfangreichen Recherchen meines Freundes ergaben, dass dank einiger beeindruckender Fortschritte in der Herstellung von Nahrungsergänzungsmitteln ein Produkt von unübertroffener Reinheit und Wirksamkeit entwickelt worden war, welches das mit der Zerstörung der Nahrungsenzyme durch Kochen verbundene Problem löst.

Seit etwa 50 Jahren wird auf dem Gebiet der Enzymnahrung geforscht, und der Wissenschaftler Dr. Edward Howell (1898-1991) ist der Mann, der am meisten dazu beitrug, das Geheimnis der Enzyme zu lüften. Er gilt als der »Papst« der Enzymforschung und sein Buch *Enzyme Nutrition* (Enzymnahrung) ist die »Bibel« dieses Fachgebietes. Es ist ein faszinierendes Buch, in dem wirklich alles erklärt wird, was man über Enzyme wissen möchte.

Die LifeZyme-Verdauungsenzyme sind in Form sehr kleiner Kapseln auf dem Markt, die unmittelbar vor dem Verzehr gekochter Nahrung eingenommen werden. Sie wurden eigens als Ersatz für die beim Kochvorgang zerstörten Nahrungsenzyme entwickelt und übernehmen deren Aufgabe beim Verdauungsprozess. Anstatt im Magen zu liegen, während der Körper sich abmüht, die für die Verdauung benötigten Enzyme zu produzieren, wird die Nahrung nun unmittelbar nachdem sie in den Magen gelangte, von diesen zugeführten Enzymen verarbeitet. Es gibt keine Verzögerung, sodass die Verweildauer der Nahrung im Magen so kurz wie möglich ist. Alle Probleme, die mit einer verlangsamten Verdauung und der damit verbundenen Energieverschwendung einhergehen, werden vermieden. Das hat zur Folge, dass Energie frei wird, die das Lymphsystem zur inneren Reinigung nutzen kann. Außerdem werden viele Verdauungsbeschwerden vermieden, die durch eine zu lange Verweildauer der Nahrung im Magen auftreten können.

Ich hatte mich also auf die Suche nach den feinsten und reinsten Verdauungsenzymen gemacht, die auf diesem Planeten erhältlich sind. Dass ich dabei Erfolg hatte, ist teilweise meinen langjährigen Beziehungen zu einigen der besten Leute der Gesundheits- und Fitnessszene zu verdanken. Es zeigte sich, dass die qualitativ hochwertigsten Verdauungsenzyme in Japan hergestellt werden. Nachdem ich die Forschungs- und Entwicklungsberichte, die auf Universitätsniveau durchgeführten Studien sowie die Erfahrungsberichte zahlreicher Anwender gelesen hatte, war ich überzeugt, das richtige Produkt in den Händen zu halten. Mitte 1995 begann ich mit der Einnahme der LifeZyme-Verdauungsenzyme und es war – und ist bis heute – nach dem Verzehr gekochter Nahrung ein Unterschied wie Tag und Nacht. Man muss es wirklich selbst erleben, um es zu glauben. Viele der Kommentare von Menschen, die mit der Einnahme der Verdauungsenzyme begonnen hatten, würden Sie mit Sicherheit als Übertreibungen betrachten. Die Worte »Wunder« und »Geschenk des Himmels« wurden fast zu Allgemeinplätzen. Eine Person berichtete, sie habe, nachdem sie jahrzehntelang nach jedem Essen unter Verdauungsbeschwerden mit Blähungen, Aufgetriebenheit und Schweregefühl gelitten hatte, nicht mehr zu hoffen gewagt, dass es je anders sein könnte. Doch schon mit der ersten Einnahme der Verdauungsenzyme veränderte sich ihr Zustand wie durch ein Wunder. Sie hatte gar nicht mehr gewusst, dass sie sich nach einer Mahlzeit »leicht« fühlen konnte.

Von einer anderen Person erfuhr ich, dass sie dank den Verdauungsenzymen wieder Freude am Essen hat. Dieser Mann hatte jahrelang auf eines seiner Lieblingsgerichte – Pizza – verzichtet, weil er sich danach stets schrecklich fühlte. Er erzählte, er habe nach dem ersten Pizzaessen, vor dem er Verdauungsenzyme eingenommen hatte, mit seinem Antazidum (säurebindendes Mittel) in der Hand dagesessen und auf die unvermeidlichen Krämpfe und Schmerzen gewartet, die sonst *unweigerlich* folgten. Als sie nicht auftraten, fühlte er sich, als hätte er den Heiligen Gral entdeckt.

Viele andere Menschen berichteten von unterschiedlichen Besserungen ihres Zustandes und dem Wohlbefinden, das sie aufgrund der raschen Verdauung empfanden. Wenn man immer wieder von den verschiedensten Menschen solche Berichte hört, wird einem klar, dass es sich hier um eines jener seltenen Produkte handeln muss, die halten, was die Werbung verspricht.

Man schätzt, dass etwa 60 Prozent der Menschen, bei denen eine Fibromyalgie diagnostiziert wird, gleichzeitig unter chronischen Verdauungsstörungen leiden.[40] Die Leute, die »es nicht wissen«, werden Ihnen erzählen, dass niemand weiß, warum ein so hoher Prozentsatz von Fibromyalgie-, Lupus-, Arthritis- und CMS-Patienten an Verdauungsbeschwerden leidet. In Wirklichkeit gibt es aber einen triftigen Grund für dieses Phänomen. So alarmierend diese Zahl auch sein mag, ich war, offen gestanden, überrascht, dass sie nicht noch viel höher ist. Da Fibromyalgie, Lupus, Arthritis und das Chronische Müdigkeitssyndrom das Endergebnis der jahrelangen Ansammlung von Toxinen sind, die die Gesundheit massiv bedrohen, versucht der Körper mit allen Mitteln, genügend Energie für die Senkung der Toxinbelastung aufzubringen. Wenn die Notwendigkeit, Toxine auszuleiten, Dringlichkeitsstufe erreicht hat (was bei allen chronischen Schmerzzuständen der Fall ist), ist es also nur vernünftig, dass der Körper beschließt, von jener Körperfunktion Energie abzuziehen, die

die meiste Energie verbraucht: der Verdauung. Die Schlacht um die Energiereserven wütet, und die Verdauung leidet darunter, was dann eben zu chronischen Verdauungsstörungen führt.

Die Tatsache, dass es ein Mittel gibt, welches den Energiebedarf für den Verdauungsprozess drastisch reduziert, bedeutet eine riesige Unterstützung der Bemühungen des Körpers, sich zu reinigen und zu heilen. Und genau das leisten die Life Zyme-Verdauungsenzyme. Der Vorgang, der die meiste Energie verschlingt, beginnt mit der Ankunft der gekochten Nahrung im Magen, wenn sich plötzlich herausstellt, dass die zu ihrer Verdauung notwendigen Enzyme nicht vorhanden sind. Die Anstrengungen, die der Körper unternehmen *muss*, um diese Enzyme irgendwie bereitzustellen und schnellstmöglich zum Magen zu transportieren, kosten sehr viel Energie. Nimmt man nun unmittelbar vor dem Verzehr gekochter Nahrung Verdauungsenzyme ein, ist das ganze Problem behoben, weil die Enzyme bereits im Magen sind und auf die Nahrung warten. Die Verdauung läuft dann reibungslos, effizient und zeitnah ab. LifeZyme-Enzyme sind nicht weniger als ein Geschenk des Himmels im Hinblick auf das, was die Menschen, die an Fibromyalgie, Lupus, Arthritis, CMS und anderen Schmerzerkrankungen leiden, zu erreichen versuchen.

Was bei Enzympräparaten beachtet werden muss

Bei der Wahl von Enzympräparaten muss man auf zwei wichtige Dinge achten: Reinheit und Wirksamkeit. Die Verdauungsenzyme, die ich ausgewählt und getestet habe und ausschließlich verwende, und deren Verwendung ich Ihnen ebenfalls empfehle, sind die hochwertigsten, die derzeit weltweit erhältlich sind. So viel kann ich Ihnen versichern. Ich räume ein, dass es möglicherweise Enzyme von *gleicher* Reinheit und Wirksamkeit gibt, aber es gibt keine, die besser sind als Life Zyme-Enzyme.

Da ich Ihnen empfehle, mit der Einnahme von Verdauungsenzymen zu beginnen (die Sie vor jedem gekochten Gericht einnehmen sollten), möchte ich Ihnen kurz von ihrer Reinheit und Wirksamkeit berichten, damit Sie darauf vertrauen können, dass sie sich wirklich nur positiv auf Ihre Gesundheit auswirken. Es gibt zwei Arten von Verdauungsenzymen: solche von pharmazeutischer Qualität und kommerzielle Produkte. Die Sorte, die ich verwende, ist natürlich von pharmazeutischer Qualität. Sie besteht zu 100 Prozent aus biologisch angebauten Pflanzen (Aspergillus) und wird unter strengsten Laborbedingungen hergestellt. Bei der Herstellung werden weder Hitze noch Lösungsmittel oder andere Chemikalien eingesetzt. Auch während des Pflanzenwachstums, bei der Ernte oder der Zubereitung des Präparats werden keinerlei künstliche Zusätze verwendet. Sogar die kleinen Kapseln, in die sie abgefüllt werden, bestehen aus reiner Pflanzenzellulose und nicht aus Gelatine tierischen Ursprungs, die mit *E.coli*, Salmonellen, Listeria und dem Erreger des Rinderwahnsinns verunreinigt sein kann.

Im Hinblick auf die Wirksamkeit müssen Sie bei den zurzeit erhältlichen Verdauungsenzymen aufpassen. Es existiert kein Präparat, das mit den LifeZyme-Enzymen vergleichbar wäre. Kommerziell hergestellte Enzyme aus Papayas oder Ananas sind bei weitem nicht so hochwertig wie pharmazeutische. Zu-

nächst einmal unterstützen erstere hauptsächlich die Eiweißverdauung, die Verdauung von Fetten und Kohlehydraten
aber nur minimal. LifeZyme-Enzyme unterstützen dagegen
die Verdauung aller drei Nahrungskomponenten. Außerdem
werden die in der Drogerie oder im Supermarkt erhältlichen
Enzymkapseln nach Gewicht des Inhalts verkauft. So wissen
Sie nicht wirklich, was Sie bekommen, denn die Kapseln können Füllstoffe und Zusätze wie Maisstärke oder andere Zutaten enthalten, so dass der Wirkstoffanteil verschwindend
gering sein kann. Und das ist im Allgemeinen auch der Fall.
LifeZyme-Enzyme werden dagegen nach *Wirkstoffeinheiten* verkauft. Keine Füllstoffe, keine Zusätze, sie erhalten ausschließlich Enzyme und sonst nichts, und das ist auch der Grund dafür, dass die Kapseln so klein sind.

Meiner Ansicht nach ist die Entdeckung der pflanzlichen
Verdauungsenzyme der größte Fortschritt, der im Bereich Gesundheit und Ernährung gemacht wurde, seit die Menschen
begannen, gekochte Nahrung zu essen. Seit jenem Tag im
Jahre 1995, an dem ich auf dieses Enzympräparat stieß, habe
ich kein einziges gekochtes Gericht zu mir genommen, ohne
zuvor meine Verdauungsenzyme einzunehmen. *Kein einziges.*
Und ich kann mir nicht vorstellen, es irgendwann noch einmal anders zu machen. Eher würde ich gar nichts essen, als
ein gekochtes Gericht ohne diese Enzyme zu mir zu nehmen.
Ich habe sie auf jeder Reise bei mir, im Restaurant oder wenn
ich bei Freunden zum Essen eingeladen bin. Und ich möchte Ihnen ans Herz legen, das ebenfalls zu tun. Ich weiß, dass
ich damit von Ihnen verlange, Geld auszugeben, aber diese
Präparate sind glücklicherweise recht preiswert, besonders im

Vergleich zu Medikamenten, die jene Probleme bekämpfen sollen, die von den Verdauungsenzymen verhütet werden. Solche Medikamente sind drei- bis viermal so teuer und beseitigen nicht die Ursache des Problems, sondern führen dem Körper noch *zusätzlich* Toxine zu. Gemessen an den positiven Auswirkungen der lebendigen Pflanzenenzyme auf die Gesundheit, sind die Kosten nicht der Rede wert.

Wenn Sie die Mono-Diät wie von mir vorgeschlagen durchführen, bis mittags nur frisches Obst essen, Ihre Nahrungsmittel wie empfohlen kombinieren und vor jedem gekochten Gericht LifeZyme-Enzyme einnehmen, wird sich Ihr Gesundheitszustand, ja Ihr ganzes Leben von Grund auf ändern. Viele Menschen, denen es so ging wie Ihnen, haben im Kampf gegen ihre Schmerzen großartige Erfolge erzielt, indem sie diese Ernährungsform in ihren Alltag integrierten. Es gibt keinen Grund anzunehmen, dass Ihnen das nicht auch gelingen kann.

Überlegen Sie einmal, wie Ihre Alternative aussieht: zuzulassen, dass sich Ihr Zustand ohne Aussicht auf Besserung immer mehr verschlechtert. Während die schulmedizinische Zunft mit kollektivem Achselzucken erklärt, die Ursachen der meisten chronischen Schmerzzustände seien »unbekannt«, besteht ihr *einziger* Ansatz im Umgang mit diesen Erkrankungen darin, das Problem unter einem Berg von Medikamenten zu begraben. Gehen Sie ins Internet oder in eine Bücherei und lesen Sie über Ihr spezielles Problem nach. Sie werden sehen, dass ich recht habe. Es dreht sich *alles* um Medikamente, wenn es darum geht, Schmerzen zu bekämpfen oder zu lernen, mit ihnen zu leben. Jeder angebliche Fortschritt steht im Zusammenhang mit irgendeinem neuen Medikament, das die Schmerzen lindern *könnte*. Und niemand verliert *jemals* ein Wort über die Möglichkeit, den Ursachen dieser schmerzhaften Erkrankungen auf den Grund zu gehen, um sie zu überwinden oder zu verhüten. Für die Ärzteschaft und die Pharmaindustrie ist es einfach *»Business as usual«*.

Als perfektes Beispiel für das, wovon ich hier spreche, zeigt eine landesweit durchgeführte Studie der *Arthritis Foundation,* dass 70 Prozent der erwachsenen Amerikaner mit Rheumatoider Arthritis noch immer Tag für Tag unter Symptomen wie Gelenkschmerzen, Gelenksteifigkeit und Abgeschlagenheit leiden. Daraufhin stellte Dr. John H. Klippel, Präsident und Geschäftsführer der Arthritis Foundation, fest: »Durch diese Studie tritt zutage, dass die Forschung mit großer Dringlichkeit vorangetrieben werden muss, um verbesserte Behandlungsmöglichkeiten für Rheumatoide Arthritis zu finden. Sie zeigt deutlich, dass wir noch eine Menge Arbeit vor uns haben, um die Lebensqualität der an Rheumatoider Arthritis leidenden Menschen zu verbessern, wenn über zwei Drittel der Probanden an Symptomen leiden, die ihre Fähigkeit, den Alltag zu bewältigen, stark einschränken, obwohl sie die verordneten Medikamente einnehmen.«[41]

Sehen Sie? Alles, was dieser Herr sagt, dreht sich um die »Behandlung« und die Notwendigkeit, neue Medikamente zu entwickeln, um »die Lebensqualität zu verbessern«. Niemand scheint auch nur im Geringsten die Möglichkeit in Betracht zu ziehen, diese Menschen von der Krankheit selbst zu befreien. Was ich Ihnen auf diesen Seiten anbiete, kann Ihnen zumindest verstehen helfen, warum Sie unter diesen Symptomen leiden und vermittelt eine Strategie, mit deren Hilfe Sie sie beseitigen können. Aber nicht mit einem idiotischen Behandlungsansatz, der jeglicher Vernunft spottet, kompliziert ist und schädliche Nebenwirkungen hat. Außerdem – wie könnte es Ihnen schaden, die Qualität Ihrer Ernährung zu verbessern? Medikamente haben Nebenwirkungen, die Ihnen schweren Schaden zufügen oder Sie sogar umbringen können. Die Änderung Ihrer Ernährungsweise ist dagegen nicht mit solchen Nebenwirkungen verbunden. Außerdem können Sie der Aussage Dr. Klippels entnehmen, dass die Medikamente in etwa *70 Prozent der Fälle* noch nicht einmal helfen. Ich habe mir im Hinblick auf die von mir empfohlene Ernährungsumstellung nicht einfach etwas zusammengereimt, und ich vermute auch nicht bloß, dass sie helfen *könnte,* denn wir haben den statistischen Nachweis erbracht, dass sie wirkt und niemandem schadet. Vielleicht können wir auch Sie in diese Statistik aufnehmen.

Bevor ich das Thema »Enzyme« abschließe, möchte ich Ihnen ans Herz legen, Anhang I am Ende des Buchs zu lesen. Dort finden Sie weitere Informationen über Enzyme und ihre lebenswichtige Rolle in allen Bereichen unseres Lebens. Sie erfahren auch etwas über eine Reihe sensationeller, neuer, völlig natürlicher Enzympräparate, die erst seit Kurzem auf dem Markt sind.

Kapitel 8
Dies und das

Ich möchte Ihnen jetzt ein paar wichtige und hilfreiche Tipps geben, die Sie in Ihren Bemühungen unterstützen und Ihnen helfen werden, Ihr Ziel – die Linderung oder Beseitigung Ihrer chronischen Schmerzen – zu erreichen.

Meiden Sie Frittiertes

Alle, die etwas über die Zusammenhänge zwischen Ernährung und Gesundheit wissen (und sogar die, die nichts darüber wissen) raten aus gutem Grund vom Verzehr frittier-ter Speisen ab. Diese Gerichte sind einem gesunden Lebensstil äußerst abträglich. Frittierte Nahrungsmittel liefern dem Körper nichts Wertvolles, sondern eine Menge Schädliches, und sie überfordern und verunreinigen den Verdauungstrakt. Speisen, die bei hohen Temperaturen im Öl schwammen, wirken sich verheerend auf den Körper aus. Unser Ziel sollte es ja sein, dem Verdauungssystem weniger anstatt mehr Arbeit zuzumuten. Gerichte wie frittierte Hähnchenteile, frittierter Fisch, Pommes frites, frittierte Zwiebelringe, Chips und Krapfen sabotieren Ihre Bemühungen und machen Ihren Erfolg zunichte. Ich will damit nicht sagen, dass Sie diese Speisen niemals essen dürfen, aber ich möchte Sie einfach darauf hinweisen, wie schädlich sie sind und Sie bitten, ihren Verzehr auf ein Minimum zu beschränken. Besonders während der ersten sechs Monate, in denen es so entscheidend ist, dass Sie die Bemühungen Ihres Körpers auf jede erdenkliche Weise unterstützen.

Streichen Sie Milch und Milchprodukte

Im »zweiten Schritt zur Heilung« habe ich über die Nahrung gesprochen, die für den Körper am bekömmlichsten und wohltuendsten ist. Die Nahrung, die Ihnen mehr als jede andere helfen wird, Ihre chronischen Schmerzen zu überwinden, wenn Sie auf die richtige Art und Weise damit umgehen: frische Früchte. Jetzt muss ich Ihnen etwas über ein Nahrungsmittel erzählen, das im Hinblick auf den Gesundheitswert das genaue Gegenteil von frischem Obst ist, ein Nahrungsmittel, das meiner Meinung nach das Schlimmste und Schädlichste in der Ernährung des Menschen ist und mehr zur Entstehung von Krankheiten beiträgt als alle anderen Nahrungsmittel: Milch und Milchprodukte.

Sollten Sie nicht zu den Menschen gehören, die glücklicherweise inzwischen die Wahrheit über diesen »Krankmacher« erfahren haben, wird Sie das, was ich nun sage, möglicherweise schockieren oder Sie vielleicht auf den Gedanken bringen, bei mir sei »eine Schraube locker«. Die Menschen konsumieren nur deshalb so große Mengen an Milchprodukten, weil sie einer der erfolgreichsten und schrecklichsten Beutelschneidereien zum Opfer fielen, die je in der Geschäftswelt ersonnen wurde. »Beutelschneiderei« ist jener Vorgang, bei dem Sie dazu gebracht werden, Ihr sauer verdientes Geld in nicht unerheblicher Menge für ein Produkt oder eine Dienstleistung auszugeben, von deren Wert für Ihre Gesundheit oder Ihr Leben man Sie überzeugt hat, obwohl dieses Produkt oder diese Dienstleitung Sie schädigt, krank macht oder umbringt. Ob Sie sich dessen bewusst sind oder nicht, Sie fallen täglich Beutelschneidereien zum Opfer:

Babykost, Fertigmüslis, Margarine, pasteurisierter Orangensaft, der als »absolut naturrein« verkauft wird, Mittagessen in der Alufolie und die meisten Medikamente. Die Liste ist endlos. Und eine der erfolgreichsten und dauerhaftesten Beutelschneidereien ist die mit den Milchprodukten.

Alles, was Sie je über die »Vorzüge« von Milchprodukten gehört haben, ist eine dicke, fette Lüge. Das Ganze beruht nicht auf einem Irrtum und hat auch nichts damit zu tun, dass noch nicht alle Informationen vorliegen, sondern ist das Resultat einer absichtlichen, unverfrorenen, gezielten Fehlinformation, die einzig dem Zweck dient, Milliarden zu scheffeln. Einer der verachtetsten Männer der Menschheitsgeschichte sagte einmal: »Wenn man eine Lüge nur laut genug, lange genug und oft genug erzählt, fangen die Leute an, sie zu glauben.« Dieser Mann war Adolf Hitler, und sein Ausspruch beschreibt perfekt den Betrug, der in Bezug auf Milchprodukte an einer arglosen und vertrauensseligen Öffentlichkeit begangen wurde. Würden die Leute die Wahrheit kennen, dann würden sie Schlange stehen, um die Milchindustrie zu verklagen, so wie viele die Tabakindustrie verklagen.

Ich muss wirklich lernen, kein Blatt mehr vor den Mund zu nehmen, wenn es darum geht, bei Themen wie diesen meinen wahren Gefühlen Luft zu machen. In einigen meiner bisher erschienenen Bücher habe ich das Thema »Milchprodukte« sehr ausführlich behandelt und umfangreiches Beweismaterial geliefert, das meine Aussagen belegt. Dabei habe ich nicht nur das Datenmaterial erörtert, das meinen Standpunkt stützt und beweist, sondern auch die Strategien und verborgenen Machenschaften, die Sie glauben machen sollen, Milchprodukte seien gut für Sie. Ich werde das an dieser Stelle nicht wiederholen. Stattdessen möchte ich Ihnen nur ein paar Beweise liefern, über die Sie einmal nachdenken sollten. Jeder kann einen »Experten« damit beauftragen, irgendetwas Wahres *oder* Unwahres über ein bestimmtes Produkt zu sagen, solange die Bezahlung stimmt. Aber der gesunde Menschenverstand ist nicht käuflich. Er ist der große Feind der Beutelschneider, die in der Milchindustrie ihrem Gewerbe nachgehen.

In Gottes ausgezeichnetem und höchst intelligentem Plan ist für die Neugeborenen von Säugetieren (einschließlich dem Menschen) Milch als perfekte *erste* Nahrung vorgesehen. Jede Säugetierart hat für ihre Babys ihre eigene, einzigartig zusammengesetzte Milch. Sowohl Elefanten als auch Mäuse sind Säugetiere, und der Große Schöpfer aller Wesen und Dinge hat es so eingerichtet, dass die eine Milch die perfekte Nahrung für einen massigen Körper mit riesigen Knochen ist, während die andere genau richtig für einen winzigen Körper mit zarten Knochen ist. Giraffenmilch ist die perfekte Nahrung für Giraffenbabys. Wasserbüffelmilch ist die perfekte Nahrung für Wasserbüffelbabys. Kuhmilch ist die perfekte Nahrung für neugeborene Kälbchen. Und Menschenmilch ist die perfekte Nahrung für Menschenbabys. So, wie die Natur es für die unzähligen Säugetierarten vorgesehen hat, geben *alle* nach der Entwöhnung das Milchtrinken für immer auf. Sie trinken dann weder die Milch ihrer eigenen noch die einer anderen Spezies. Allein der Mensch macht hier eine Ausnahme. Er ist die einzige Spezies, die entgegen dem Plan der Natur nach der Entwöhnung im Babyalter weiterhin Milch trinkt. Und als sei das nicht schon schlimm genug, trinkt er noch nicht einmal die Milch seiner eigenen Art, sondern die einer Spezies, mit der er im Hinblick auf Gestalt, Größe und Nährstoffbedarf absolut nichts gemein hat.

Ein Kälbchen wiegt bei der Geburt circa 40 Kilo und erreicht in *nur zwei Jahren* ein Gewicht zwischen 450 und 900 Kilo. Ein Menschenbaby wiegt bei der Geburt zwischen drei und sechs Kilo und erreicht in *18 Jahren* ein Gewicht zwischen 45 und 90 Kilo. Diese beiden Spezies benötigen also eine völlig unterschiedlich zusammengesetzte Milch. Nachdem ein Kalb entwöhnt ist, trinkt es auch dann keine Milch mehr, wenn man ihm die Milch seiner eigenen Mutter anbietet. *Das ist deshalb so, weil Milch als Nahrung für Babys und nicht für Erwachsene vorgesehen ist.*

Denken Sie nun nicht, dieses einleuchtende, vernünftige Argument sei ein großes Hindernis für die Beutelschneider der Milchindustrie gewesen. Sie mussten sich nur etwas ausdenken, mit dem sie die Leute dazu bringen konnten, gegen ihre Natur und Gottes Plan zu handeln. Es war nicht ganz leicht, aber wenn Milliarden Dollar auf dem Spiel stehen, kann man einige der kreativsten Köpfe damit beauftragen, dieses Problem zu lösen. Man kam also auf eine geniale Idee, die leider samt Haken, Schnur und Milcheimer geschluckt wurde.

Mit welchem Argument könnte man die Leute eher überzeugen, ein bestimmtes Produkt zu konsumieren, als mit der Behauptung, sie würden ohne dieses Produkt eines Tages unter einer schrecklich schmerzhaften Krankheit leiden: der Osteoporose. Besonders Frauen wurden mit diesem Plan geködert, indem man die Bedrohung durch Osteoporose wie ein Damoklesschwert über ihren Köpfen baumeln ließ.

Kalzium ist der Mineralstoff, von dem der menschliche Körper die größte Menge benötigt. Kuhmilch ist eine ergiebige Kalziumquelle, denn sie dient zum Aufbau eines relativ massigen Knochengerüsts. Es war ein einfacher Schachzug, den Leuten weiszumachen, dass Kuhmilch nicht nur eine gute Kalziumquelle *für Menschen* sei, sondern dass ihre Knochen ohne Milchprodukte so brüchig würden wie Anmachholz.

Wen stört es da schon, dass das Kalzium der Kuhmilch ausschließlich für den Organismus von Kühen geeignet ist und vom Menschen nicht genutzt werden kann? Wen stört es, dass der Proteinanteil der Milch, das Kasein, als Grundstoff für einen der stärksten Holzleime dient und dass Kuhmilch 300-mal so viel Kasein enthält wie Menschenmilch? Wen stört es, dass Milchprodukte eine Menge Fett und Cholesterin und kaum Ballaststoffe enthalten – exakt die umgekehrte Kombination dessen, was Gesundheitsexperten in aller Welt empfehlen? Und wen stört es, dass die Amerikaner jährlich erstaunliche 56 *Milliarden* Kilo Milchprodukte verzehren und dennoch eine der weltweit höchsten Osteoporose-Fallzahlen haben? All diese Fakten traten angesichts der Profite in den Hintergrund.

Der verwerflichste Aspekt der Beutelschneiderei der Milchindustrie ist die Taktik, das Schreckgespenst der Osteoporose an die Wand zu malen, obwohl genügend wissenschaftliche Daten vorliegen, die eindeutig beweisen, dass Milchprodukte zur Entstehung von Osteoporose *beitragen*. Sie sind zwar nicht die einzige Ursache, aber sie tragen signifikant zur Entstehung von Osteoporose bei. Und dennoch werden Milchprodukte als Mittel zur *Verhütung von* Osteoporose vermarktet. Das ist erstklassige Beutelschneiderei!

Die vier Länder der Erde mit dem höchsten Pro-Kopf-Verzehr von Milchprodukten sind die USA, Großbritannien, Schweden und Finnland.[42] Die vier Länder der Erde mit den höchsten Osteoporose-Fallzahlen sind – nun, Sie ahnen es – die USA, Großbritannien, Schweden und Finnland.[43] Sie glauben doch wohl nicht, dass das nur ein bedauerlicher Zufall ist, oder?

Die Länder der Erde mit dem geringsten Pro-Kopf-Verzehr von Milchprodukten sind die afrikanischen und asiatischen[44] und, Sie werden es kaum glauben, auch diejenigen, in denen Osteoporose am seltensten auftritt.[45] Noch so ein erstaunlicher »Zufall«.

China ist mit seinen 1,3 Milliarden Menschen das bevölkerungsreichste Land der Erde. Dort leben also eine Milliarde mehr Menschen als in den USA. Die Chinesen mögen keine Milchprodukte. Sie finden, dass Milchprodukte seltsam riechen und schmecken und deshalb lassen sie die Finger davon. Osteoporose ist in China so selten, dass es dort nicht einmal ein Wort dafür gibt![46]

Das sind unwiderlegbare und unumstößliche Tatsachen! Die Vertreter der Milchindustrie können sie weder vertuschen noch wegrationalisieren. Und weder eine ganze Armee von Ärzten, die sich noch nie mit Ernährung beschäftigt haben, noch die Ernährungsberater, die mit der Milchindustrie unter einer Decke stecken, noch tausend prominente Werbeträger mit Milchbärten können auch nur das Geringste an diesen Tatsachen ändern.

Ich möchte Ihnen etwas erzählen, das ich nie vergessen werde. Ende der 1980er-Jahre erhielt ich einen Brief von einer Dame, die mir mitteilte, dies sei der erste Brief, den sie seit 10 Jahren geschrieben habe. Sie berichtete, sie habe so stark an Arthritis in den Händen gelitten, dass sie nicht einmal einen Stift halten konnte. Nach der Lektüre von *Fit For Life* hatte sie ihre Ernährung nur in zwei Punkten geändert: Sie aß bis mittags anstelle von Haferflocken und Toast nur frisches Obst und verzichtete auf *alle* Milchprodukte. Es dauerte nur wenige Monate, bis sie wieder einen Stift halten konnte, und ich sollte der erste sein, dem sie schrieb.

Ich verlange nicht von Ihnen, völlig auf Milchprodukte zu verzichten. Was ich hier sage, fällt eher unter die Kategorie: »Den Feind kennen«. Milchprodukte sind eine extreme Belastung für den Verdauungsapparat, also das genaue Gegenteil dessen, was Sie sich wünschen. Und deshalb sollten Sie sich beim Verzehr von Milchprodukten zurückhalten. Das ist alles, was ich Ihnen empfehle.

Falls Sie sich Sorgen wegen Ihrer Kalziumversorgung machen, dann tun Sie es einfach den Chinesen gleich, die ihren gesamten Kalziumbedarf aus dem Pflanzenreich decken. Alles, was in und auf der Erde wächst, enthält eine bestimmte Menge Kalzium. Wenn Sie also auf eine ausgewogene Ernährung mit ausreichend lebendiger Nahrung achten, bekommt ihr Körper so viel Kalzium, wie er braucht. Einer der Vorteile einer Ernährungsform, bei der man etwa 50 Prozent lebendige und 50 Prozent gekochte Nahrung isst, besteht darin, dass man alle notwendigen Vitamine und Mineralstoffe, einschließlich Kalzium, aufnimmt.

Wenn Sie, »um ganz sicherzugehen«, ein Kalziumpräparat einnehmen möchten, empfehle ich Ihnen ein hochwertiges aus Korallen. Es handelt sich dabei um völlig natürliches Kalzium, das vom Körper sehr gut aufgenommen wird. So können Sie die Probleme umgehen, die mit dem Verzehr von Milchprodukten oder der Verwendung von Kalzium aus pulverisiertem Gestein oder Muscheln verbunden sind. Lesen Sie bitte auch Anhang II. Dort finden Sie ausführlichere Informationen über Korallenkalzium.

Ein letzter Gedanke zum Thema »Milchprodukte und Kalzium«: Woher bekommen Kühe, die ja nach ihrer Entwöhnung mit etwa sechs Monaten nie wieder Milch trinken, all das gute Kalzium? *Von den Pflanzen!* Genauso wie die Elefanten. Und schauen Sie sich deren Knochen an.

Hören Sie mit dem Rauchen auf

Falls Sie zurzeit Raucher sind, brauchen Sie gewiss nicht mich, um Ihnen zu sagen, dass Sie damit aufhören sollten. Ich bin sicher, dass Ihnen alle Gefahren des Rauchens bewusst sind und dass Sie aus diesen Gründen gerne aufhören würden. Ich werde jetzt also nicht alle Register ziehen, um Sie zu überreden, das Rauchen aufzugeben. Aber ich muss dieses Thema hier kurz zur Sprache bringen.

Man kann diese Sache nicht auf nette oder diplomatische Weise ansprechen, und deshalb will ich ganz offen sein. Die Hürde, die Sie überwinden müssen, um sich von Ihren Schmerzen zu befreien, ist zehnmal so hoch, wenn Sie rauchen. Es ist wahrscheinlich nicht das, was Sie hören wollen, aber ich möchte nicht, dass Sie denken, Sie würden deshalb kaum Fortschritte machen, weil die von mir vermittelten Prinzipien und Methoden nicht so gut funktionieren, wie ich behaupte.

Lassen Sie mich erklären, wieso das Rauchen Ihren Erfolg so stark bremst, denn das hat Ihnen bisher wahrscheinlich noch niemand gesagt. Jede einzelne Zelle unseres Körpers muss mit sauerstoffreichem Blut versorgt werden. Zellen, die nicht regelmäßig von sauerstoffreichem Blut genährt werden, sterben ab. Deshalb durchziehen 144 000 Kilometer Blutgefäße unseren Körper. Wird die Blutzirkulation aus irgendeinem Grund gedrosselt, bahnt sich Schlimmes an. Es überrascht nicht, dass Herz-Kreislauf-Erkrankungen (Herzinfarkte, Arteriosklerose und Schlaganfälle) der größte Killer aller Zeiten sind, dem jährlich allein in den USA ungefähr eine Million Menschen zum Opfer fallen. Das sind mehr als alle anderen krankheitsbedingten Todesfälle *zusammen*. Über 27 000 Opfer pro Tag.

Mit *jedem* Zug, den man inhaliert, ziehen sich alle Blutgefäße gleichzeitig zusammen – die ganzen 144 000 Kilometer! Und wenn sich die Blutgefäße zusammenziehen, wird die Blutzirkulation gedrosselt. Das bedeutet, dass jede, auch die geringste, Aktivität des Körpers eingeschränkt wird. Jedes Organ wird daran gehindert, optimal zu funktionieren. Das Herz, die Lunge, die Leber, die Nieren, die Milz – alle werden daran gehindert, mit voller Kraft ihren Teil dazu beizutragen, den lebendigen Organismus gesund zu halten. Das Verdauungs- und das Lymphsystem arbeiten langsamer, aber gerade diese beiden Systeme *müssen* völlig ungehindert arbeiten, damit wir überhaupt darauf hoffen können, chronische Schmerzen zu überwinden.

Eine kürzlich durchgeführte Studie ergab, dass bei Menschen mit erblicher Veranlagung Rauchen das Risiko, an Rheumatoider Arthritis zu erkranken, *signifikant* erhöht.[47] Welche Gesundheitsziele Sie auch anstreben, Rauchen kann Ihre Erfolgsaussichten nur schmälern. Falls Sie Raucher und willens sind, Ihre Schmerzen mit Hilfe der Strategien, die Sie hier gelernt haben, zu überwinden, gibt es für Sie auch eine gute Nachricht: Sie wurden nicht als Raucher geboren. Luft ist die wichtigste Voraussetzung für unser Überleben. Nach sechs Minuten ohne Atemluft stirbt der Körper. Also tut er sein Bestes, um die Lunge zu schützen und zu gewährleisten, dass sie effektiv funktioniert. Wenn Sie anfangen, mehr lebendige Nahrung zu essen (indem Sie die Mono-Diät durchführen), wenn Sie am Vormittag frisches Obst (auf die richtige Art und Weise) verzehren, wenn Sie Ihre Mahlzeiten in Bezug auf Eiweiß und Kohlehydrate richtig kombinieren und vor jedem gekochten Gericht Life Zyme-Enzyme einnehmen, beginnt der Körper, sich mithilfe der dadurch frei werdenden Energie selbst zu heilen. Ihr Verlangen nach Zigaretten lässt dann automatisch nach.

Mindestens ein Dutzend Menschen schrieben mir, dass sie allein durch das Befolgen der in diesem Buch beschriebenen Empfehlungen allmählich immer weniger rauchten, bis sie schließlich ganz mit dem Rauchen aufhörten. Eine Frau schrieb, sie hätte *27 Jahre* lang zwei Päckchen pro Tag geraucht, bevor sie aufhörte. Als sie allmählich immer gesünder wurde, schmeckten ihr die Zigaretten immer weniger. Sie hörte schließlich ganz mit dem Rauchen auf, weil sie den Geschmack nicht mehr ertragen konnte.

Treiben Sie Sport

Wenn ich sage, wie extrem wichtig es ist, dass sauerstofffreiches Blut zu allen Körperzellen gelangt, muss ich auch das Thema Sport ansprechen. Sie müssen kein Weltklasseathlet werden, um das Bedürfnis des Körpers nach Bewegung zu befriedigen, aber ein gewisses Minimum an physischer Aktivität ist Voraussetzung für eine gute Gesundheit. Die großartigste Ernährungsform der Welt kann ohne regelmäßige Bewegung nur mäßige Erfolge bringen.

Eine von der Regierung durchgeführte Studie erbrachte das alarmierende Ergebnis, dass 55 Prozent der Erwachsenen noch nicht einmal das Minimum an Bewegung haben: mindestens viermal pro Woche 30 Minuten täglich.[48] Und bei dieser Studie wurden Aktivitäten wie Gartenarbeit, Hausarbeit, Tischdecken und Abräumen, Frisbeespielen, Rasenmähen und Autowaschen einbezogen. Das ist, gelinde gesagt, ein trauriges Bild.

Es wird Sie vielleicht überraschen, wie wenig körperliches Training tatsächlich nötig ist, um die Bedürfnisse des Körpers zu erfüllen. Falls Sie bereits regelmäßig eine Sportart wie Walking, Joggen, Radfahren, Schwimmen, Trampolinspringen, Tennis oder irgendein Kombinationstraining ausüben, ist das sehr gut. Mehr ist nicht nötig. Tun Sie aber *gar nichts,* verringern sich Ihre Chancen, Ihre Schmerzerkrankung zu überwinden selbst dann, wenn Sie sich strikt an die Ernährungsrichtlinien halten.

Der menschliche Körper ist auf Bewegung ausgelegt, die Muskeln müssen also ständig benutzt und trainiert werden, weil sie sonst verkümmern. Wenn Sie einen Arm in einer Schlinge tragen und mehrere Monate nicht bewegen, stellen Sie nach dem Abnehmen der Schlinge fest, dass der Muskel durch die Inaktivität geschrumpft und der Arm dünner geworden ist. Das Herz ist der stärkste Muskel im menschlichen Körper und muss ebenfalls regelmäßig trainiert werden.

Ein kraftvolles Körpertraining, das sich sowohl auf das Herz als auch auf das Allgemeinbefinden in vielfältiger Weise positiv auswirkt und praktisch überall und zu jeder Zeit von fast allen Menschen ungeachtet ihrer körperlichen Kondition ausgeübt werden kann, ist das Gehen. Es erfordert keine aufwändige Ausrüstung und ist angenehm. Diese Bewegungsart ist als Kurzzeittraining sowie als Langzeittraining im Hinblick auf den gesundheitlichen Nutzen allen anderen aeroben Trainingsformen, einschließlich Joggen, ebenbürtig.[49]

Im Laufe der vergangenen 10 Jahre wurden umfangreiche wissenschaftliche Daten zusammengetragen, die eindeutig belegen, dass sich selbst ein moderates, unstrukturiertes Gehtraining deutlich positiv auf die Gesundheit auswirkt. So zeigte sich nicht nur, dass man bereits mit einem niedrigen Aktivitätsniveau positive Wirkungen erzielt, sondern dass die positiven Effekte auch kumulieren. Mit anderen Worten: Wenn Sie im Laufe des Tages drei Mal 10 Minuten lang rasch gehen, erzielen Sie denselben Nutzeffekt wie mit einem täglichen Gehtraining von 30 Minuten. Ich möchte Ihnen noch einen anderen extrem wichtigen Grund für die Notwendigkeit eines Minimums an körperlichem Training nennen. Anders als unser Herz-Kreislauf-System, das mithilfe des Herzens Blut durch den gesamten Körper pumpt, verfügt das Lymphsystem nicht über eine solche Pumpe. Der Lymphfluss ist also abhängig von der körperlichen Bewegung.

Wie Sie in diesem Buch immer wieder lesen konnten, hängt die Überwindung chronischer Schmerzen von zwei entscheidenden Faktoren ab. Erstens muss der Verdauungsprozess so beschleunigt werden, dass durch ihn keine kostbare Energie vergeudet wird. Zweitens muss das Lymphsystem mit höchster Effektivität arbeiten, damit Toxine aus dem Bindegewebe entfernt und aus dem Körper ausgeschwemmt werden können. Es ist eine einfache Gleichung: Je weniger körperliche Bewegung, desto weniger kann das Lymphsystem leisten – je mehr Bewegung, desto mehr kann es leisten. Das ist keine Lappalie. Ein Minimum an körperlichem Training ist ein Muss.

Ich schlage Ihnen vor, sich täglich oder *wenigstens* jeden zweiten Tag Zeit für ein 20- bis 30-minütiges Gehtraining zu nehmen. Davon profitiert sowohl das Herz-Kreislauf-System als auch das Lymphsystem, denn beide werden angeregt. Sie können sich aber auch ein Minitrampolin zulegen und im Laufe des Tages immer wieder eine kurze Trainingsphase einschieben. Von diesen weichen Springübungen profitiert Ihr Körper ebenfalls enorm. Ich benutze seit über 20 Jahren ein Minitrampolin, weil das Springen nicht nur eine hervorragende aerobe Übung ist, sondern auch das Lymphsystem stimuliert. Wenn man bedenkt, wie angenehm und gesundheitsfördernd Trampolinspringen ist, kann man es durchaus als eine der lohnendsten Trainingsformen bezeichnen.

Wie Sie sehen, gibt es durchaus angenehme und einfache

Möglichkeiten, das Bedürfnis des Körpers nach Bewegung zu befriedigen. Nichts ist einfacher oder natürlicher als das Gehen. Raffen Sie sich dazu auf. Tun Sie es, um Ihren Körper dabei zu unterstützen, Ihnen zu mehr Wohlbefinden zu verhelfen. Schieben Sie es nicht auf – fangen Sie *heute* damit an. Es ist so wichtig.

Überwinden Sie Kopf- und Rückenschmerzen

Die Herausforderung, die Verbreitung der Schmerzerkrankungen in den USA einzudämmen, beschränkt sich nicht allein auf das Verstehen der Ursachen und die Heilung von Krankheitsbildern wie Fibromyalgie, Lupus, Arthritis und CMS. Obwohl diese Krankheitsbilder zu einem beträchtlichen Teil für die Schmerzen und Symptome verantwortlich sind, mit denen viele Menschen regelmäßig fertigwerden müssen, gibt es auch noch andere Ursachen für chronische Schmerzen. Zwei davon möchte ich kurz streifen, weil sie zu den am häufigsten auftretenden Beschwerden zählen: Kopfschmerzen und Rückenschmerzen (Kreuzschmerzen).

In den Vereinigten Staaten sind Kopfschmerzen die häufigste Ursache von Schmerzzuständen. Da wir in diesem Buch alle Krankheitsbilder aus der Perspektive der Natürlichen Gesundheitslehre betrachten, erörtern wir auch die Ursachen von Kopfschmerzen und die Möglichkeiten der Vorbeugung aus diesem Blickwinkel. Die am häufigsten auftretenden Formen sind doppelseitiger Kopfschmerz, Kopfschmerz durch Blutandrang im Gehirn (Stauungskopfschmerz), Migräne, Spannungskopfschmerz, Pochen und toxisch bedingter Kopfschmerz. Die Bestimmung des Kopfschmerztyps ist allerdings zweitrangig, weil alle Kopfschmerzen im Wesentlichen die gleiche Ursache haben.

Während einer besonders heftigen Kopfschmerzattacke kann man das Gefühl haben, dass das ganze Gehirn pocht und schmerzt. Interessanterweise spürt das Gehirn selbst jedoch keinen Schmerz. Kopfschmerzen treten nur *außerhalb* des Craniums auf (jenes Teils des Schädels, der das Gehirn umschließt und schützt). Die meisten Kopfschmerzen werden als ein »Pulsieren« oder »Pochen« beschrieben. Das ist ein Hinweis darauf, dass die Schmerzen mit jedem Herzschlag durch den periodischen Blutdurchfluss intensiviert werden. Die eigentliche, »mechanische« Ursache von Kopfschmerzen ist die Verengung oder der teilweise Verschluss von zum Gehirn führenden Blutgefäßen. Durch dieses Zusammenziehen der Blutgefäße wird der Blutdurchfluss zum Cranium eingeschränkt, was zu einem Blutstau in den das Cranium umgebenden Gefäßen führt. Dadurch kann wiederum ein Druck entstehen, der die Empfindung einer bevorstehenden »Explosion« auslöst. Dieser erhöhte Druck in den Gefäßen um das Cranium ist die Ursache von Kopfschmerzen.

Warum sollte sich der intelligente Körper so etwas antun? Warum sollte er die Blutgefäße so verengen, dass der Blutdurchfluss zum Gehirn eingeschränkt wird? Die Antwort auf diese Frage finden wir in der Tatsache, dass das Gehirn das lebenswichtigste und daher auch das am besten geschützte Organ des Körpers ist. Wie sonderbar es auch klingen mag: Kopfschmerzen sind eine Schutzmaßnahme, mit der der Körper das Gehirn vor Schaden bewahren will. Und wovor genau will der Körper das Gehirn schützen? Vor denselben »Elemen-

ten«, die auch im Bindegewebe Schaden anrichten und Entzündungen verursachen: den Toxinen. Es überrascht daher
nicht, dass Kopfschmerzen eines der Symptome sind, unter
denen Patienten mit Bindegewebserkrankungen (Fibromyalgie, Lupus und Arthritis) leiden.

Wie Fibromyalgie, Lupus, Arthritis und CMS sind Kopfschmerzen nur das Symptom einer tiefer liegenden Ursache – in diesem Fall Toxinen, die das Gehirn schädigen könn-
ten. Koffein, Nikotin, Alkohol, Limonaden und Colagetränke, Nahrungsmittelzusätze, raffinierter Zucker, Chemikalien,
Pestizide, verschreibungspflichtige und rezeptfreie Medika-
mente und das größte Übel von allen, der Verzehr gekochter
und industriell aufbereiteter Nahrung, tragen zur Erhöhung
der Toxinbelastung im Körper und somit zur Entstehung von
Kopfschmerzen bei. Kopfschmerzen sind ein Hinweis darauf,
dass sich das Gehirn vor diesen toxischen Substanzen, die irgendwann im Blut zirkulieren, schützt.

Ich erwähnte bereits, wie stark die Resonanz auf meine bisherigen Bücher war. Unter den über 500 000 schriftlichen
Rückmeldungen waren Tausende von Briefen, in denen mir
Menschen mitteilten, wie glücklich sie darüber waren, nicht
länger unter Kopfschmerzen leiden zu müssen, die für sie
schon fast zum Alltag gehört hatten. Viele berichteten sogar,
dass ihre Migräne stark nachgelassen hatte oder ganz verschwunden war. Eine Frau schrieb, sie habe 17 Jahre lang fast
täglich einen Migräneanfall gehabt! Sie sandte mir einen sehr
langen handgeschriebenen Brief, in welchem sie ihre Freude
darüber zum Ausdruck brachte, dass sie, nachdem sie die in
diesem Buch beschriebenen Ernährungsrichtlinien strikt be-

folgt hatte, seit mehreren Wochen keinen einzigen Migräneanfall mehr gehabt hatte.

Für chronische Schmerzen im unteren Rücken gibt es (abgesehen von Unfällen oder Verletzungen) mehrere Gründe. Die Schmerzen könnten vom Bindegewebe innerhalb eines Muskels ausgehen (Fibromyalgie) oder von den Sehnen und Bändern oder dem stützenden Bindegewebe (Lupus) oder von einem der vielen Gelenke im unteren Rücken oder im Becken (Arthritis). Alles, was Sie in diesem Buch über die Reinigung und Heilung des Bindegewebes gelesen haben, gilt auch für diese Schmerzzustände.

Aber es gibt noch einen anderen Grund für einen scharfen, durchdringenden Schmerz im unteren Rücken, mit dem ich selbst nur allzu vertraut bin: ein *eingeklemmter Nerv.* Ihr Rückenmark ist ein strahlend weißer Nervenstrang, der vom Gehirn aus durch einen Kanal in der *Wirbelsäule* oder dem Rückgrat verläuft, welches aus 31 kleinen, ineinandergreifenden beweglichen Knochen besteht, die als Wirbel bezeichnet werden. Zwischen den Wirbeln befinden sich kleine Öffnungen, aus denen Nervenbahnen austreten, die sich verzweigen und in die verschiedenen Körperbereiche führen. Es kann vorkommen, dass sich ein Wirbel aus seiner korrekten Position verschiebt und dabei eine dieser Nervenbahnen einklemmt, was äußerst schmerzhaft ist. Das kann bereits durch eine minimale Verschiebung geschehen. Wenn Sie noch nie den messerscharfen, stechenden Schmerz verspürt haben, den ein eingeklemmter Nerv verursacht, können Sie sich glücklich schätzen, und ich hoffe, dass Sie das nie erleben müssen.

Normalerweise könnte man die Wirbelsäule durch eine einfache chiropraktische Manipulation wieder einrichten und den Nerv befreien. Und obwohl ich mich solchen Behandlungen regelmäßig und mit guten Ergebnissen unterzog, konnten sie aufgrund meiner Vorbelastung durch die Periphere Neuropathie immer nur eine vorübergehende Besserung bewirken. Ich erinnere mich an eine etwa vier Jahre dauernde Phase, in der mein unterer Rücken so stark schmerzte, dass ich tatsächlich enttäuscht war, wenn ich morgens aufwachte. Es war diese Art von Schmerzen, die irgendwann das ganze Leben beherrschen. Man kann einfach an nichts anderes mehr denken.

Und dann stieß ich durch eine Fügung, die ich nur als die Erhörung meiner Gebete bezeichnen kann, auf einen Apparat, der »Inversionstisch« genannt wird. Dabei handelt es sich um eine leichte und dennoch stabile Vorrichtung, auf der man mit fixierten Fußknöcheln flach auf dem Rücken liegt. Durch Auf- und Abbewegen der Arme kann man den Körper in verschiedene Positionen bringen – von leicht schräg bis kopfüber. Bereits ein kurzes Verweilen im »Kopfstand« führt zu äußerst positiven Resultaten. Eines davon ist die sanfte Dehnung der Wirbelsäule, durch die die Wirbel separiert und ausgerichtet und die Nervenbahnen befreit werden!

Als ich zum ersten Mal von dieser speziellen Wirkung hörte, wurde ich schnell zu einem Mann mit einer Mission. Ich machte mich ohne Zögern auf die Suche nach einem solchen Inversionstisch, auch wenn vielleicht nur eine geringe Chance auf Linderung meiner Rückenschmerzen bestand. Etwa 100 Kilometer von meinem Wohnort entfernt wurde ich schließlich fündig. Ich sprang in mein Auto und fuhr wie ein Verrückter, um den Tisch abzuholen. Wie ich es schaffte, hin und zurück zu gelangen, ohne einen Strafzettel für zu schnelles Fahren zu bekommen, wird mir immer ein Rätsel bleiben, denn ich raste auf der gesamten Strecke.

Zuhause baute ich den Inversionstisch auf und kletterte hinauf. Anfangs war es ein bisschen irritierend, denn der Blutandrang im Kopf war ungewohnt und ich hielt es offen gesagt nur 20 bis 30 Sekunden aus, auf dem Kopf zu stehen, bis ich das Gefühl bekam, dass mir gleich das Blut aus den Ohren schießen würde. Aber ich ging die Sache langsam an, und es dauerte nicht lange, bis ich so lange in der umgekehrten Position verweilen konnte, wie ich wollte.

Ich hatte natürlich hohe Erwartungen in Bezug auf eine zumindest teilweise Linderung meiner Rückenschmerzen und wäre über jeden Grad der Besserung begeistert gewesen. Zu meiner großen Überraschung wurde der Nerv aber bereits *beim ersten Mal* völlig befreit, sodass die Schmerzen ganz und gar verschwanden. Seit jenem Tag Anfang 2001 habe ich nicht einmal mehr ein Zwicken im Rücken verspürt. Für mich war das Ganze nichts Geringeres als ein Wunder, das mir erlaubte, das Leben wieder zu genießen. Sie kennen doch diese Frage, was man auf eine einsame Insel mitnehmen würde, wenn man nur eine Sache mitnehmen dürfte. Ich würde jedenfalls meinen Inversionstisch mitnehmen.

Wenn man einmal darüber nachdenkt, wird einem klar, dass die Schwerkraft ständig alles nach unten zieht, und das gilt natürlich auch für unseren Körper und alles in seinem Innern. Es ist also leicht nachzuvollziehen, wie die Wirbelsäule im Laufe der Zeit komprimiert und die einzelnen Wirbel dadurch Druck auf die äußerst empfindlichen Nerven ausüben können.

Durch das regelmäßige Einnehmen einer Position, bei der man sozusagen auf dem Kopf steht, werden die Schwerkraftverhältnisse kurzzeitig umgekehrt, und die Wirbelsäule wird entlastet. Dabei werden die einzelnen Wirbel sanft voneinander gelöst und der Druck lässt nach. Indem die Wirbel nun in gleichen Abständen voneinander gehalten werden, lässt auch der Druck auf die Nerven und Bandscheiben oder »Stoßdämpfer« zwischen den Wirbeln nach. Mehrere Leute erzählten mir sogar, sie seien durch den regelmäßigen »Kopfstand« zwei Zentimeter größer geworden. Heute bleibe ich täglich vier bis fünf Minuten lang in der umgekehrten Position. Mehr ist nicht nötig, um die Wirbelsäule »zu warten« und die Wirbel daran zu hindern, sich zu verschieben oder Nervenbahnen einzuklemmen. Manchmal bleibe ich auch länger in dieser Position oder lege mich zwei- oder dreimal am Tag auf den Inversionstisch, weil ich mich hinterher einfach so gut fühle. Und der Grund für dieses gute Gefühl ist die erhöhte Versorgung des Gehirns mit sauerstoffreichem Blut, was wiederum zu einer verbesserten Funktion aller Organe führt. Außerdem verbessert und beschleunigt der Kopfstand den Lymphfluss im ganzen Körper und erleichtert so die Ausleitung von Toxinen.

Eine kleine Anekdote am Rande: Vor ein paar Monaten traf ich zufällig einen Bekannten, den ich längere Zeit nicht mehr gesehen hatte. Bei unserer vorletzten Begegnung hatte sein Gang gewirkt, als sei jeder Schritt für ihn eine Qual. Diesmal sah er aus wie ein neuer Mensch und wirkte glücklich, am Leben zu sein. Wir hatten uns kaum begrüßt, als er auch schon begeistert herausplatzte: »Harv, hast du schon jemals von einem Inversionstisch gehört?« Dann erzählte er von seinem Bandscheibenvorfall, der ihn vor Schmerzen fast bewegungsunfähig gemacht hatte. Irgendjemand hatte ihm dann von Inversionstischen erzählt und wie ich hatte er sich sofort einen angeschafft. Seine Schmerzen verschwanden fast über Nacht. Jetzt verbrachte er täglich insgesamt fast zwei Stunden im Kopfstand, weil er sich danach so gut fühlte.

Verringern Sie Ihre Toxinbelastung

Wenn man sich an eine Ernährungsform hält, die dazu dient, Körpergewebe zu entgiften, ist das Schöne daran, dass der Körper seinerseits bestrebt ist, *alle* Toxine zu entfernen, ganz gleich, wo sie sich abgelagert haben. Es spielt keine Rolle, ob sie sich im Bindegewebe, in den Blutgefäßen, im Kopf, im Dickdarm oder einem anderen Organ befinden – der Körper lässt nicht nach in seinem Bemühen, sie zu beseitigen. Solange genügend Energie vorhanden ist, ist er daran gewöhnt, Toxine aus allen »Ecken und Enden« des Organismus zu sammeln und so schnell und effizient wie möglich auszuleiten. Deshalb werden so viele Beschwerden gleichzeitig gelindert, wenn man mehr lebendige Nahrung isst und dadurch das Lymphsystem so aktiviert, dass es seine Aufgabe optimal erfüllen kann.

Ein perfektes Beispiel für das, was ich hier behaupte, ist mir besonders im Gedächtnis geblieben. Vor einigen Jahren fragte mich ein Herr aus meiner Nachbarschaft, ob ich ihm helfen könne, ein Problem zu lösen, das ihm, wie er sich ausdrückte, »die Lebenskraft raubte«. Er hatte ein Problem mit dem Darm, das als kleineres, hin und wieder auftretendes Ärgernis begonnen hatte und inzwischen zu einer täglichen Quälerei ausgeartet war. Verschiedene Ärzte hatten ihm gesagt, er leide unter einem spastischen Darm, einer Colitis, einem Reizdarm oder vielleicht auch an der Crohn-Krankheit, deren Ursache angeblich »unbekannt« ist. Er nahm regelmäßig entzündungshemmende Medikamente ein, aber sein Zustand verschlechterte sich zunehmend. So war er praktisch nicht mehr in der Lage, das Haus zu verlassen, weil er fürchtete, dass ihm in der Öffentlichkeit »etwas Peinliches« passieren könnte. Als er dann auch immer häufiger Blut im Stuhl fand, befürchtete er, die Sache könne zum Darmkrebs ausarten.

Es versteht sich von selbst, dass dieser Mann hoch motiviert und bereit war, eine Alternative zu seiner bisherigen Behandlung auszuprobieren, denn Letztere hatte ja nicht die geringste Besserung, sondern eher eine Verschlimmerung seines Zustandes bewirkt. Etwas anderes war angezeigt, und er wusste es. Ich erklärte ihm alles, was ich Ihnen in diesem Buch über die übermäßige Toxinbelastung der Körpergewebe erklärt habe. Der einzige Unterschied bestand darin, dass nicht sein Bindegewebe, sondern sein Darm betroffen war. Die Lösung ist jedoch in beiden Fällen dieselbe.

Kurzum, er setzte die oben beschriebenen Prinzipien in die Tat um und befolgte die Ernährungsrichtlinien peinlich genau. Innerhalb von zwei Wochen hörten die Blutungen vollständig auf und im Laufe der darauf folgenden Monate begann er sich zunehmend besser zu fühlen; die Schmerzen und das Unwohlsein waren signifikant zurückgegangen. In weniger als sechs Monaten war er völlig symptomfrei, nahm keine entzündungshemmenden Medikamente mehr und fühlte sich besser, als er sich in den vergangenen zwei Jahren je gefühlt hatte. Es ist unbeschreiblich, wie dankbar dieser Mann für die Informationen war, die ihn vor dem bewahrten, was er als seinen sicheren Tod betrachtet hatte.

Besonders freute ich mich aber, als er mich einige Zeit später anrief, um mich zu fragen, ob sich das, was er gegen seine Darmprobleme unternommen hatte, möglicherweise auch auf seinen hohen Blutdruck ausgewirkt haben könnte, oder ob es meiner Meinung nach nur ein Zufall sei, dass sich diese Beschwerden ebenfalls gebessert hatten. Er nahm seit 10 Jahren ein Blutdruck senkendes Mittel, aber sein Blutdruck war während dieser Zeit nie im Normalbereich gewesen. Die Tabletten hatten den Blutdruck nur unter Kontrolle gehalten, und mehr erwartet man davon auch nicht. Aber nachdem er sich sechs Monate lang an die Ernährungsempfehlungen gehalten hatte, war sein Blutdruck zum ersten Mal seit 10 Jahren im Normbereich. Außerdem erzählte er mir, dass er seit Jahren unter einem stark juckenden, Schuppen bildenden Ekzem im Nacken gelitten hatte und dass keine der Cremes und Lotionen, mit denen er sich immer wieder eingerieben hatte, Linderung gebracht hatte. Und jetzt war die Schuppenflechte verschwunden!

Allmählich komme ich mir vor wie einer dieser Typen aus der Werbung, die immer schreien: »Halt, warten Sie, da ist noch mehr!«. Er verlor zusätzlich diese letzten »7 Kilo« (mit denen so viele Leute kämpfen), obwohl er gar nicht versucht hatte, abzunehmen. Für jemanden, der nicht mit den Selbstheilungsmechanismen des Körpers vertraut ist, mag es auf den ersten Blick so scheinen, als handele es sich bei Colitis, hohem Blutdruck, juckender, schuppender Haut und Übergewicht um vier völlig unterschiedliche Krankheitsbilder, von denen jedes eine spezielle Behandlung erfordere. Der sich selbst heilende, lebendige Organismus kümmert sich jedoch gleichzeitig und in gleichem Maße um alle gestörten Bereiche.

Ich erzähle Ihnen das, um Sie darauf hinzuweisen, dass Sie, wenn die Toxinbelastung in Ihrem Körper einen Punkt erreicht hat, an dem Sie eine chronische Schmerzerkrankung entwickeln, mit ziemlicher Sicherheit auch noch unter anderen, vielleicht weniger schmerzhaften Problemen leiden. Aber ich möchte, dass Sie wissen, dass Ihr Körper seinen Selbstheilungsprozess nicht einstellt, bevor alle Ursachen für Ihre Schmerzzustände behoben sind. Er gibt sich nicht damit zufrieden, nur ein paar Gesundheitsprobleme zu lösen, sondern bringt alles in Ordnung, was nicht in Ordnung ist, und er wird nie aufhören, sich darum zu bemühen. Der einzige Beitrag, den Sie leisten müssen, besteht darin, den Körper regelmäßig mit der notwendigen Energie zu versorgen, damit er seiner Aufgabe nachkommen kann.

Wählen Sie die richtigen Nahrungsergänzungsmittel

Ich möchte Ihnen von einem sensationellen, vollkommen natürlichen Produkt berichten, das Ihren Körper mehr stärken und nähren wird als alle anderen Produkte dieser Art, die mir je untergekommen sind. Seit 1992 nehme ich täglich eine

»Grüne Supernahrung« (Extrakt aus Getreidegräsern) ein, die nach meiner Überzeugung ganz wesentlich dazu beitrug, dass ich trotz meiner Vergiftung mit Agent Orange bei guter Gesundheit blieb. Ich bin sicher, dass auch Sie davon profitieren werden, ganz gleich, mit welchen Gesundheitsproblemen Sie zu kämpfen haben.

In den vergangenen zehn Jahren wurde eine Flut von Nahrungsergänzungsmitteln entwickelt, die als »Getreidegrasextrakte«, »Grüne Energiedrinks« oder »Grünes Pulver« auf den Markt kamen. Das ist ein sehr ermutigender Trend, der dazu beiträgt, jene Schäden auszugleichen, die durch die stark aufbereitete, denaturierte, ihrer Vitalität beraubte, Säure bildende »Nahrung« verursacht wurde, die leider zur Standardernährung vieler Menschen geworden ist. Ich habe in den letzten Jahren einige dieser Nahrungsergänzungsmittel getestet und dabei eines entdeckt, das meiner Meinung nach unvergleichlich ist. Ich behaupte nicht, dass es keine anderen ausgezeichneten Produkte dieser Art gibt, aber dieses eine ragt aus der Masse heraus und spricht mich am meisten an, weil ich die Leute, die es auf den Markt brachten, persönlich kenne und weiß, wie qualitätsbewusst sie sind.

Der Hauptgrund für meine Begeisterung für diese besondere »Grüne Supernahrung« ist das unbeirrbare Streben nach Reinheit und höchster Qualität in jeder Stufe des Herstellungsprozesses, vom Anbau über die Ernte bis hin zur Fertigung des Endprodukts. Es werden keine Zusätze, Füllstoffe oder Chemikalien zugesetzt – überhaupt *nichts* Künstliches. Alle Zutaten stammen aus biologischem Anbau. Wenn das Präparat verpackt wird, enthält es noch alle Vitamine, Mineralstoffe, Antioxidanzien, sekundären Pflanzenstoffe, Aminosäuren, Fettsäuren und Pflanzenenzyme, die ein wirklich *vollwertiges, lebendiges Nahrungsmittel* ausmachen. Eine Portion täglich liefert so viele Nährstoffe wie sechs Tassen biologisch angebautes Gemüse. Es ist eine allgemein bekannte Tatsache, dass Krankheiten in einer sauren Umgebung gedeihen. Grüne Supernahrung (Getreidegrasextrakt) neutralisiert Säuren und stellt das Säure-Basen-Gleichgewicht des Körpers wieder her.

Das Überleben aller Tiere und natürlich auch das des Menschen hängt direkt oder indirekt vom Pflanzenreich ab. Grüne Supernahrung ist in der Tat hochwertigste Gesundheitskost, denn sie wird leicht vom Körper aufgenommen und enthält eine Vielfalt wertvoller Nährstoffe in hoch konzentrierter Form.

Eine gut dokumentierte Studie über Patienten mit Rheumatoider Arthritis zeigte eine signifikante Verbesserung des Gesundheitszustandes nach der Einnahme einer solchen Grünen Supernahrung.[49a]

Aufgrund meiner Peripheren Neuropathie muss ich im Hinblick auf alles, was ich meinem Körper zuführe, übervorsichtig sein. Frisches Obst und daraus gepresste Säfte sowie Grüne Supernahrung sind die beiden Hauptbestandteile meiner Ernährung und tragen mehr als alles andere zu meinem anhaltend guten Gesundheitszustand bei. Ich danke Gott jeden Tag dafür, dass mir gezeigt wurde, wie ungeheuer wichtig es ist, dass in meiner Ernährung lebendige Nahrung – insbesondere frisches Obst – überwiegt, und genauso dankbar bin ich für diese absolut reine, gesundheitsfördernde Grüne Supernahrung.

Trinken Sie Wasser

Das Bild, das bei der Erforschung des Weltalls durch den Menschen den nachhaltigsten Eindruck hinterließ, war die Ansicht dieser kleinen blauen Perle, die in irgendeinem »Winkel« des Universums um einen eher gewöhnlichen Planeten kreist. Aus dem Weltall betrachtet unterscheidet die blaue Farbe unseren Planeten von allen anderen Himmelskörpern, so weit die »Augen« unserer Teleskope reichen. Das Hubble-Teleskop liefert aus allen Richtungen Bilder von Objekten, die Milliarden von Kilometern von der Erde entfernt sind, aber unsere kleine blaue Perle ist die einzige ihrer Art weit und breit.

Was macht unseren Planeten so einzigartig und außergewöhnlich? Wasser! Wasser verleiht ihm nicht nur seine Farbe, sondern schafft erst die Voraussetzung für das Entstehen von Leben. Wasser ist der Katalysator der Natur – der Schlüssel zum Leben. Es gibt Gegenden auf dieser Erde, die so trocken, karg und unwirtlich sind, dass man sich nicht vorstellen kann, dass dort irgendeine Form von Leben existiert. Dann prasselt lebenspendender Regen nieder und eine wunderbare Wandlung beginnt. Nach wenigen Tagen sieht man, so weit das Auge reicht, einen üppigen, farbenprächtigen Teppich aus Blumen und anderen Pflanzen, wo zuvor nur ausgetrocknete, rissige Erde war. Tausende von Tieren scheinen aus dem Nichts aufzutauchen, um an diesem Fest teilzuhaben.

Das Erkennen der Einzigartigkeit unseres Planeten und der Hauptrolle, die Wasser in unserem Leben und für unsere Gesundheit spielt, kann nur dazu führen, dass wir Wasser mit neuen Augen und größerer Ehrfurcht betrachten. Wenn wir über die wunderbare Erfahrung des Lebens auf diesem Planeten sprechen, müssen wir vor allem den unschätzbaren Wert des Wassers anerkennen und begreifen, wie überaus wichtig es für unsere Gesundheit und unsere Vitalität ist.

So, wie Wasser die Grundlage des Lebens auf unserem Planeten ist, spielt es auch eine Schlüsselrolle für unsere individuelle Gesundheit und unser Wohlbefinden. Wenn wir uns Gesundheit wünschen, wären wir gut beraten, uns einmal genauer über die Eigenschaften des Wassers zu informieren. Neue wissenschaftliche Untersuchungsmethoden halfen uns, zu erkennen, dass Wasser nicht »bloß Wasser« ist. Mithilfe modernster Technologien wurde eine neue Generation von heilsamen Wässern entwickelt, die uns über das bloße Überleben hinausführt, hin zum vitalen, gesunden, leistungsfähigen Individuum. Diese Entdeckungen werden in den kommenden Jahren tief greifende Auswirkungen auf unsere nationale und globale Gesundheit haben.

Wenn wir unseren blauen Planeten betrachten, erkennen wir sofort, dass der größte Teil seiner Oberfläche von Wasser bedeckt ist – tatsächlich 70 Prozent. Ich weiß nicht, warum wir vom Planeten »Erde« sprechen, denn eigentlich sollte man ihn Planet »Wasser« nennen. Ist es nicht interessant, dass auch unser Körper zu 70 Prozent aus Wasser besteht? Wir sind im wahrsten Sinne des Wortes Wasserwesen, die auf einem Wasserplaneten leben. Unsere Körperflüssigkeiten sind ein innerer Ozean, der alle körperlichen Funktionen reguliert und steuert, so wie das Wasser und seine Zyklen das organische Leben auf der Erde bestimmen.

Auf dieser Reise, die wir Leben nennen, gibt es wohl kaum

etwas, das wir uns mehr wünschen als Gesundheit. Gesundheit ist das größte Geschenk überhaupt, und man kann nicht über dieses Thema sprechen, ohne gleichzeitig daran zu erinnern, welche Rolle das Wasser für die Heilung und Gesunderhaltung unseres Körpers spielt.

Wenn wir einen optimalen Gesundheitszustand anstreben, ist es hilfreich zu wissen, dass die beiden ausgedehntesten Organsysteme des Körpers, das Herz-Kreislauf-System und das Lymphsystem, zusammenarbeiten, um den Körper so gesund wie möglich zu erhalten.

Von den Aktivitäten des Herz-Kreislauf-Systems und des Lymphsystems hängt es ab, wie lange wir leben und wie gesund wir sind. Welche Gesundheitsziele man auch verfolgt – Abnehmen, den Energiepegel anheben, Schmerzen lindern, Krankheiten überwinden oder verhüten –, Sie können absolut sicher sein, dass Sie ohne die unermüdlichen Anstrengungen des Herz-Kreislauf-Systems und des Lymphsystems *nichts* erreichen werden. Daran besteht *nicht der geringste Zweifel.*

»Was«, so fragen Sie jetzt vielleicht, »haben das Herz-Kreislauf-System und das Lymphsystem mit dem Thema ›Wasser‹ zu tun?« Nur so viel: Das Blut, das ja der »Treibstoff« des Herz-Kreislauf-Systems ist, und die Lymphflüssigkeit, die das Lymphsystem in Gang hält, bestehen zu 90 Prozent aus Wasser! Und damit nicht genug. Die Aktivitäten des Herz-Kreislauf-Systems und des Lymphsystems sowie die *Billionen* anderer Prozesse, die in jedem Augenblick im Körper ablaufen, werden über ein System gesteuert und ausgeführt, das wohl die komplexeste und erstaunlichste aller Schöpfungen ist: das menschliche Gehirn. Das Gehirn besteht zu 85 Prozent aus

Wasser, wie auch die zerebrospinale Flüssigkeit (Liquor), die das Gehirn schützend umgibt. Dasselbe gilt für das Fruchtwasser, das den Embryo umgibt und schützt. Speichel besteht fast ausschließlich aus Wasser. Ohne ihn würde unsere Zunge am Gaumen festkleben, sodass es uns unmöglich wäre, zu schlucken. Die Tränenflüssigkeit, die das Auge befeuchtet und als Gleitmittel dient, ist ebenfalls nahezu reines Wasser. Ohne Wasser könnten wir unsere Nahrung nicht verdauen, denn die Verdauungssäfte bestehen natürlich auch zum größten Teil aus Wasser.

Für die Nährstoffversorgung der Zellen und die Beseitigung von Abfallstoffen wird Wasser als Transportmedium benötigt. Die Flüssigkeit, von der alle inneren Organe umgeben sind, besteht aus Wasser – ohne sie würden die Organe zusammenkleben und einreißen. Auch das Bindegewebe besteht größtenteils aus Wasser. Unsere Gelenke sind so beweglich, weil die Gelenkschmiere (Synovialflüssigkeit) zu 90 Prozent aus Wasser besteht. Ohne sie würden wir ziemlich schnell Arthritis bekommen. Und sogar in unseren Knochen beträgt der Wasseranteil 35 Prozent. *Wir sind »Wasserwesen«!*

Entzöge man dem menschlichen Körper sämtliches Wasser, würde der Rest in einen Schuhkarton passen. Wenn man bedenkt, dass das Wasser, nach der Luft, das zweitwichtigste Element für unser Überleben ist, ist es ziemlich schockierend, dass sich nur sehr wenige Menschen über die verheerenden Auswirkungen ungenügender Flüssigkeitszufuhr und die unschätzbaren Vorteile einer optimalen Versorgung des Körpers mit Wasser im Klaren sind.

Es ist erstaunlich, dass die wenigsten Menschen wissen, dass ihr Körper etwa 2 Liter Flüssigkeit täglich verliert. Durch bestimmte Faktoren wie körperliche Aktivität oder Ernährungsweise kann sich diese Menge leicht verdoppeln. Der Körper verliert Wasser durch Schwitzen und Atmen.

Unsere Haut ist mit Millionen von Poren ausgestattet, von denen jede einzelne ständig eine gewisse Menge Flüssigkeit abgibt. Wenn wir Sport treiben oder uns viel bewegen, schwitzen wir mehr und können den Wasserverlust deutlich sehen, aber auch im Ruhezustand vergeht keine Sekunde, in der unsere Haut nicht Flüssigkeit ausdünstet. Auch bei jedem Ausatmen verlieren wir Wasser. Wenn Sie gegen einen Spiegel oder eine Fensterscheibe atmen, können Sie die Flüssigkeit aus Ihrer Lunge auf dem Glas sehen.

Dieses Wasser *muss täglich ersetzt werden.* Wird dem Körper die benötigte Flüssigkeit absichtlich oder unabsichtlich vorenthalten, kann das katastrophale Folgen haben, die sich auf jede Aktivität und Funktion des lebendigen Organismus auswirken. Welche Gesundheitsziele Sie auch verfolgen – *alle* werden durch unzureichende Flüssigkeitszufuhr sabotiert.

Wie bereits gesagt, studiere und lehre ich die Prinzipien eines gesunden Lebensstils seit über 36 Jahren, und ich habe in dieser Zeit im Hinblick auf das Streben vieler Menschen nach einem schmerzfreien Zustand des Wohlbefindens viele Paradoxien erlebt. Die vielleicht tragischste von allen ist, dass sich sehr viele Menschen eine Menge Schmerzen und Beschwerden hätten ersparen können, wenn sie nur etwas so Simples und Natürliches getan hätten, wie ihren Körper ausreichend mit Flüssigkeit zu versorgen.

Millionen von Menschen tun dies und das und probieren

alle möglichen Mittel aus, um wieder gesund zu werden oder gesund zu bleiben. Sie greifen auf Medikamente zurück, die hoch toxisch sind, oder schlucken Nahrungsergänzungsmittel, von denen die meisten aus der Retorte stammen oder mit Hilfe von Chemikalien oder Hitze extrahiert wurden. Sie führen – vorübergehend – Diäten durch, die gerade »in« sind und den Körper belasten. Und natürlich herrscht auch kein Mangel an teuren Behandlungsmethoden, mit denen man versucht, den Körper dazu zu zwingen, das zu tun, was er von selbst getan hätte, wären seine Bemühungen nicht durch unzureichende Flüssigkeitszufuhr sabotiert worden.

Vielen Menschen ist nicht klar, welche unschätzbare Wohltat sie ihrem Körper erweisen würden, wenn sie einfach nur die Flüssigkeit ersetzten, die sie tagtäglich verlieren. So würden alle Organe und Gewebe ausreichend durchfeuchtet und *allein* das würde genügen, um die Selbstheilungskräfte des Körpers signifikant zu stärken und zu einer deutlichen Steigerung des Wohlbefindens führen.

Ich bezeichne das als tragisch, weil schätzungsweise 75 Prozent der Bevölkerung häufig oder chronisch unter Flüssigkeitsmangel leiden. Viele Menschen trinken tatsächlich überhaupt kein Wasser. Und es ist mir fast peinlich zuzugeben, dass ich früher einer dieser Menschen war. Ich stand damals auf dem Standpunkt: Warum Wasser trinken, wenn ich stattdessen eine Limonade haben kann? Und Sie können mir glauben, dass meine Gesundheit darunter litt, auch wenn ich das damals noch nicht wusste.

Viele Leute erzählten mir, sie würden statt Wasser Kaffee, Limonade oder pasteurisierte Fruchtsäfte trinken. Den meisten ist nicht klar, dass all diese Getränke im Körper extrem säurebildend und kontraproduktiv wirken, weil sie die Zellen nicht ausreichend durchfeuchten. Die Leute trinken diese Flüssigkeiten anstelle von Wasser und wundern sich dann, dass sie sich nicht wohlfühlen und krank werden.

Da gibt es eine einfache und unkomplizierte Möglichkeit, etwas für die eigene Gesundheit zu tun, *etwas, das die Natur für uns vorgesehen hat,* nämlich, den Körper mit dem Wasser zu versorgen, das er für sein Überleben braucht, und dennoch wird sie nicht genutzt. Die Menschen enthalten sich etwas vor, das nicht nur lebenswichtig und gesundheitsfördernd, sondern auch leicht zugänglich ist. Das ist meiner Meinung nach die größte aller Paradoxien. Hier bestätigt sich das alte Sprichwort, dass die einfachsten Lösungen am häufigsten übersehen werden.

Wissenschaftliche Untersuchungen haben gezeigt, dass sich Körperzellen, die ausreichend mit Wasser versorgt wurden, ausdehnen und einen heilsamen Mechanismus in Gang setzen. Dieser Mechanismus ist die Folge einer Reduktion der Übersäuerung der Körperzellen, einer erhöhten Fettverbrennung und der DNA-Reparatur. Außerdem wurde nachgewiesen, dass die Zellen in einem dehydrierten Körper schrumpfen und einen entgegengesetzten, das heißt krank machenden Mechanismus in Gang setzen. Dieser beginnt auf der Zellebene mit einer Übersäuerung und Toxinbelastung, die letztendlich zu Sauerstoffmangel und einer Beschleunigung des Alterungsprozesses führen.

Wenn wir bedenken, wie stark sich die ausreichende Flüssigkeitszufuhr auf unsere Gesundheit auswirkt, müssen wir unbedingt stets darauf achten, genügend Wasser von hoher Qualität zu trinken. Da wir Wasserwesen auf einem Wasserplaneten sind, ist es nur logisch, dies zu einer unserer Prioritäten zu machen. Seit meiner Kindheit hat sich viel verändert. Damals ging man, wenn man durstig war, einfach zum Wasserhahn in der Küche und trank, bis man genug hatte. Leider sind heute ein großer Teil des Grundwassers und der unterirdischen Wasserspeicher mit Chemikalien in gesundheitlich bedenklicher Konzentration verunreinigt.

Heute vertrete ich die Meinung: Trinke *alles*, bloß kein Leitungswasser. Es ist mir egal, wer was über die Reinheit oder Unbedenklichkeit kommerziell »gereinigten« Wassers sagt – ich würde nur dann Leitungswasser trinken, wenn ich absolut keine andere Wahl hätte. Leitungswasser wird in Wasseraufbereitungsanlagen mit allen möglichen Chemikalien versetzt und nimmt zusätzlich auf seinem Weg durch die weit verzweigten Rohrsysteme aus teilweise uralten Rohren gesundheitsschädliche Metalle auf, bevor es in Ihrer Küche aus dem Hahn fließt. Leitungswasser enthält fast überall chemische Verunreinigungen wie Düngemittelrückstände und Industrieabfälle. Deshalb setzt man dem Wasser dann wieder andere Chemikalien zu, um es zu »reinigen« und Bakterien abzutöten.

Wir haben das Glück, in einer Zeit zu leben, die uns auf dem Gebiet der Wasserwissenschaft enorme technologische Fortschritte beschert hat. Die meisten Menschen sind nicht im Geringsten darüber informiert, was in diesem Bereich inzwischen erreicht und getan wurde, um qualitativ hochwertiges Wasser zu bekommen. Wasser ist nicht mehr »einfach nur Wasser«, heute wollen wir wirklich reines Wasser.

Viele Leute sind der Meinung: »Wasser ist Wasser, was macht es für einen Unterschied?« Das stimmt einfach nicht. So wie es reine und verschmutzte Luft oder frische, vollwertige und ungesunde, aufbereitete Nahrung gibt, gibt es auch Wasser, das anderem Wasser weit überlegen ist. Studien über die Flüssigkeitsversorgung des Organismus ergaben, dass die Wasserversorgung *außerhalb* der Zellen in Ordnung sein kann, dass aber ohne die richtige Wasserqualität, das heißt ohne die richtige Elektrolyt-Mineralstoffmischung und Oberflächenspannung, nicht genügend Wasser *in* die Zellen gelangt. Die Folge ist eine zelluläre Austrocknung (Dehydrierung).

Heute finden wir dank der Fortschritte in der Wissenschaft vom Wasser und der Wassertechnologie eine Fülle von Wassersorten auf dem Markt: Brunnenwasser, gefiltertes Wasser, gereinigtes Wasser, Quellwasser, artesisches Wasser, Mineralwasser, destilliertes Wasser, weiches Wasser, hartes Wasser und strukturiertes Wasser.

Bei so vielen Wasserqualitäten kommt man natürlich nicht umhin, sich zu fragen: »Wie kann ich herausfinden, welches Wasser das Beste ist?«, »Wie kann ich sichergehen, dass das Wasser auch die angepriesene Qualität hat?« Das sind legitime Fragen, auf die jeder, der auf seine Gesundheit achtet, befriedigende Antworten erwarten sollte. Ich persönlich erwarte in dieser Angelegenheit jedenfalls Antworten, die mich zufriedenstellen. Besonders angesichts der Tatsache, dass Wässer angeboten und verkauft *werden,* die keineswegs so hochwertig sind, wie die Werbung behauptet.

Das Bild einer kristallklaren Bergquelle auf dem Etikett kann irreführend sein. Entgegen der allgemein vorherrschenden Meinung ist in Flaschen abgefülltes Wasser nicht immer sauberer und sicherer als Leitungswasser. Nach Angaben einer in New York ansässigen Umweltschutzvereinigung verstieß etwa ein Drittel der 100 getesteten Marken gegen die strengen staatlichen Reinheitsgebote. Der Nachrichtensender CNN berichtete über einen Test, bei dem willkürlich vier verschiedene Wässer aus Supermarktregalen genommen und von einem unabhängigen Gutachter untersucht wurden, um festzustellen, ob die Qualität halten würde, was die Werbung versprach. Bei drei von vieren war das nicht der Fall!

Ich habe hier dasselbe Problem wie Sie. Ich achte sehr auf meine Gesundheit und möchte sichergehen, dass ich *ausschließlich* das beste Wasser trinke, das auf dem Markt ist. Punktum! Weil ich weiß, wie ungeheuer wichtig die ausreichende Versorgung meiner Körperzellen mit Flüssigkeit ist und welchen unschätzbaren Wert sie für meine Gesundheit hat, weigere ich mich, in Bezug auf die Qualität meines Trinkwassers auch nur den geringsten Kompromiss einzugehen. So, wie ich weiß, dass qualitativ minderwertige Wässer angeboten werden, weiß ich auch, dass es Wässer geben muss, die höchsten Qualitätsanforderungen entsprechen.

Ich habe bereits erwähnt, dass ich meinen Namen nicht voreilig für irgendein Produkt hergebe. Marken sind mir nicht wichtig, und ich empfehle nicht einfach irgendetwas, nur weil ich einen Scheck dafür bekomme. Stattdessen empfehle ich nur wenige ausgewählte Produkte, bei denen ich absolut sicher bin, dass sie von höchster Qualität und ein Segen für die Menschen sind, die darauf vertrauen, dass ich sie in die richtige Richtung führe. Wenn ich nicht bereit wäre, ein bestimmtes Produkt selbst zu verwenden, würde ich es auch *niemals* anderen empfehlen, ganz gleich, was man mir dafür bieten würde.

Ich bin immer auf der Suche nach der besten Wasserqualität und halte Ausschau nach den neuesten Entwicklungen auf diesem Gebiet. Deshalb freue ich mich, Ihnen mitteilen zu können, dass ich ein Trinkwassersystem ausfindig gemacht habe, das ich als den »Rolls-Royce« unter den Trinkwassersystemen für den privaten Gebrauch betrachte.

Ich spreche von einem Wasserfiltersystem, das von der Firma Water Factory Systems in Holland und Deutschland hergestellt wird. Water Factory Systems ist seit 20 Jahren im Geschäft und stellt ein aus hochwertigsten Bauteilen bestehendes System zur Umkehrosmose her.

Das von Water Factory Systems vertriebene System lässt sich problemlos unter der Küchenspüle installieren und das gefilterte Wasser kommt aus einem separaten Hahn. Die Umkehrosmose ist eine relativ neue Entwicklung und viele Leute betrachten sie immer noch als eine ziemlich exotische Art der Wasserbehandlung. Bei diesem System fließt das Wasser über eine Membran, die wie Zellophan aussieht. Durch den Wasserdruck in der Leitung wird das Wasser durch die Membran gepresst und alle unerwünschten Substanzen, die nicht zur Qualitätsverbesserung und Reinheit beitragen, werden von der Membran zurückgehalten und entfernt.

Das Wasser passiert also die Membran, die Schadstoffe hingegen nicht. Umkehrosmose funktioniert zwar nach dem Filterprinzip, aber bei diesem Verfahren werden nicht nur feste, sondern auch gelöste Stoffe entfernt. Das System ist so ausgelegt, dass sowohl alle natürlichen als auch alle vom Menschen verursachten Verunreinigungen beseitigt werden. Das schließt Bakterien, Mineralien, Industriechemikalien, Arsen, aromatische Kohlenwasserstoffe, Asbest, Chlorverbindungen, Chromium 6, Fluor, Blei, Pestizide und andere schädliche Stoffe ein. Auch schlechter Geschmack und Geruch werden beseitigt. Die Geräte enthalten darüber hinaus ein Kohlefiltersystem mit Vor- und Nachfilter, einen zusätzlichen Sedimentfilter und zwei Kohleadsorptionsfilter, die das Wasser weiter klären und alle restlichen Verunreinigungen entfernen. Zurück bleibt nur köstlich schmeckendes, hochreines Trinkwasser.

Sowohl das Prinzip der Umkehrosmose als auch ihre praktische Anwendung sind völlig unkompliziert. Man benötigt nur die Vorrichtung und den normalen Wasserdruck der Leitung. Der Betrieb erfordert keine zusätzliche Energiequelle, was ein großer Vorteil ist.

Ich habe seit Ende der 1980er-Jahre ein Umkehrosmosegerät unter meinem Spülbecken, das sich inzwischen vielfach bezahlt gemacht hat – und zwar nicht nur materiell, sondern vor allem durch das Wohlbefinden, das es mir und meiner Familie schenkt. Ich möchte Ihnen ans Herz legen, dasselbe für sich und Ihre Familie zu tun.

Kapitel 9
Sie sind, was Sie zu sein glauben

Das war es also im Wesentlichen. Ich habe wirklich mein Bestes getan, um Ihnen zu zeigen, wie Sie Ihre chronischen Schmerzen überwinden können. Alles Weitere liegt nun in Ihrer Hand. Ich habe meinen Teil beigetragen und Ihr Körper wird mit Sicherheit dasselbe tun. Nun ist es an Ihnen, Ihren Teil beizutragen. Bevor ich zum Schluss komme, möchte ich noch einen letzten, aber dennoch wichtigen Bereich ansprechen, der eine bedeutende Rolle bei der Heilung chronischer Schmerzzustände und jeder anderen Erkrankung spielt. Manche Menschen sind sogar davon überzeugt, dass er am wichtigsten ist.

Ich habe ausführlich beschrieben, welche Auswirkungen Ernährung und Wasser auf unsere Gesundheit haben. Genauso bedeutsam ist aber ein anderer Aspekt Ihrer »Ernährung«: Ihre geistige Nahrung. Sie füttern Ihren Geist mit Gedanken, wie Sie Ihren Körper mit Nahrungsmitteln füttern. Es wurde schon viel über die Körper-Geist-Verbindung geschrieben und darüber spekuliert, in welchem Maß der Geist den Körper entweder im positiven oder negativen Sinne beeinflusst – je nachdem, was wir denken. Es existieren zahlreiche, gut dokumentierte Studien, die immer wieder zeigen, wie Menschen sich durch ihr Denken krank oder aber gesund gemacht haben.

In der physischen Welt, mit der wir über unsere fünf Sinne in Kontakt treten, existieren, wie wir alle wissen, natürliche Gesetze, die unveränderlich sind. Ein klassisches Beispiel ist das Säen und Ernten. Pflanzt man in einem Obstgarten Orangenkerne, hat man zur Erntezeit Orangen. Sät man Distelsamen, wird man zur Erntezeit keine Orangen, sondern nichts als Disteln vorfinden. Vielleicht sagen Sie jetzt: »Ach, was Sie nicht sagen. Erzählen Sie mir etwas, das ich *nicht* weiß.« Ja, das ist klar. Weniger offensichtlich ist für viele Menschen aber, dass der menschliche Geist so fruchtbar wie Mutterboden ist und dass das Gesetz des Säens und Erntens in der geistigen Welt genauso wirksam ist wie in der physischen. Mit anderen Worten: Gedanken sind wie Samen, indem sie ebenso zwangsläufig zu Dingen werden, wie Samenkörner zu Pflanzen werden.

Obwohl seit Jahrhunderten, wenn nicht gar Jahrtausenden bekannt ist, wie sich unsere Gedanken und unsere geistigen Einstellungen auf unsere physische Gesundheit auswirken können, ignorierten die Leute, die »es nicht wissen«, die Ansicht, dass der Geist dem Körper helfen kann, gesund zu werden. Im Jahre 1990 führte die American Medical Association (amerikanischer Ärzteverband) eine Umfrage unter ihren Mitgliedern durch. Es zeigte sich, dass nur eine lächerliche Minderheit von 10 Prozent an die Körper-Geist-Verbindung glaubte.[52] Wie angeblich »gebildete und intelligente« Menschen in Bezug auf dieses Thema so unwissend sein können, ist mir ein Rätsel. Besonders, wenn man bedenkt, dass die in ihren eigenen Lehrbüchern und Zeitschriften veröffentlichten Studien den Beweis für diese Verbindung zwischen Körper und Geist erbringen. Das ist, als würde man behaupten, es existiere keine Beziehung zwischen den Äpfeln auf dem Baum und dem Boden, in dem der Apfelbaum wächst.

Eine wissenschaftliche Langzeitstudie über Optimismus und Pessimismus ergab, dass Pessimisten durchweg früher sterben als Optimisten. Die Sterberate unter den 25 Prozent mit der pessimistischsten Einstellung war am höchsten, während im selben Zeitraum in der Gruppe der optimistischsten Personen nur halb so viele starben.[53]

Eine weitere 10-Jahresstudie an älteren Menschen zeigte, dass die Sterberate unter denjenigen, die sich selbst als alt oder »älter« betrachteten, im Verlauf der Untersuchung signifikant höher war als bei den Studienteilnehmern, die sich als Menschen »mittleren Alters« sahen.[54]

Man könnte ein ganzes Buch mit solchen Studien füllen, denn es gibt Tausende davon. Sie beweisen immer wieder, dass der Geist zweifellos die Macht hat, den Körper zu beeinflussen. Einer der eindrucksvollsten und überzeugendsten Beweise für dieses Phänomen ist der so genannte »Placeboeffekt«. Um die Wirksamkeit eines Medikaments zu belegen, teilt man Studienteilnehmer, die alle an derselben Krankheit leiden, in zwei Gruppen ein. Eine Gruppe erhält dann das echte Medikament, die andere nur ein Placebo oder Scheinmedikament, gewöhnlich ein Zuckerdragee. Keiner der Probanden weiß, welche Pille er erhalten hat.

Bei solchen Versuchen fiel immer wieder auf, dass 30 bis 60 Prozent der Studienteilnehmer aus der Placebogruppe über eine Linderung ihrer Schmerzen – sogar heftigster Schmerzen – berichteten.[55] Die Macht des Geistes, die Realität zu erschaffen, von der er überzeugt ist, ist so groß, dass bis zu 50 Prozent der Versuchspersonen aus der Placebogruppe bei manchen Studien sogar von Nebenwirkungen berichteten.[56]

In einem erstaunlichen Fall, bei dem ein Antihistaminikum (Arzneimittel gegen allergische Reaktionen) getestet wurde, berichteten die Versuchspersonen, die das Placebo erhalten hatten, sogar häufiger über Nebenwirkungen als die Probanden, denen man das echte Medikament verabreicht hatte![57]

Bei einer anderen, Aufsehen erregenden Studie über die Wirkung einer neu entwickelten Chemotherapie verloren 30 Prozent der Versuchspersonen der Kontrollgruppe (Placebogruppe) *ihre Haare*.[58] Solche Macht besitzt der Geist, wenn er von einem bestimmten Ergebnis überzeugt ist. Das ist ziemlich starker Tobak, finden Sie nicht auch? Auch Sie verfügen in diesem Augenblick über diese enorme geistige Kraft und können sie, wann immer Sie wollen, einsetzen, wie Sie es wünschen.

Vielleicht sind Sie mit der Arbeit von Dr. Bernie Siegel vertraut. Er wurde weltweit bekannt, weil er Menschen beibrachte, ihre geistigen Kräfte zu nutzen, um ihrem Körper Botschaften der Liebe und Heilung zu senden und dadurch sogar schwerste Krankheiten zu überwinden. In seinem äußerst erfolgreichen Buch *Prognose Hoffnung – Liebe, Medizin und Wunder* schrieb er: »Viele Auswirkungen unserer geistigen Einstellung auf den Körper sind direkt in den Körpergeweben zu beobachten, ohne dass uns dies bewusst ist. Der Körper reagiert auf die Botschaften des Geistes, ob bewusst oder unbewusst.«

Ich könnte noch Dutzende solcher Aussagen von großen und geachteten Persönlichkeiten aus allen Jahrhunderten anführen, die Ähnliches sagten wie Dr. Siegel. Zwei, die mir am besten gefallen, stammen von Buddha, der sagte: »Alles, was wir sind, ist die Folge dessen, was wir gedacht haben«, und Jesus, der immer wieder betonte: »Euch geschehe nach eurem Glauben.«

Alle großen Denker der Welt wiesen auf das (ungenutzte) Potenzial unserer Gedanken hin, unser Leben positiv zu beeinflussen, wenn wir sie richtig kanalisieren. Nehmen wir einfach einmal an, sie hätten recht. Nehmen wir an, Dr. Siegel, Buddha, Jesus und die vielen anderen, die ähnliche Aussagen machten, hätten damit genau ins Schwarze getroffen.

Es gibt etwas, das jeder von uns im wachen Zustand tut: »Selbstgespräche« führen. Wir sprechen ständig mit uns selbst – entweder laut oder in Gedanken. »Was könnte ich heute unternehmen?« »Warum hörst du nicht auf, so viel Zeit zu vergeuden?« »Wie lange willst du dir das noch von XY gefallen lassen?« »O Gott, bin ich müde.« Und so weiter und so weiter.

Manchmal dienen unsere Selbstgespräche dazu, uns zu schelten oder zu loben. »Was ist nur los mit mir? Warum gelingt es mir nie, eine Chance zu ergreifen?« »Ja, gut gemacht, so schaffe ich es!« »Ich werde es nie zu etwas bringen.« »Ja, das kommt schon eher hin! Ich wusste, ich würde es schaffen.« »Du bist so ein Versager.« »Du bist der Größte!«

Worauf ich hinauswill, ist: Da wir ja schon *irgendetwas* über uns selbst denken, könnten wir ebenso gut davon ausgehen, dass das, was wir ständig denken, irgendwann Realität in unserem Leben wird, nicht wahr? Wenn das der Fall ist, und wenn negative Gedanken negative Resultate erbringen und positive Gedanken positive Resultate, wäre es doch durchaus sinnvoll, sich selbst positive Botschaften zu senden. Positive

Gedanken werden nie zu negativen Ergebnissen führen, aber negative Gedanken könnten das durchaus. Warum also ein Risiko eingehen?

Welche der folgenden beiden Aussagen wird sich, wenn man sie ständig wiederholt, ermutigend und aufbauend auswirken, und welche nicht?

»Ich weiß nicht, warum ich es überhaupt noch einmal versuchen sollte. Es klappt ja doch nicht.« »Ich bin das Geschöpf eines liebenden Gottes, der *will,* dass ich glücklich und erfüllt lebe.« Ich denke, ich weiß, welche Aussage Buddha und Jesus bevorzugen würden. Der menschliche Geist ist das große Geschenk, das uns vom Tierreich unterscheidet. Alles, was wir bis jetzt mit Sicherheit über den Geist wissen, ist wie ein Tropfen im Ozean. Und Letzterer repräsentiert das, was wir noch erforschen müssen.

Ob Sie Selbstgespräche über Ihre Heilung von Ihrer Schmerzerkrankung oder anderen Gesundheitsproblemen, Ihre Beziehungen oder Ihre Finanzen führen – versuchen Sie einmal, sich nur freundliche, urteilsfreie, positive, aufbauende, liebevolle und ermutigende Botschaften zu senden. Und jedes Mal, wenn Sie das tun, senden Sie diese Botschaften in alle Zellen Ihres Körpers, denn sie sind empfänglich dafür. Schon bald werden Sie feststellen, dass das Universum auf Ihrer Seite ist; dass die guten Gedanken, die Sie ins große Unbekannte aussäen, dazu führen, dass Sie Gutes in Ihrem Leben ernten.

Glauben Sie mir – ich weiß aus Erfahrung, was für eine Herausforderung es ist, morgens schlecht gelaunt aufzuwachen und dann etwas zu sagen wie: »Ist das Leben nicht großartig?« Aber ich weiß ebenfalls aus Erfahrung, dass ich auf lange Sicht profitiere, wenn ich daran glaube, dass meine Schmerzen nur ein vorübergehender Zustand sind und dass bessere Zeiten kommen werden. Auch wenn Sie sich anfangs zwingen müssen, positiv zu denken – tun Sie es. Es gibt einfach keine Situation, in der negatives Denken vorteilhafter ist als positives Denken. Wenn Sie anfangen, die Informationen, die Sie durch dieses Buch erhalten haben, umzusetzen und sich immer besser und gesünder zu fühlen, wird es Ihnen immer leichter fallen, sich in allen Bereichen Ihres Lebens eine optimistische Sichtweise zu bewahren. Haben Sie Vertrauen. Glauben Sie an sich selbst. Vertrauen Sie darauf, dass die höheren Mächte auf Ihrer Seite sind. Und schreiben Sie mir. Ich würde gerne erfahren, wie es Ihnen geht.

Möge Gott jeden Ihrer Schritte in allen Bereichen Ihres Lebens segnen.

Eine Botschaft des Autors

Sie kennen wahrscheinlich den Spruch: »Oft kopiert – nie erreicht.« Die Bezeichnung **Fit For Life** wurde für die Ideen und das Buch geprägt, das ich gemeinsam mit Marilyn Diamond im Jahre 1985 schrieb. Im Laufe der Jahre wurde »Fit For Life« zu einem allgemein bekannten Begriff, der von einigen Leuten verwendet wurde, zu denen ich keine persönliche Verbindung habe.

Ich bin weiterhin sehr an Ihren Fragen, Kommentaren oder persönlichen Erfahrungen in Bezug auf den Inhalt dieses Buches interessiert. Sie können mich unter folgenden Adressen kontaktieren, auch wenn Sie mehr Informationen über Produkte, Dienstleistungen oder den Rundbrief wünschen:

Postadresse:
Harvey Diamond
P.O.Box 811, Osprey, Florida U.S.A. 34229

Website:
www.fitforlifetime.com oder www.vpnutrition.com

E-Mail:
info@vpnutrition.com

Fax:
001-305-723-6166

Falls Sie sich für das **REBOUND** *Air* **Trampolin,** den **Teeter Inversionstisch,** die **FEELING FIT GREENS,** den **Champion-Entsafter** oder das Umkehrosmosesystem der Firma **Water Factory Systems** interessieren, alles Produkte, die ich selbst seit vielen Jahren benutze, können Sie sich unter der Telefonnummer 001-941-966-1509 oder auf unseren Internetseiten www.fitforlifetime.com oder www.vpnutrition.com darüber informieren.

Auch die *LifeZyme*-Verdauungsenzyme können Sie unter dieser Telefonnummer oder auf unseren Internetseiten bestellen. In Europa erreichen Sie den Großhändler unter 0031-13-4556600. Ich habe eine besondere Vereinbarung mit dem Hersteller getroffen, so dass jeder, der die Verdauungsenzyme aufgrund dieses Buches kauft, einen Preisnachlass erhält.

Produkte

Ich weiß, dass »Nahrungsergänzungsmittel« für viele von Ihnen ein wichtiges Thema sind. Nahrungsergänzungsmittel sind zwar nicht mein »Fachgebiet«, aber ich möchte Sie dennoch über die neuesten Entwicklungen in diesem Bereich informieren. Gemeinsam mit einigen führenden Ärzten und Ernährungswissenschaftlern habe ich für Sie die besten und hochwertigsten Produkte zusammengestellt:

LifeZyme-Verdauungsenzyme, LifeCoral-Calcium, Life-Greens, LifeKidney, LifeEFA, Fern Balance, RenewZyme und Cardio-Zyme.

Das Geheimnis lebendiger Nährstoffe

Da sowohl kommerziell als auch biologisch angebaute Nahrungspflanzen heute nur noch Schatten der robusten Nahrungsmittel früherer Zeiten sind, brauchen wir eine zuverlässige Alternative, um die Versorgung mit lebendigen Nährstoffen sicherzustellen. Sonst landen wir mit Sicherheit in der Fallgrube schlechter Gesundheit und sterben schließlich vor unserer Zeit.

Nachdem wir jahrelang in aller Welt nach den besten Quellen für lebendige Nährstoffe gefahndet haben, sind wir auf ein Regenerationsmittel erster Güte gestoßen, das für den täglichen Gebrauch geeignet ist: einen konzentrierten Nährstoffkomplex aus Pflanzen, welche aus naturbelassenen (nicht gekreuzten) Samen mit reinem Wasser in reiner Luft angebaut und bei niedrigen Temperaturen in der Sonne getrocknet werden. Nur ein mit solcher Sorgfalt angebauter und hergestellter Komplex kann Vitamine, Mineralstoffe, Antioxidanzien und sekundäre Pflanzenstoffe von höchster Qualität liefern.

Nahrungsergänzungsmittel mit Lichtkörper

Die hochwertigen Nährstofflieferanten dieser lebendigen Nahrungsergänzungsmittel sind von unvergleichlicher Qualität. Sie besitzen einen so genannten »Lichtkörper«. Untersuchungen deutscher Forscher ergaben, dass jede lebendige Nahrung, einschließlich natürlicher Nahrungsergänzungsmittel, über hoch entwickelte Zellstrukturen verfügt, deren Elektronen sich so ausrichten, dass sie reines Licht abstrahlen. Wenn diese die Nahrung umgebende dichte Elektronenwolke (Lichtkörper) stark genug ist, kann man manchmal ein deutlich spürbares Energiefeld um sie herum wahrnehmen.

Feeling Fit-Präparate

Feeling Fit ist der Hersteller und Vertreiber einiger der besten Enzym- und Nährstoffpräparate auf pflanzlicher Basis. Die *Feeling Fit-* Produkte ragen aus folgenden Gründen aus der Masse der auf dem Markt angebotenen Enzympräparate heraus:

Feeling Fit gewinnt die Protease, Lipase, Amylase und Zellulase mithilfe eines einzigartigen Herstellungsprozesses. Das bedeutet, dass jedes dieser Enzyme eigentlich mehrere Stämme repräsentiert. In der Protease sind beispielsweise vier Eiweiß spaltende Enzyme enthalten. Sie werden gemischt, um mehr Proteine, Fette und Kohlehydrate über einen längeren Zeitraum im Körper aufspalten zu können.

Feeling Fit-Produkte enthalten *höchste therapeutische Dosen.* Keine andere Firma liefert Multi-Enzympräparate mit so hoch dosierten Wirkstoffeinheiten. Außer einem Verdauungsenzym *(LifeZyme),* das sechsmal stärker ist als vergleichbare Präparate, bietet *Feeling Fit* eine therapeutisch wirksame Verdauungsenzymmischung an. Es gibt kein vergleichbares Präparat.

Alle *Feeling* Fit-Präparate sind *100 Prozent* vegetarisch beziehungsweise vegan.

Feeling Fit verwendet in *keinem* seiner Enzympräparate *Füllstoffe.* Deshalb sind die Kapseln der *Feeling Fit*-Präparate klein im Vergleich zu ähnlichen Produkten.

Feeling Fit lässt jede Charge von *unabhängigen Gutachtern* prüfen. Alle *Feeling Fit*-Produkte sind auch von *Gesundheitsexperten erprobt.* Dadurch wird sichergestellt, dass die Qualität immer dem entspricht, was auf dem Etikett steht.

Die *Feeling Fit*-Produktlinie umfasst folgende Präparate:

LifeZyme 90 Vcaps
Hochwirksame lebendige Enzyme auf pflanzlicher Basis, die die Eiweiß-, Kohlehydrat- und Fettverdauung unterstützen. Das Präparat lindert Beschwerden wie Blähungen und Aufgetriebenheit. Es enthält keine toxischen Zusätze wie Magnesiumstearat. Man nimmt das Präparat vor jedem gekochten Gericht ein, um eine ausreichende Versorgung mit lebenswichtigen Enzymen sicherzustellen.

Im Anhang finden Sie weitere Informationen über Life-Zyme.

LifeCoral 90 Vcaps
Diese einzigartigen, stark basenbildenden Korallenmineralstoffe aus Japan werden als Pulver angeboten. Sie sind weltweit die einzige bekannte Quelle natürlich vorkommender, hoch ionisierter Mineralstoffe mit einem besonders hohen Kalzium- und Magnesiumgehalt. Ich empfehle diese Korallenmineralstoffe jedem als Grundlage für einen optimal ausgeglichenen Säure-Basen-Haushalt. Die meisten anderen Mineralstoffpräparate werden zu langsam oder überhaupt nicht vom Körper aufgenommen. Alle Formen von Kalzium müssen beim Verdauungsprozess ionisiert werden, bevor sie vom Körper verwertet werden können. Da Korallenmineralstoffe bereits hoch ionisiert sind, werden sie leicht aufgenommen.

Ohne ausreichende Vitamin-D-Zufuhr kann Kalzium nicht optimal vom Körper aufgenommen werden. Da viele Menschen aber nicht genügend Vitamin D aufnehmen, haben wir drei nach einem speziellen Verfahren fermentierte hochwirksame Pilzmyzeliumextrakte hinzugefügt, die natürliches pflanzliches Pro-Vitamin D (Ergosterol) liefern. Diese Pilzextrakte enthalten außerdem wirksame Immunstimulanzien. Sie werden in Asien seit Jahrhunderten verwendet, um das Immunsystem zu stärken.

LifeCoral ist deshalb die perfekte Kalziumquelle und liefert darüber hinaus noch andere wertvolle Mineralstoffe zur Stärkung der Knochen und Organsysteme.

LifeGreens 90 Vcaps

Wir empfehlen *Fit For Life Greens* Getreidegrasextrakt, hergestellt aus nicht gekreuzten Getreidegräsern, die in Südamerika ohne Pestizide angebaut, bei niedrigen Temperaturen luftgetrocknet und ohne toxische chemische Zusätze verarbeitet werden. Diese Gräser zählen zu den heilsamsten Substanzen dieser Erde. Es ist kaum zu glauben, dass Getreidegräser *alle notwendigen Vitamine, Mineralstoffe, Aminosäuren und Enzyme enthalten.* Die Gräser nehmen die Mineralien aus Gestein und Erdboden auf und wandeln sie in eine Form um, die vom menschlichen Körper leicht aufgenommen werden kann. Weil sie so reich an Mineralstoffen, insbesondere Kalzium und Magnesium sind, tragen sie dazu bei, den Körper im basischen Bereich zu halten. Ein ausgeglichener Säure-Basen-Haushalt schützt den Körper vor jenen verheerenden Krankheiten, die durch Übersäuerung entstehen.

Getreidegräser sind darüber hinaus eine gute Chlorophyll-
quelle. Chlorophyll gilt als eines der besten Entgiftungsmit-
tel, es wirkt blutreinigend und unterstützt die Blutbildung.
Außerdem sind Getreidegräser reich an sekundären Pflan-
zenstoffen und Antioxidanzien, enthalten mehr Vitamin C
als Orangen, mehr Kalzium als Milch, mehr Eisen als Spinat
und mehr Betakarotin als Karotten.

Es ist also kein Wunder, dass Getreidegräser den Körper
besser vor freien Radikalen schützen als die wohlbekannten
Vitamine C und E.

Neben den Getreidegraskapseln bietet LifeGreens wild ge-
erntete blaugrüne Algen an. Wir verwenden nur blaugrüne
Algen, die in frischem Wasser unter freiem Himmel gewachsen sind. Die japanischen Chlorella-Algen werden einem sorg-
fältigen Verarbeitungsprozess unterzogen, bei dem die Zellhüllen aufgebrochen werden. Dabei bleiben alle Nährstoffe
erhalten und können besser vom Körper aufgenommen werden. Bei billigeren Produkten werden die Zellhüllen normalerweise nicht bearbeitet, so dass die Chlorella sehr schlecht
absorbiert werden.

LifeEFA 120 Vcaps
Wir empfehlen die *Fit For Life* EFA-Ölmischung, eine klinisch
erprobte, hochwertige Quelle für essenzielle Fettsäuren. Essenzielle Fettsäuren sind lebenswichtiger Bestandteil unserer
Ernährung. Sie werden für die gesunde Entwicklung und Gesunderhaltung des Gehirns, des Herzens und des Immunsystems benötigt, spielen eine wichtige Rolle im Fettstoffwechsel,
unterstützen und verbessern die Funktion von Organen und

Drüsen, halten die Gelenke geschmeidig, stärken die Knochen und sorgen für eine zarte, glatte Haut.

Fit For Life EFA-Ölmischung enthält vier biologische Öle höchster Qualität: Olivenöl, Leinöl, Sesamöl und Borretschöl. Diese Öle liefern GLA (Gamma-Linolensäure), Omega-3-, Omega-6- und Omega-9-Fettsäuren in einem ausgewogenen Verhältnis. Die Öle werden kalt gepresst und sind frei von Pestiziden und Lösungsmitteln. Sie werden in Glasbehältern, licht- und luftgeschützt, geliefert.

LifeEFA ist das Ergebnis sorgfältiger klinischer Messungen, bei denen die Mengen an essenziellen Fettsäuren bestimmt wurden, die benötigt werden, um dem unausgewogenen Verhältnis der Fettsäuren in der typischen Ernährung entgegenzuwirken.

LifeKidney 60 Vcaps

Die jahrtausendealte Chinesische Medizin erbrachte den Nachweis, dass, energetisch betrachtet, die Hauptkraft des Körpers in den Nieren liegt. Wenn die Nieren geschwächt sind, leidet Ihre Gesundheit zwangsläufig. Der erste Schritt zur Wiedererlangung der Gesundheit besteht deshalb in der Stärkung der Nieren. Die Nieren werden geschwächt durch physischen und emotionalen Stress, die regelmäßige Einnahme von Medikamenten, Drogenkonsum sowie eine ungesunde Ernährung mit einem Übermaß an rotem Fleisch, Kaffee, gebratenen und frittierten Speisen, weißem Zucker, raffinierten Ölen, Softdrinks und Nahrungsmitteln mit Aspartam (Süßstoff) und anderen toxischen Zusätzen.

Agaricus-Extrakt, ein patentierter Extrakt aus dem Pilz

Agaricus bisporus, kann die Nierenfunktion deutlich verbessern. Dieser Extrakt enthält einzigartige Pflanzenwirkstoffe, die auch dazu beitragen, den Cholesterinspiegel im Normbereich zu halten. Außerdem enthält er sechseinhalb Mal so viel hochwertiges Eiweiß wie Milch.

Cordyceps (chinesischer Raupenpilz) wurde bereits im alten China als Nieren- und Lungentonikum geschätzt. Wissenschaftliche Untersuchungen ergaben, dass es die 17-Hydroxy-kortikosteroid- und 17-Ketosteroid-Spiegel erhöhen kann und wie ein nichttoxisches Super-Kortison wirkt. Auch bei chronischer Müdigkeit, Rücken- und Gelenkschmerzen, Tinnitus (Ohrgeräusche), Anämie und Impotenz hilft Cordyceps. Außerdem entspannt es die Bronchien und erleichtert die Atmung. Cordyceps kann eine herabgesetzte Immunfunktion signifikant erhöhen, denn es regt die Produktion der B- und T-Zellen an. Verschiedene Studien haben gezeigt, dass es die Bildung von Knochenmark anregt und den Hämatokritwert verbessert. Außerdem wurden unter Einnahme von Cordyceps ein signifikanter Rückgang von Herzrhythmusstörungen sowie ein verbesserter Blutfluss zum Herzen beobachtet. Es wirkt als natürlicher Tranquilizer, seine beruhigende Wirkung ergibt sich aus dem Gehalt an Aminosäuren, Glutaminsäure, Tyrosin und L-Tryptophan.

Life Fem Balance 60 Vcaps
Fem Balance moduliert bei Frauen mit hormonbedingten Beschwerden die Östrogenaktivität und führt zu einer deutlichen Linderung von prämenstruellen Symptomen wie Krämpfen, Reizbarkeit, Spannungsgefühlen in den Brüsten sowie

Wechseljahresbeschwerden wie Hitzewallungen, Stimmungs-schwankungen und Schlafstörungen. Life Fem Balance trägt zu einem gesunden Östrogenstoffwechsel bei, einschließlich der Umwandlung von Östradiol in 2-Hydroestron, ein schwächer wirkendes Östrogen, das zum Schutz östrogensensibler Gewebe beitragen kann. Life Fem Balance ist eine ausgezeichnete Wahl bei einer ganzen Reihe von Frauenleiden.

Life Max B Nano Plex (Flüssigpräparat)
Mit diesem Präparat steht zum ersten Mal ein Vitamin-B-Komplex aus einer rein natürlichen Quelle zur Verfügung, der mit Hilfe eines patentierten Verfahrens aus speziellen, probiotischen Kulturen gewonnen wird. Die volle Vitamin-B-Wirkung kann sich entfalten: maximaler Stressschutz, Verzögerung von Alterungsprozessen, sofortige Anhebung des Energiepegels, Gehirnregeneration, Herzgesundheit und Ausgleich von Stimmungsschwankungen.

Keine noch so hohe Dosis synthetisch hergestellter B-Vitamine kann auch nur annähernd den Energieschub bewirken, den Sie durch die tägliche Einnahme eines halben Teelöffels Max Stress B Nano-Plex™ erfahren. Dieses Produkt nährt die Zell-DNS mit Biophotonen (»Lichtkörper«), die man nur bei aus »lebendigen Quellen« gewonnenen Nährstoffen findet.

Der gesamte Vitamin-B-Komplex- insbesondere Folsäure und Vitamin B_{12} – ist lebenswichtig für Ihre Gesundheit. Da die B-Vitamine »im Team« arbeiten, wird empfohlen, ein Präparat einzunehmen, das den gesamten B-Komplex enthält. Auch große Mengen von Vitamin-B-haltigen Nahrungsmitteln können Ihren Tagesbedarf an B-Vitaminen nicht decken. Untersuchungen ergaben, dass der Nährstoffgehalt unserer Lebensmittel aufgrund schlechter Bodenqualität und extensivem Pestizideinsatz drastisch zurückgegangen ist. Die beste Möglichkeit, eine ausreichende Versorgung mit B-Vitaminen sicherzustellen, ist also die Einnahme eines Vitamin-B-Komplex-Präparats aus einer natürlichen Quelle, wie beispielsweise Max Stress B Nano-Plex™. Es unterstützt den Körper dabei, Stress abzubauen, Energie aufzubauen und wirkt sich positiv auf die Funktionen des Herzens, des Gehirns und des Immunsystems aus.

Anhang I
Enzyme fürs Leben

Was sind Enzyme?

Sie kennen wahrscheinlich den Ausspruch: »Große Sachen kommen in kleinen Päckchen.« Wenn dieser Spruch wahr ist, möchte ich Ihnen jetzt von einem der größten kleinen Päckchen berichten, das ich je gesehen habe. Auf nur wenigen Seiten erfahren Sie nun etwas über ein verblüffend einfaches »Werkzeug«, das, ohne Übertreibung, eines der bedeutendsten und effektivsten Hilfsmittel für ein langes und schmerzfreies Leben ist – und von dem ich in diesem Buch ja immer wieder gesprochen habe.

Ich bin sicher, dass Sie, nach allem, was Sie bis hierher gelesen haben, verstehen, dass es äußerst intelligent ist, *alles* zu tun, um die Belastung des Verdauungssystems zu senken. Eines der einfachsten und effektivsten Hilfsmittel, mit denen jeder sein Verdauungssystem unmittelbar entlasten und viel für ein längeres, gesünderes, schmerzfreieres Leben tun kann, ist den meisten Menschen weitestgehend unbekannt. Ich frage mich, ob es irgendwo noch etwas ähnlich Heilsames gibt, das derart übersehen und vernachlässigt wurde. Und wovon spreche ich? Von den Enzymen!

Um zu erklären, was Enzyme sind und was sie tun, könnte ich nun eine komplizierte wissenschaftliche Abhandlung schreiben, wie die für die Kohlehydratverdauung notwendige Amylase Stärke in verschiedene Disaccharide aufspaltet oder wie das für die Eiweißverdauung benötigte Pepsin Proteine in kleinere Peptidketten zerlegt, damit die in der Nahrung enthaltenen Nährstoffe die Darmzotten passieren und in den Blutstrom gelangen können. Ich möchte Ihnen diese Zusammenhänge aber stark vereinfacht erklären, um sicherzugehen, dass Sie wirklich verstehen, welche lebenswichtige Rolle Enzyme für Ihre Gesundheit spielen. Diejenigen, die an detaillierteren wissenschaftlichen Informationen über Enzyme interessiert sind, können sich entsprechende Literatur besorgen.

Enzyme sind winzige Protein-Katalysatoren, die für sämtliche chemischen Umwandlungsprozesse im Organismus benötigt werden. Wir sprechen hier von einer Anzahl von Prozessen, die sich jeder Vorstellung entzieht. Jetzt, in diesem Augenblick, laufen in Ihrem Körper Billionen und Aberbillionen chemischer Umwandlungen ab. *Und keine wäre ohne Enzyme möglich.* Jegliches Leben im Pflanzen- oder Tierreich kann nur mit Hilfe von Enzymen aufrechterhalten werden. Enzyme *sind gleichbedeutend* mit Leben. Immer wenn Sie von irgendwelchen Prozessen hören, die in irgendeiner Form mit dem Aufbau, der Reparatur oder »Wartung« irgendeines Teils Ihres Körpers zu tun haben, sind Enzyme beteiligt. Ohne sie würde überhaupt nichts funktionieren. Der lebendige Organismus steht täglich unter großem Druck, genügend Enzyme zu produzieren, um reibungslos funktionieren zu können.

Über drei Arten von Enzymen sollten Sie Bescheid wissen. Erstens über die Stoffwechselenzyme, die auch als »Arbeitskolonne« des Körpers bezeichnet werden, weil buchstäblich alle Aktivitäten des Organismus von ihnen abhängen. Ohne diese unermüdlich arbeitenden kleinen Kraftwerke könnten Sie nicht schlucken, mit den Augen blinzeln, ein- und ausatmen, gehen, sprechen oder irgendetwas anderes tun; Ihr Körper könnte keine Nahrung in Blut, Muskel- und Knochengewebe umwandeln und Ihr Blutkreislauf käme zum Erliegen. Die Aktivitäten Ihres Lymphsystems und seine Rolle bei der Verhütung von Erkrankungen und Schmerzen hängen wie alle anderen Körperfunktionen, ganz und gar von den Stoffwechselenzymen ab!

Wir wissen, wie wichtig eine gesunde Ernährung ist, um dem Körper alle Nährstoffe – Vitamine, Mineralstoffe, essenzielle Fettsäuren und Aminosäuren – zuzuführen. Aber wie rein die Nahrung auch ist und welche hochwertigen Nährstoffe wir dem Körper auch zuführen – ohne Stoffwechselenzyme ist das alles bedeutungslos.

Ich werde Ihnen diese Zusammenhänge mit einer einfachen Analogie verdeutlichen. Wenn Sie ein Haus bauen wollten, könnten Sie alle benötigten Materialien und Werkzeuge zur Baustelle schaffen: Bauholz, Hämmer, Nägel, Zement, Steine, Mörtel, Isoliermaterial, Kabel, Dachbalken und Ziegel … alles …, aber dadurch würde noch lange kein Haus entstehen. Wenn die Bauarbeiter nicht kommen, um das Material zu verarbeiten, wird kein Haus daraus. Stoffwechselenzyme sind die »Bauarbeiter« Ihres Körpers. Ohne sie funktioniert absolut nichts.

Das Wichtigste, was Sie über Stoffwechselenzyme wissen müssen, ist, dass Ihr Körper nur eine begrenzte Menge davon produzieren kann. Sie können, nein, sie *werden* auf jeden Fall zur Neige gehen! Das bedeutet den Tod. Sind keine

Stoffwechselenzyme mehr vorhanden, die die lebenswichtigen Funktionen aufrechterhalten, endet das Leben. Vielleicht passiert das erst, wenn Sie 120 sind, aber es passiert *auf jeden Fall*. Es ist, als hätten Sie bei Ihrer Geburt ein Konto mit einer bestimmten Geldsumme zugeteilt bekommen. Diese Summe muss für Ihr ganzes Leben reichen, und Sie können von diesem Konto nur Geld abheben, aber nichts einzahlen. Nun können Sie entweder dafür sorgen, dass Ihr Geld möglichst lange reicht, oder Sie können es verschwenden und früher ohne Geld dastehen.

Genauso verhält es sich im Grunde mit den Stoffwechselenzymen. Es ist eine simple Gleichung. Je mehr Stoffwechselenzyme Sie verbrauchen, desto mehr verschlechtert sich Ihr Gesundheitszustand und desto kürzer wird Ihr Leben. Je weniger Stoffwechselenzyme Sie verbrauchen, desto gesünder sind Sie und desto länger werden Sie leben. Und daran besteht absolut kein Zweifel. Ihren Verbrauch an Stoffwechselenzymen möglichst gering zu halten, ist also offensichtlich das Intelligenteste, was Sie im Hinblick auf Ihre Gesundheit und ein langes Leben tun können.

Die zweite Art von Enzymen sind die Verdauungsenzyme. Wie Sie im »dritten Schritt zur Heilung« gelernt haben, sind diese Enzyme speziell für die Verdauungsvorgänge zuständig. Nahrung, die in den Magen gelangt, hat eine der höchsten Prioritäten für den Körper und die Verdauungsenzyme werden benötigt, um diese Nahrung zu verdauen.

An dieser Stelle mache ich einen Sprung zu den Nahrungsenzymen, der dritten Kategorie von Enzymen. Alle Nahrungspflanzen, die nach dem großartigen Plan unseres Schöpfers auf der Erde wachsen, enthalten alle Enzyme, welche zu ihrer Verdauung und Verarbeitung in unserem Körper benötigt werden. Bevor ich nun die Rolle der Verdauungsenzyme näher beleuchte, muss ich Ihnen noch ein paar Informationen zukommen lassen, die Ihnen die Bedeutung der Enzyme klarmachen. Der Mensch unterscheidet sich in vielen Dingen von allen anderen Säugern, die auf diesem Planeten leben. Einer der beeindruckenderen Unterschiede ist unser höher entwickeltes Gehirn und damit unser Denkvermögen. Es ermöglicht uns, Dinge zu tun, die für die so genannten niederen Lebewesen nicht einmal im Bereich des Möglichen sind. Paradoxerweise ist es aber auch das, was uns im Hinblick auf unsere Gesundheit in Schwierigkeiten bringt. Dass wir die einzige Spezies auf diesem Planeten sind, die ihre Nahrung kocht, bevor sie sie isst, habe ich bereits erwähnt. Außerdem sind wir – und das ist kein Zufall – die einzige Spezies, die an Zivilisationskrankheiten wie Herz-Kreislauf-Erkrankungen, Krebs, Diabetes, Osteoporose und Fettleibigkeit leidet. Nahrung hält uns am Leben. Das ist eine simple, offensichtliche Tatsache. Wenn Sie aufhören zu essen, sterben Sie. Aber wir begannen vor langer, langer Zeit, das Leben aus unserer Nahrung heraus zu kochen und der Preis, den wir seither dafür zahlen, sind Schmerzen, Krankheit und vorzeitiger Tod.

Ich möchte noch einmal auf diese erstaunliche Studie zurückkommen, die ich in der Einleitung zu Teil II dieses Buches bereits kurz erwähnte. Die Untersuchung wurde unter dem Namen »Pottengers Katzen« bekannt. Dr. Francis Pottenger führte ein sorgfältig dokumentiertes 10-Jahres-Experiment durch, bei dem 900 Katzen auf eine kontrollierte Diät gesetzt wurden. Es wurden nur zwei Nahrungsbestandteile verwendet, die entweder in rohem oder in gekochtem Zustand gefüttert wurden. Das Ergebnis der Studie war so eindeutig und überzeugend, dass kein Zweifel an der Überlegenheit lebendiger Nahrung im Vergleich mit gekochter Nahrung mehr möglich war. Die Katzen, die ausschließlich mit roher, lebendiger Nahrung gefüttert worden waren, brachten Jahr für Jahr gesunden Nachwuchs zur Welt. Es gab in dieser Gruppe weder Krankheiten noch vorzeitige Todesfälle. Diese Katzen starben ausnahmslos an Altersschwäche. Die Katzen jedoch, denen man dieselbe Nahrung in gekochtem Zustand fütterte, entwickelten auch dieselben Zivilisationskrankheiten und Beschwerden wie der Mensch: Herz-Kreislauf-Erkrankungen, Krebs, Nieren- und Schilddrüsenerkrankungen, Lungenentzündungen, Bewegungseinschränkungen, Zahnverlust, Arthritis, Geburtsprobleme, Libidoverlust, Durchfälle, Leberschäden und Osteoporose. Die Ausscheidungen dieser Katzen waren so toxisch, dass auf dem damit gedüngten Boden nicht einmal Unkraut wuchs, während die Böden, die man mit den Exkrementen der Katzen düngte, die rohe, lebendige Nahrung erhalten hatten, sich als äußerst fruchtbar erwiesen. Und jetzt kommt das Entscheidende: Die erste Generation von Kätzchen, die die mit ausschließlich gekochter Nahrung gefütterten Katzen im Verlauf der Studie zur Welt brachten war krank und wies teilweise Missbildungen auf. Die Neugeborenen der zweiten Generation waren noch häufiger krank oder wurden tot geboren. Bei der dritten Generation waren die weiblichen Tiere steril. Dr. Pottenger führte später noch ähnliche Untersuchungen mit weißen Mäusen durch, deren Ergebnisse mit denen der Katzenstudie exakt übereinstimmten.

Was haben Pottengers Katzen und gekochte Nahrung mit meinem Thema »Enzyme« zu tun? Nur so viel: Wenn Sie Ihre Nahrung kochen, werden die Enzyme zerstört, die zur Aufspaltung dieser Nahrung in Ihrem Körper benötigt werden. Und zwar nicht *einige,* sondern *alle.* Sie werden auch nicht nur abgeschwächt, sondern vollkommen vernichtet. Das bringt Ihren Körper in eine schwierige Lage – mit ziemlich negativen Folgen. Wie ich schon sagte, hat die in den Magen gelangte Nahrung für den Körper höchste Priorität. Sie kann nicht einfach dort liegen bleiben, sondern muss unmittelbar verarbeitet werden. Aber wenn die Nahrung gekocht wurde, sind die Enzyme, die diese Aufgabe übernommen hätten, nicht mehr vorhanden. In diesem Moment tritt die Intelligenz des Körpers auf den Plan und setzt jenen Produktionsmechanismus in Gang, mit dessen Hilfe im Körper Stoffwechselenzyme gebildet werden und zwingt ihn, die für die Verdauung der Nahrung notwendigen Verdauungsenzyme bereitzustellen. Wir wissen aber, dass dieser Mechanismus nur eine bestimmte Menge an Enzymen produzieren kann – und dann ist das Leben zu Ende. Jedes Mal, wenn Sie gekochte Nahrung essen, begünstigen Sie damit also die Entstehung von Krankheiten und verkürzen Ihr Leben.

Das ist deshalb so, weil die Stoffwechselenzyme, die normalerweise dafür zuständig sind, dass alles reibungslos funktioniert, an ihrer Arbeit gehindert werden, wenn der Stoffwechselenzyme produzierende Mechanismus plötzlich gezwungen ist, Verdauungsenzyme zu produzieren. Der Mechanismus, dessen eigentliche Aufgabe darin besteht, Sie gesund und vital zu erhalten, wird von seiner Arbeit abgehalten. Wenn Ihr Lymphsystem überlastet und überfordert ist, heißt das, dass sich Ihr Körper bemüht, die entstandene Toxinbelastung zu senken, die Sie krank machen und Schmerzen verursachen kann. Jedes Mal, wenn Sie gekochte Nahrung zu sich nehmen, mindern Sie nicht nur die Leistungsfähigkeit Ihrer inneren Arbeitskolonne (Stoffwechselenzyme), die sich bemüht, den Körper zu reinigen und zu stärken, sondern treiben auch Raubbau an den Ressourcen, die bestimmen, wie lange und gut Sie leben werden. Und das sollten Sie nun wirklich nicht absichtlich tun.

Ich will Sie nicht davon überzeugen, dass es das Beste für Sie wäre, strenger Rohköstler zu werden und nie mehr etwas Gekochtes zu essen. Das ist überhaupt nicht meine Absicht. Ich esse auch gerne gekochte Gerichte und habe nicht vor, das aufzugeben. Deshalb werde ich es auch Ihnen nicht vorschlagen. Die Menge an roher Nahrung, die ich zu mir nehme, übersteigt zwar bei weitem die der gekochten, aber das heißt nicht, dass ich der Meinung bin, wir müssten unbedingt auf alle gekochten Gerichte verzichten. Aber nun folgt mein Vorschlag, dessenthalben ich diese Seiten überhaupt geschrieben habe.

Lebendige Pflanzenenzyme

Dank gewisser technologischer Fortschritte, die noch nicht erreicht waren, als ich *Fit For Life* schrieb, steht nun jedem etwas zur Verfügung, das »lebendige Pflanzenenzyme« genannt wird. Nimmt man diese Enzyme vor jedem gekochten Gericht ein, übernehmen sie die Arbeit der beim Kochen zerstörten Enzyme. Sie sind in sehr kleine Kapseln abgefüllt, völlig ungiftig, haben keinerlei Nebenwirkungen (außer gesteigertem Wohlbefinden und einer lebensverlängernden Wirkung) und verhindern, dass die kostbaren Stoffwechselenzyme vergeudet werden. Diese lebendigen Pflanzenenzyme von höchster pharmazeutischer Qualität werden unter absolut reinen Bedingungen angebaut, geerntet und verarbeitet und weder erhitzt noch mit Chemikalien versetzt. In meinen Augen ist die Technologie, die es ermöglichte, uns diese lebendigen Pflanzenenzyme zur Verfügung zu stellen, eine der größten Errungenschaften des 20. Jahrhunderts. Wenn man irgendein Produkt berechtigterweise als »Jungbrunnen« bezeichnen kann, dann dieses.

Seit jenem Tag, an dem ich diese lebendigen Pflanzenenzyme entdeckte, habe ich sie vor jedem gekochten Gericht eingenommen. Egal, wo ich mich aufhalte, egal, mit wem ich zusammen bin, egal, was ich gerade tue, ich habe sie immer bei mir und nehme sie ein, bevor ich gekochte Nahrung esse. Ich würde eher aufs Essen verzichten, als irgendein gekochtes Gericht zu mir zu nehmen, ohne vorher meine Enzyme einzunehmen. Das meine ich ernst. Ich esse einfach nichts Gekochtes, wenn ich mein Enzympräparat nicht bei mir habe.

Ich habe nach den feinsten, reinsten und qualitativ hochwertigsten Enzymen gesucht, die derzeit weltweit erhältlich sind, und bin auf das Präparat gestoßen, das ich jetzt selbst verwende. Denken Sie einmal über die Worte von Dr. Edward Howell nach, dem Mann, den man den Vater der Enzymnahrung nennt:

»Ich stelle mir das Leben gerne als eine Folge von Enzymreaktionen vor. Es endet, wenn die erschöpfte Stoffwechselenzym-Aktivität des Körpers so gering wird, dass lebenswichtige Enzymreaktionen nicht mehr aufrechterhalten werden können. Das ist das wirkliche Kennzeichen des Alters. Alter und geschwächte Stoffwechselenzym-Aktivität sind gleichbedeutend. Wenn wir die Erschöpfung der Stoffwechselenzym-Aktivität hinauszögern können, wird das, was wir heute ›Alter‹ nennen, zur Blütezeit unseres Lebens.«[59]

Es ist absurd, die Stoffwechselenzyme, die dafür sorgen, dass wir gesund, vital und schmerzfrei bleiben, für die Verdauung gekochter Nahrung zu verbrauchen, für die man ebenso gut lebendige Pflanzenenzyme hätte einnehmen können. Falls Sie sich ein langes, gesundes, schmerzfreies Leben wünschen, dann fangen Sie jetzt an, lebendige Pflanzenenzyme zu verwenden! Viele Menschen, die aufgrund meiner Empfehlung mit der Einnahme von Verdauungsenzymen begannen, berichteten mir, dass das Gefühl der Aufgetriebenheit, das sie normalerweise nach dem Essen verspürten, völlig verschwunden sei. Andere erzählten mir, dass auch Verdauungsbeschwerden wie Blähungen, Schmerzen, Sodbrennen und Reflux der Vergangenheit angehören. Tun Sie das für sich – Sie sind es wert.

In zehn Jahren wird man die Notwendigkeit der Einnahme von Verdauungsenzymen vor dem Essen gekochter Nahrung als etwas so Selbstverständliches betrachten wie die heutige Erkenntnis, dass man sich ausreichend bewegen und gesund ernähren muss, um vital zu sein und zu bleiben. Schieben Sie es nicht auf! Machen Sie sich diese Information jetzt zunutze und handeln Sie. Sie werden für den Rest Ihres langen und gesunden Lebens froh darüber sein.

Seitdem der wahre Wert der Enzyme als echte und problemlos anwendbare Alternative zu Medikamenten erkannt wurde, gab es ein paar ermutigende Entwicklungen. Zum einen gibt es heute in diesem Bereich einige erstklassige Unternehmen, die von höchst integren Menschen geführt werden. Diese Menschen haben es sich zum Ziel gesetzt, Enzyme von allerhöchster Qualität herzustellen und widmen sich dieser Aufgabe mit vollem Einsatz. Einer dieser Hersteller ist *Feeling Fit Inc.*, dessen Produkte in den meisten Naturkostläden in den USA erhältlich sind. Ich kenne die Leute, die dieses Unternehmen leiten, persönlich und weiß, dass ihr Wissen und ihr Engagement unter den Enzymherstellern ihresgleichen suchen. Sie halten nicht nur die industriellen Mindeststandards ein, sondern haben es zu ihrer Firmenphilosophie gemacht, ein Endprodukt von unübertroffener Qualität zu liefern.

Heute sind hochwirksame Enzympräparate auf dem Markt, die den Körper in seinem unaufhörlichen Bemühen um Heilung unterstützen, anstatt ihn noch weiter mit Toxinen zu belasten. Es gibt Enzyme, die bei Candida-Befall helfen, Magen-Darm-Beschwerden lindern, den Cholesterinspiegel senken, das Immunsystem stärken, Schleim lösen und beseitigen, den pH-Wert normalisieren und die Verdauung von Milchzucker unterstützen. Ich möchte Sie insbesondere über zwei Enzymarten informieren, die den Körper bei der Heilung von Entzündungsprozessen unterstützen.

Zwei besondere Enzymarten

RenewZyme ist eine hochwirksame Mischung aus *proteolytischen Enzymen* (eiweißspaltenden Enzymen), die zur Unterstützung der Gewebedurchblutung, zum Abbau von entzündlichen Prozessen und zur Beschleunigung des Heilungsprozesses eingesetzt wird. Besonders das Enzym Bromelain ist für seine entzündungshemmenden Eigenschaften bekannt. Dieses Enzym wird bei Temperaturen aktiv, die leicht über der normalen Körpertemperatur liegen. An Entzündungsherden steigt die Körpertemperatur, und das Bromelain scheint von diesen Körperbereichen angezogen zu werden, wobei es dort im Verbund mit den anderen Enzymen auftaucht. Diese Enzyme tragen zum Rückgang des Entzündungsprozesses bei, indem sie die Eiweißbestandteile abbauen, die die Durchblutung des Gewebes hemmen und die Heilung verzögern.

• **RenewZyme 60 Vcaps**

Entzündungen: Entzündungen hängen oft mit einer beeinträchtigten Durchblutung zusammen. Die Kapillaren sind winzige Blutgefäße, über die Sauerstoff und Nährstoffe in die Zellen transportiert und Abfallstoffe beseitigt werden. Nach einer Verletzung können diese feinen Blutgefäße beschädigt sein, so dass sie nicht mehr in der Lage sind, Blut zum und vom verletzten Gewebe zu transportieren. Dadurch kommt es zu Schmerzen, Schwellungen, Rötungen, einer Erhitzung des Gewebes und Funktionsverlust. Werden die Kapillaren repariert, verschwinden auch die Schmerzen, Schwellungen und blauen Flecken. Es hat sich gezeigt, dass Eiweiß spaltende Enzyme die Durchblutung in den beschädigten Kapillaren verbessern und die Heilung beschleunigen. Darüber hinaus unterstützen diese Proteasen nachweislich die Immunfunktion und beschleunigen den Abbau von freien Radikalen und Toxinen über das Lymphsystem.

Regeneration: Im Rahmen einer kürzlich durchgeführten Studie erhielten Läufer drei Tage lang viermal täglich ein Proteasepräparat oder ein Placebo. Der Test begann 24 Stunden vor dem Lauf und endete 48 Stunden danach. Die Probanden wurden 24 und 48 Stunden nach einem dreißigminütigen Lauf, den sie mit einer durchschnittlichen Geschwindigkeit von 10–11 Stundenkilometern absolvierten, auf psychische Verfassung, Muskelkater und Schmerztoleranz untersucht. Die Teilnehmer, die das Proteasepräparat erhalten hatten, zeigten generell keine Stimmungsschwankungen und hatten weniger Muskelkater sowie eine höhere Schmerztoleranz im Vergleich zur Placebogruppe. Das ist nichts Neues. In Deutschland begegnet man kaum noch einem Spitzensportler, der nicht mit der Enzymtherapie vertraut ist. In Australien erhalten Sportler vorbeugend Enzymkapseln, um im Falle einer Verletzung den Heilungsprozess zu beschleunigen.

Eigenschaften der Einzelbestandteile: Proteolytische Enzyme sind aus allen oben genannten Gründen wirksam, denn sie bekämpfen besonders solche Entzündungszustände, bei denen Kälteanwendungen oder Eispackungen angezeigt sind (Verletzungen, Traumen, Verstauchungen, Operationen etc.) RenewZyme enthält die proteolytischen Enzyme Protease, Bromelain, Papain und Katalase. Katalase besitzt hervorragende oxidationshemmende Eigenschaften. Bromelain und Papain scheinen von so genannten »Hot Spots« angezogen zu werden, entzündeten Bereichen im Körper, die eine höhere als die normale Körpertemperatur aufweisen.

Amylase verbessert die Beweglichkeit der Gelenke und lindert Muskelkater. *Lipase* wirkt unterstützend bei Muskelkrämpfen und Lymphknotenschwellungen. Diese Zustände können mit einer auf Lipasemangel beruhenden Unterversorgung mit Kalzium in Verbindung gebracht werden. *Rutin* ist ein oxidationshemmendes Bioflavonoid, das den durch freie Radikale verursachten Schäden entgegenwirkt.

CardioZyme enthält das erst kürzlich entdeckte Enzym *Nattokinase,* sechs weitere Enzyme und eine Mineralstoffmischung, die bekanntermaßen die Wirkung von Nattokinase unterstützt. Dieses Enzym wurde von einem japanischen Arzt entdeckt. Es unterstützt das einzige Enzym des Körpers, das in der Lage ist, Blutgerinnsel zu beseitigen. Seine Fähigkeit, die Eiweißstruktur eines Blutgerinnsels wirksam aufzulösen, wurde als Sensation betrachtet, denn kein anderes »nicht synthetisches« Enzym besitzt diese Eigenschaft. Früher wurden zu diesem Zweck – nach Herzinfarkten oder Schlaganfällen – pharmazeutische Medikamente intravenös verabreicht, um weitere Risiken und Schäden zu vermeiden.

• CardioZyme 60 Vcaps

Das Herz-Kreislauf-System ist genau das: ein System. Es besteht aus einer Gruppe von miteinander verbundenen Komponenten, die durch ihre Wechselwirkung ein Ganzes bilden. Zu diesem System gehören das Herz, die Blutgefäße und das Blut. Das Blut zirkuliert im ganzen Körper, versorgt die Zellen und transportiert Toxine ab. Jedes einzelne Element spielt eine entscheidende Rolle für die Gesunderhaltung des ganzen Systems. So sollte beispielsweise das Herz gut durchblutet und kräftig sein. Die Blutgefäße sollten frei von Ablagerungen und der Blutdruck sollte moderat sein. Das Blut wiederum sollte ausreichend mit Sauerstoff gesättigt sein und alle notwendigen Nährstoffe enthalten, ohne zu dickflüssig zu sein. CardioZyme besitzt die unvergleichliche Eigenschaft, nahezu alle Funktionen dieses komplizierten Systems zu unterstützen.

Es hat sich gezeigt, dass Nattokinase NSK-SD, ein Enzym, das erstmals in Natto (einer in Japan verzehrten Zubereitung aus fermentierten Sojabohnen) gefunden wurde, deutlich stressreduzierend auf das gesamte Herz-Kreislauf-System wirkt. Seit seiner Entdeckung vor über 10 Jahren wurden in Japan nicht weniger als 17 Studien durchgeführt, mit denen seine Unbedenklichkeit und Wirksamkeit als Nahrungsergänzungsmittel nachgewiesen wurde. Es zeigte sich, dass dieses Enzym eine besonders wichtige Rolle für Menschen spielt, deren Risiko, einen Herzinfarkt oder Schlaganfall zu erleiden, überdurchschnittlich hoch ist. Das liegt daran, dass Nattokinase NSK-SD die Viskosität (Fließeigenschaft) des Blutes perfekt im Gleichgewicht hält, während es gleichzeitig das Risiko der Bildung von Blutgerinnseln senkt.

Die Blutgerinnung ist lebensrettend, denn sie verhindert, dass wir nach einer Verletzung zu viel Blut verlieren. Aber sie kann auch lebensbedrohlich wirken, wenn sich beispielsweise ein Blutgerinnsel im Bein bildet. Gelangt ein solches Blutgerinnsel in den Blutstrom, kann es einen Schlaganfall oder

Herzinfarkt verursachen. Unser Körper produziert ein Plasmin genanntes Enzym, dessen Aufgabe allein darin besteht, Blutverklumpungen aufzulösen. Es ist in der Tat das einzige vom Körper gebildete Enzym, das die Fähigkeit besitzt, diese normalerweise unauflöslichen Proteine zu zerlegen. Nattokinase NSK-SD unterstützt das Plasmin auf zwei Arten. Erstens besitzt es die seltene Fähigkeit, ein Gerinnsel buchstäblich zu verdauen, und zweitens regt es die Plasmin-Bildung an. Mit anderen Worten: Es sorgt dafür, dass das Plasmin effektiver arbeiten kann.

Außerdem baut Nattokinase NSK-SD den Blutverdickungsfaktor Fibrin ab, der bei Entzündungsprozessen vom Körper produziert wird. Zu viel Fibrin führt wiederum zu einer zu starken Verdickung des Blutes.

Sicherheit: Mit der Einnahme von verschreibungspflichtigen oder rezeptfreien Medikamenten oder Nahrungsergänzungsmitteln mit »blutverdünnenden« Eigenschaften ist immer auch ein Risiko verbunden. Es besteht die Gefahr, dass das Blut zu stark verdünnt wird, was zur Bildung von Hämatomen (Blutergüssen) und Blutungen führen und im Extremfall eine ernste Gefahr darstellen kann. Nattokinase NSK-SD ist kein »Blutverdünner«. Man könnte es eher als Regulativ für die Viskosität des Blutes beschreiben, da es selbst in hoher Dosierung das Blut nicht verdünnt wie Aspirin® oder Makumar®.

Eines der Hauptprobleme bei Entzündungen ist die Kapillardurchblutung. Werden die Kapillaren beschädigt, sind sie nicht mehr in der Lage, Flüssigkeit von und zu den verletzten Geweben zu transportieren. Proteolytische Enzyme reduzieren nicht nur die Fibrinmenge (ein Protein, das sich nach Verletzungen oder Traumen im Blut bildet) in den beschädigten Kapillaren, sondern regen auch die Bildung von Zellen an, die Fremdstoffe und Zelltrümmer im Blut beseitigen und deren Abtransport über das Lymphsystem beschleunigen. Sowohl RenewZyme als auch CardioZyme reinigen das Blut, verbessern die Durchblutung und wirken entzündungshemmend. RenewZyme wirkt stärker auf die Gelenke und Muskeln ein, während CardioZyme mehr das Herz-Kreislauf-System und den Organismus insgesamt unterstützt, weil es mehr auf der Zellebene und in den tieferen Gewebeschichten wirkt.

Anhang II
Mineralstoffe fürs Leben

Wissenswertes über Mineralstoffe

Anders als einige Vitamine kann kein einziger lebenswichtiger Mineralstoff vom Körper selbst hergestellt werden. Sie müssen ihm also alle Mineralstoffe in ausreichender Menge mit der Nahrung zuführen, damit es nicht zu Gesundheitsproblemen kommt. Da die meisten Leute recht wenig über Mineralstoffe wissen, werde ich Sie nun mit einigen interessanten Fakten vertraut machen. Bis heute sind noch nicht alle Mineralstoffe bekannt, die im Körper vorhanden sind und von ihm verwertet werden. Etwa 25 bis 30 werden auf eine uns bekannte Art vom Körper genutzt, aber über die Verwertung von etwa einem Dutzend weiteren wissen wir noch nichts Genaues. Einige wie beispielsweise Kalzium, Magnesium, Phosphor und Eisen finden sich in beachtlicher Menge im Körper. Man unterscheidet zwischen Mengenelementen und Spurenelementen. Erstere sind im Körper in größeren Mengen, Letztere nur in Spuren vorhanden. Spurenelemente sind beispielsweise Zink, Kobalt, Silber und Bor.

Die meisten Menschen wissen, dass der Organismus bestimmte Mineralstoffe braucht, aber nur wenige sind sich darüber im Klaren, dass diese Mineralstoffe in organischer Form vorliegen müssen, um vom Körper aufgenommen und verwertet werden zu können.

Hier die Fakten:

1. Die in Wasser und Boden natürlich vorkommenden Mineralstoffe sind anorganisch.
2. In Pflanzen und Tieren sind die Mineralstoffe in organischer Form vorhanden.
3. Nur Pflanzen und Tiere können anorganische Mineralien in organische umwandeln.
4. Tiere sind schlechte Umwandler anorganischer Mineralien, weil ihr Organismus dafür geschaffen ist, die benötigten Mineralstoffe von Pflanzen oder vom Fleisch anderer Tiere zu beziehen.
5. Anorganische Mineralstoffe werden vom Körper schlecht aufgenommen (nur etwa zu 5 Prozent) und können für Tiere schädlich sein.

Da nicht organische und organische Mineralstoffe die gleiche chemische Zusammensetzung aufweisen, wurden sie in der Vergangenheit von Forschern verwechselt. Man ging irrtümlicherweise davon aus, dass sie auch das gleiche Potenzial als Nährstoff besitzen. Das war falsch. Es ist richtig, dass das Eisen in Nägeln dieselbe chemische Struktur aufweist wie das Eisen im Blutstrom und dass das in Felsgestein vorkommende Kalzium identisch mit dem Kalzium der Knochen ist. Aber es ist ein Irrtum zu glauben, der Körper könne gemahlene Nägel und pulverisierte Steine verdauen, aufnehmen und verwerten. Kalzium ist der Mineralstoff, von dem der menschliche Organismus die größte Menge benötigt. Kalzium ist lebensnotwendig zur Aufrechterhaltung der biochemischen Vorgänge im Organismus und trägt dazu bei, dass wir beweglich und jugendlich bleiben.

Im Laufe der Jahre sinkt der Kalziumspiegel im Körper.

Bereits mit 40 Jahren weisen über 50 Prozent der Amerikaner einen deutlichen Kalziummangel auf. Dieser drastische Rückgang zeigt, dass die Mehrheit der amerikanischen Bevölkerung nicht genügend verwertbares Kalzium mit der Nahrung aufnimmt. Wenn Mineralstoffe in den Körper gelangen, reagieren sie mit bestimmten Magensäften, die sie in eine Form umwandeln, die der Organismus aufnehmen kann. Dieser Vorgang wird als »Ionisierung« bezeichnet. Jeder Mineralstoff muss also im Magen ionisiert werden, bevor er assimiliert werden kann. Der Körper muss jede Form von Kalzium, das er über die Ernährung oder aus Nahrungsergänzungsmitteln bezieht, in Kalzium-Ionen umwandeln.

Wenn Sie nicht genügend ionisiertes Kalzium mit der Nahrung aufnehmen, bezieht der Körper das Kalzium aus Ihren Knochen – der einzigen Quelle, die ihm dann zur Verfügung steht. Das ist der direkte Weg zur gefürchteten Osteoporose.

Das organische Kalzium in frischem Obst und Gemüse ist bereits ionisiert, aber die wenigsten Leute essen auch nur annähernd die Menge an Obst oder Gemüse, die notwendig wäre. Also greifen sie auf Milchprodukte und/oder Kalziumpräparate zurück. Es ist offensichtlich, dass Milchprodukte und Kalziumpräparate nicht die richtige Lösung sind. Obwohl Amerika eines der Länder mit dem höchsten Pro-Kopf-Verzehr von Milchprodukten ist, ist es auch eines der Länder mit der höchsten Osteoporose-Rate. Und obwohl das Kalzium der Kuhmilch von der Kuh ionisiert wurde, wird es durch die hohen Temperaturen beim Pasteurisieren verändert und kann nur in sehr geringem Maße vom menschlichen Körper aufgenommen werden.

Kalziumpräparate sind in der Regel nur mangelhaft ionisiert. So ist beispielsweise Kalziumzitrat (aus gemahlenem Gestein) nur zu 15 Prozent, Kalziumglukonat sogar nur zu 5 Prozent ionisiert. Wir sind keine »Steinesser«.

Unglücklicherweise hat sich die Meinung etabliert, die Aufnahme von Kalzium aus Milchprodukten oder Kalziumpräparaten sei eine harmlose Vorsichtsmaßnahme. Das ist sie keineswegs! Nein, sie macht krank. Was passiert, wenn Ihr Auto Superbenzin braucht und Sie den Tank mit Diesel füllen? Ja, beide sind Kraftstoffe, aber nur einer kann von Ihrem Auto genutzt werden. Das ist kein harmloser Fehler. Das Auto funktioniert nicht und der Dieselkraftstoff ruiniert den Motor.

Zusätzlich zugeführtes Kalzium, das vom Körper nicht verwertet wird, verbindet sich mit Fetten und Cholesterin zu Ablagerungen, die die Arterien verhärten. Das in der Haut eingelagerte Kalzium führt zu vorzeitiger Faltenbildung. In den Gelenken kristallisiert es und verursacht arthritische Veränderungen. In den Augen verursacht es Linsentrübungen und in den Nieren Nierensteine. Das kann man wohl kaum als harmlos bezeichnen. Sind die Erkrankungen, die ich gerade aufgezählt habe, in den Vereinigten Staaten etwa nicht weit verbreitet? Und korrespondiert ihre Häufigkeit nicht mit unserer übermäßigen Aufnahme von unverwertbarem Kalzium?

Ein Mineralstoffmangel kommt selten allein

Es gibt in diesem Zusammenhang noch einen anderen Aspekt, der in den vergangenen Jahren routinemäßig übersehen wurde. Ein Mineralstoffmangel »kommt selten allein«. Die isolierte Betrachtung der Mineralstoffe muss dazu führen, dass man die Ernährung »fragmentarisch« sieht. Mineralstoffe stehen in Wechselbeziehung mit zahlreichen anderen Nahrungsbestandteilen und den komplexen Funktionsabläufen im Körper. Sie sind keine isolierten Nahrungskomponenten, sondern Teile eines Ganzen. Das ist so einleuchtend, aber nur wenige Menschen scheinen diese einfache, aber offensichtliche Tatsache des Lebens zu begreifen. Die höhere Intelligenz, die ich in diesem Buch immer wieder erwähnt und gerühmt habe, hat es so eingerichtet, dass Mineralstoffe in der Nahrung zusammen mit anderen Co-Faktoren vorliegen und auch in diesem Verbund aufgenommen werden sollten.

Wenn Sie schon öfter Reis gekocht haben, wissen Sie, dass das richtige Mengenverhältnis zwischen Reis und Kochwasser eine wichtige Rolle spielt. Es beträgt exakt 2:1, das heißt, man nimmt für jede Tasse Reis zwei Tassen Wasser. Hält man sich nicht an dieses Mengenverhältnis, hat der gekochte Reis zum Schluss nicht die richtige Konsistenz. Verwendet man zu viel Wasser, wird der Reis zu breiig und klebrig, nimmt man zu wenig, wird er zu trocken oder brennt an.

Wussten Sie, dass Kalzium, um vom Körper effektiv aufgenommen werden zu können, nicht nur ionisiert sein muss, sondern auch im Verbund mit Magnesium vorliegen muss? Es benötigt auch noch einige Spurenelemente, aber Magnesium ist der wichtigste Co-Faktor für die Aufnahme und Verwertbarkeit von Kalzium. Und das Mengenverhältnis zwischen Kalzium und Magnesium ist dasselbe wie zwischen Reis und Kochwasser, nämlich 2:1.

Ich kann Ihnen versichern, dass Kalzium weder in Milchprodukten noch in den meisten kommerziell angebotenen

Kalziumpräparaten in ionisierter Form oder im korrekten 2:1-Verhältnis zu Magnesium vorliegt. Und so geht das Spiel immer weiter: Die Amerikaner verzehren pro Jahr über 93 Milliarden Pfund Milchprodukte und geben Abermillionen Dollar für Kalziumpräparate aus, und dennoch sind die auf Kalziummangel beruhenden Erkrankungen, allen voran die Osteoporose, weiter auf dem Vormarsch. Funktioniert diese Strategie also? Nein, sie funktioniert nicht!

Kalzium aus Korallen

Ich möchte nicht, dass Sie glauben, es gäbe keine Möglichkeit, Ihren Körper mit einem hochwertigen, nicht toxischen Kalziumpräparat zu unterstützen. Im Gegenteil, ich möchte Ihnen von einer Entdeckung berichten, die mit Sicherheit die gesamte Kalziumpräparat-Herstellung revolutionieren wird.

1979 reiste ein britischer Journalist nach Japan, um Herrn Izumi zu interviewen, einen der nachweislich ältesten Menschen der Erde. Er war ein lebhafter, 115 Jahre alter Mann, der in erstaunlich guter Verfassung auf einer der japanischen Inseln lebte. Er war fit, aktiv und wach. Auch viele andere Bewohner der Insel wiesen einen hervorragenden Gesundheitszustand auf, und selten starb einer von ihnen vor dem 95. Lebensjahr.

Forscher fanden heraus, dass sich das Trinkwasser dieser Inselbewohner auf einzigartige Weise von normalem Trinkwasser unterschied. Es enthielt ionisierte Mineralstoffe aus den lebendigen Korallen, auf denen die Insel entstanden war. Diese einzigartigen Korallenmineralien sorgten dafür, dass das Wasser stark basisch war. Dadurch wurde der Körper in einem perfekten Säure-Basen-Gleichgewicht gehalten. Sie erinnern sich, dass das menschliche Blut leicht basisch ist? Die amerikanische Ernährung wirkt jedoch so stark säuernd, dass der Körper ständig gezwungen ist, diese Säure zu neutralisieren. Und das dafür benötigte Kalzium holt er sich aus den Knochen.

Weil die lebendige Koralle ein großes Spektrum an natürlichen Mineralien aus dem Meerwasser aufnimmt, enthält das daraus gewonnene Pulver diese Mineralstoffe in hoher Konzentration. Und jetzt kommt der wirklich sensationelle Aspekt dieser Entdeckung: Diese Korallen sind weltweit die einzige Quelle für Mineralstoffe, die von Natur aus in hoch ionisiertem Zustand vorliegen (bis zu 92 Prozent)! Außerdem liefern sie die großen Mengen an ionisiertem Kalzium und Magnesium genau im richtigen Verhältnis von 2:1. Und sie enthalten die essenziellen Spurenelemente Zink, Kupfer und Mangan ebenfalls in ionisierter Form und sind frei von toxischen Metallen wie Blei, Quecksilber, Kadmium und Arsen.

Als »Korallenkalzium« ziemlich aggressiv vermarktet wurde, wollte ich herausfinden, welches dieser Korallenkalziumpräparate das absolut Beste vom Besten ist. Ich kontaktierte die sachkundigsten und angesehensten Autoritäten auf dem Gebiet der Nährstoffforschung – die Leute, bei denen sich die Experten Rat holen.

Wussten Sie, dass wissenschaftliche Untersuchungen zu dem Ergebnis kamen, dass Ihre Chance, ein nicht toxisches und gleichzeitig wirksames Nahrungsergänzungsmittel zu bekommen, nur 2,5 Prozent beträgt? Diese ziemlich schockierende Statistik wurde von einer richtungsweisenden Studie bestätigt, die im Winter 1999 im *Journal of the American Nutraceutical Association* veröffentlicht wurde.

Falls Sie Korallenkalzium einnehmen oder einnehmen möchten, sollten Sie mehrere Qualitätskriterien in Betracht ziehen.

Zunächst müssen Sie wissen, dass sich nicht alle Korallen gleichen. Es gibt weltweit 2500 Arten. Überraschenderweise enthält nur eine einzige Art Kalzium und Magnesium im idealen 2:1-Verhältnis. Lesen Sie die Zutatenliste und achten Sie auf Folgendes: Steht auf der Verpackung »Korallenkalzium – 400 mg«, muss das Präparat 200 mg Magnesium enthalten. Ist als Magnesiumquelle »200 mg Magnesiumkarbonat« angegeben, handelt es sich nicht um die beste Korallenqualität, denn das nicht ionisierte Magnesiumkarbonat musste nachträglich zugesetzt werden.

Außerdem müssen Sie darauf achten, ob Rieselhilfen wie Siliziumdioxyd (Sand) oder das Gleitmittel Magnesiumstearat zugefügt wurden. Magnesiumstearat wird aus Fetten und Ölen unter Spaltung ihrer Glyzeride gewonnen, ist toxisch und bildet Transfette, die nachweislich den Cholesterinspiegel erhöhen. Menschen, die regelmäßig solche Fette konsumieren, haben das höchste Risiko, einen Herzinfarkt zu erleiden oder an einer Krebserkrankung zu sterben.

Außerdem sollten Sie in Erfahrung bringen, ob das Korallenpulver mit einer nickelfreien Mahlvorrichtung hergestellt wurde, um Nickelrückstände im Präparat auszuschließen.

Versuchen Sie herauszufinden, ob dem Präparat isolierte Spurenelemente beigefügt wurden. Steht auf der Verpackung »Vitamin D3 in Form von Cholekalziferol«, wissen Sie, dass es sich um synthetisches Vitamin D handelt. Die richtige Korallensorte enthält von Natur aus die benötigten Spurenelemente und Vitamin D3.

LifeCoral erfüllt alle genannten Qualitätsanforderungen. Falls Sie also ein Kalziumpräparat einnehmen möchten und Wert darauf legen, dass es sich dabei um das reinste, sicherste und hochwertigste handelt, das derzeit erhältlich ist, können Sie diesem Produkt absolut vertrauen.

Informationen zu allen im Buch genannten Produkten bekommen Sie unter der Telefonnummer 001-941-966-1509 oder auf unseren Internetseiten www.fitforlifetime.com oder www.vpnutrition.com. In Europa erreichen Sie den Großhändler unter 0031-13-4556600. Ich habe eine besondere Vereinbarung mit dem Hersteller getroffen, sodass jeder, der die Verdauungsenzyme aufgrund dieses Buches kauft, einen Preisnachlass erhält.

Anmerkungen

1   Findley, Steven, »Pain is our Number 1 Health Complaint«, USA TODAY, 23.10.1985.

2–4   »Pain In America: Highlights from A Gallup Survey«, Arthritis Foundation-Website im August 2004.

5–8   »Pain In America: A Research Report«, Studie für Merck von der Gallup Organization, 2000.

9   National Institute of Health, The NIH Guide: New Directions In Pain Research, Washington, D.C.: GPO, 1998.

10   Finklestein, Joel B., »2002 Health Care Spending Hit $1.6 Trillion«, AM News, 26.1.2004.

11   Diamond, Harvey & Marilyn, FIT FOR LIFE, Warner Books, New York, 1985.

12   »Comparing Fibromyalgia Syndrome and Chronic Fatigue Syndrome«, www.ImmuneSupport.com. im Oktober 2004.

13   Griffin, E. Edward, World Without Cancer, American Media Publishing, Mai 1996.

14   Food, Nutrition, and the Prevention of Cancer: A Global Perspective, American Institute for Cancer Research, 1997.

15   »Cancer Strongly Linked To Lifestyle and Diet«, Reuters, 9.12.1998.

16   »Study Says Obesity Causes 90,000 Cancer Deaths Each Year«, The Associated Press, 24.4.2003.

17   Zimmerman, Michael und Kretchmer, Norman, »Isn't It Time to Teach Nutrition to Medical Students?«, American Journal of Clinical Nutrition, 58-1993.

18   »Antibiotics May Cut Heart Attack Risk«, N.Y. Times News Service, 3.2.1999.

19   »Drug May Hold Clues For Cancer«, Associated Press, 15.2.1996.

20   Hilchey, Tim, »Cancer Drug May Help Reduce Heart Ms«, New York Times, 1.9.1993.

21   »Blood Test May Help Detect Cancers Early«, Sarasota Herald Tribüne, 23.8.1992.

22   »Gene Therapy May Help Battle Heart Disease«, Associated Press, 16.11.1994.

23   »Cow-cell Implants May Help Ease Pain«, Associated Press, 17.11.1994.

24   Starlanyl, Devin, M.D., and Copeland, Mary Ellen, M.S., M.A., Fibromyalgia and Chronic Myofascial Pain Syndrome, New Harbinger Publications, Oakland, 1996.

25–26   National Center for Chronic Disease Prevention and Health Promotion, Centers for Disease Control and Prevention, U.S. Department of Health and Human Services, 22.4.2004.

27   »Introduction to Arthritis«, The Arthritis Society, 5.12.2002.

28   Shelton, Herbert S., NATURAL HYGIENE: Man's Pristine Way Of Life, San Antonio, Texas, Dr. Shelton's Health School, 1968.

29   Berkow, Robert, M.D., The Merck Manual, Fifteenth Edition, Merck & Company, Inc., Rahway, N. J., 1987.

30 The Incredible Machine, The National Geographie Society, Washington, D.C., 1996.

31 »Here's Another View: Tobacco May Be Harmless«, U.S. News & World Report, 2.8.1957.

32 Guyton, A.C., M.D., Medical Physiology, W. B. Saunders, New York, 1962.

33 Dr. Susan Love, »The Breast Care Test«, PBS-TV, 18.10.1993.

34 »Drug Industry On A $125 Billion Roll«, Health Freedom News, Januar/Februar 2001.

34a Clarke, Kevin, »Prescriptions for Disaster«, U.S. Catholic, Band 69, Nr. 11, November 2004.

34b Pear, Robert, »Few Enroll in Low-Cost Drug Demonstration«, The New York Times, 11.9.2004.

35 Mathews, Anna Wilde, »New Vioxx Study Projects Cases of Heart Attacks«, The Wall Street Journal, 6.10.2004.

35a »Report: Merck Tried to Bury Vioxx Concerns«, Reuters, 1.11.2004.

35b »UK Wams of Dangers Associated with Arthritis Drug«, Health Talk (Canada), 2.8.2004.

35c Henderson, Diedtra, »Centocor Wams of Remicade-Lymphoma Risk«, Associated Press, 7.10.2004.

35d »Arthritis Improves with Remicade plus Methotrexate«, Reuters, 30.11.2004.

35e »Study: 2 Million Get Sick from Drugs«, Washington Post, 15.4.1998.

36 Pottenger, Francis M., »The Effect of Heat-Processed Foods and Metabolized Vitamin D Milk on the Dentofacial Structures of Experimental Animals«, Ame-

rican Journal of Orthodontics and Oral Surgery, 8.8.1946.

37 »The Dismal Truth About Teenage Health«, Reader's Digest, März 1986.

38 »Overweight Teens Risk Heart Disease, Diabetes Later«, The Washington Post, 12.8.2003.

39 »In Vitro Screening Study of 196 Natural Products for Toxi-city and Efficacy«, Journal of the American Nutraceutical Association, Band 2, Nr. 1, Winter 1999.

40 »Fibromyalgia, Definition and Incidence«, Nutra med. com, am 28.9.2004.

41 Hitti, Miranda, »Daily Pain, Fatigue from Rheumatoid Arthritis«, WebMD Medical News, 1.10.2004.

42–45 Lewinnek, George E., M.D., »The Significance and a Comparative Analysis of the Epidemiology of Hip Fractures«, Clinical Orthopedics and Related Research, Oktober 1980.
United Nations Food and Agricultural Organization, FAO Production Yearbook, 37,1984.
United Nations Food and Agricultural Organization, Food Balance Sheets: 1979-81 Average, Rom, 1984.
Walker, Alexander R.P., D.Sc, »The Human Requirement of Calcium: Should Low Intakes Be Supplemented?«, American Journal of Clinical Nutrition, Mai 1972.
Walker, Alexander R.P., D.Sc, »Osteoporosis and Calcium Deficiency«, American Journal of Clinical Nutrition, März 1965.

46 Campbell, T. Colin, M.D. et al., Cornell-Oxford-China Project on Nutrition, Health and Environment, Diet,

Lifestyle and Mortality in China: A Study of the Characteristics of Sixty-Five Countries, Oxford University Press, The China People's Medical Publishing House, 1990.

47   »A Gene-Environment Interaction Between Smoking and Shared Epitope Genes in HLA-DR Provides A High Risk of Seropositive Rheumatoid Arthritis«, Journal of Arthritis and Rheumatism, 8.10.2004.

48   Yee, Daniel, »No Matter How Exercise is Defined, We Don't Get Enough«, The Associated Press, 15.8.2003.

49   Rippe, James M., Dr. James M. Rippe's Complete Book of Fitness Walking, Prentice Hall, New York, 1989.

49a   Nenonen, M.T. et al. »Uncooked, Lactobacilli-rich, Vegan Food and Rheumatoid Arthritis.« British Journal of Rheumatology, 37(3), 1998.

50   »Bottled Water Watch«, New Age Magazine, Juli/August 1999.

51   Cohen, Elizabeth, CNN Medical Correspondent, CNN This Morning, 24.5.2004.

52   Chopra, Deepak, Unconditional Life, Bantam Books, New York, 1991.

53   Talan, L., »Good Thoughts – Good Health«, Sarasota Herald Tribüne, 12.6.1991.

54   Oberleder, M., »Avoid the Aging Trap«, Acropolis, Washington, D.C., 1982.

55   Chopra, Deepak, Quantum Healing, Bantam Books, New York, 1989.

56   Beecher, H.K., »The Powerful Placebo«, Journal of the American Medical Association, Band 159, Nr. 17, 29.12.1955

Wolf, S., »The Pharmacology of Placebos«, Pharmacology Review, Band 11, Nr. 4, Dezember 1959.

Pogge, R., »The toxic Placebo: Side and toxic Effects Reported During Administration of Placebo Medicine«, Medical Times, Nr. 91, August 1963.

57   Brown, S., »Side Reactions to Pyribenzamine Medication«, Proc. Soc. Exp. Bio. Med., Band 67, Nr. 3, März 1948.

58   O'Regan, Brendan, »Healing, Remission, and Miracle Cures«, Whole Earth Review, Winter 1989.

59   Howell, Edward, M.D., Enzyme Nutrition, Avery Publishing, New Jersey, 1985.

Register